SAMUEL THOMA

Im Offenen

Henri Maldineys Philosophie der Psychosen

TURIA + KANT
WIEN–BERLIN

Bibliografische Information der Deutschen Nationalbibliothek
Die Deutsche Bibliothek verzeichnet diese Publikation in der Deutschen Nationalbibliografie; detaillierte bibliografische Daten sind im Internet über http://dnb.ddb.de abrufbar.

Bibliographic information published by the
Deutsche Nationalbibliothek
The Deutsche Nationalbibliothek lists this publication in the Deutsche Nationalbibliografie; detailed bibliographic data are available on the Internet at http://dnb.dnb.de.

ISBN: 978-3-98514-029-9

Cover: Bettina Kubanek, Visuelle Gestaltung, Berlin

VERLAG TURIA + KANT
A-1010 Wien, Schottengasse 3A/5/DG1
Büro Berlin: D-10827 Berlin, Crellestraße 14
info@turia.at | www.turia.at

Inhalt

Jene Schranke, die wir oft zum Abgrund machen zwischen ihnen und uns, da wir – so scheint mir – das Abgründige in uns selbst vor den anderen Menschen und vor uns selbst gerne verleugnen und eben jener Population von Abwegigen und Verrückten zudiktieren, die wir damit zu den Sündenböcken einer Gesellschaft deklarieren, die Leistung und Wohlstand als Idole anstarrt, deren Gewissen in der Selbstzufriedenheit angesichts technisch-rationaler Perfektion und törichten Fortschrittsglaubens – so habe ich oft das Gefühl – erstickt ist. Diese satte Sozietät, die ihre Abwegigen aus ihrem planierten Selbstbewußtsein ausschließt und um die dunklen geschichtlichen Gründe dieses Ausschlusses kaum mehr weiß, diese Gesellschaft, die es verlernt hat, zu erfahren, daß es einst so etwas gegeben hat wie ein Gespräch zwischen den Vernünftigen und den Widervernünftigen.

Karl Peter Kisker (1969a, S. 41)

Einleitung

Bei der vorliegenden Arbeit handelt es sich um eine theoretische und systematische Untersuchung über die Bedeutung des französischen Philosophen Henri Maldiney (1912–2013) für die heutige Psychiatrie. Henri Maldiney war ein französischer Phänomenologe, dessen Werk erst in den letzten Jahren in seiner Relevanz nicht nur für die Philosophie, sondern besonders auch für die Psychiatrie durch eine zunehmende Zahl an Publikationen zur Kenntnis genommen wird (siehe u. a. Younès & Frérot, 2016; Courtel, 2021). Im deutschsprachigen Raum vollzieht sich seine Rezeption allerdings noch zögerlich (Waldenfels, 2006b; Maldiney, 2018a; Maldiney & Kuhn, 2017; Thoma, 2014a). Ein Grund für diese späte Beachtung liegt in der interdisziplinären Anlage seines Werks, das sich im Spannungsfeld von Ontologie, Existenzphilosophie, philosophischer Ästhetik und Theorie der Psychiatrie bewegt. Diese interdisziplinäre Ausrichtung erschwert eine eindeutige Zuordnung, birgt aber zugleich ein großes Anwendungspotenzial in verschiedenen Wissenschafts- und Praxisdomänen.

Mit der vorliegenden Untersuchung möchte ich die bislang ausgebliebene Rezeption Maldineys in der deutschsprachigen Psychiatrie anstoßen. Diese Rezeption scheint mir vielversprechend, bedarf die Psychiatrie doch immer auch einer philosophischen Theorie, um die heutige Vielfalt wissenschaftlicher und therapeutischer Zugänge zu psychisch leidenden Menschen sowie zum psychiatrischen Versorgungssystem methodisch wie inhaltlich zu ordnen. Psychiatrie kann ohne Philosophie nicht gänzlich verstanden werden, insbesondere weil zahlreiche Begriffe wie etwa »Psyche« oder »psychische Krankheit« zumeist einen philosophischen Ursprung haben und naturwissenschaftlich allein nicht ausreichend beschrieben werden können. Dies wird an Maldineys Werk deutlich, der auf philosophischer Grundlage eine Theorie der Psychosen und ihrer Therapie entwickelte.

Im ersten Teil dieser Studie (Kapitel 1–3) gehe ich auf Maldineys Leben und dessen Bezüge zu seinem Werk ein, beschreibe die Beziehung zu dem daseinsanalytischen Psychiater Roland Kuhn und erläutere Schlüsselbegriffe von Maldineys Denken. Dieser erste Abschnitt ist eher aufzählender und inventarischer Natur. Er soll die Reichhaltigkeit der Konzepte Maldineys sowie die zahlreichen möglichen Anknüpfungspunkte für die psychiatrische Forschung andeuten. Eine solche Übersicht liegt im deutschsprachigen Raum noch nicht vor. Im Anschluss stelle ich Henri Maldineys Theorie der Psychosen dar (Kapitel 4). Diese Theorie bzw. Philosophie untersuche ich dezidiert auf ihre sozialpsychiatrischen Implikationen hin. Dabei orientiere ich mich am Projekt einer *phänomenologischen Sozialpsychiatrie*, in dem ich phänomenologisch-anthropologische Theorie und Methodik mit sozialpsychiatrischen Konzepten und Therapieansätzen in Austausch bringe (Thoma, 2012, 2015, 2018, 2019a; Thoma et al., 2021). Mit Blick auf Maldineys Gesamtwerk stellt dies freilich eine Verkürzung dar, da ich u. a. seine Ausführungen zur Sprachphilosophie, Kunsttheorie und Triebanalyse und deren Bedeutung für die Psychiatrie, wie sie besonders in der Korrespondenz mit Kuhn (vgl. Maldiney & Kuhn, 2017) deutlich wird, weitestgehend ausklammere. Das tue ich, weil mir andere Aspekte aus sozialpsychiatrischer Sicht vielversprechender und von größerer aktueller Relevanz erscheinen: Ich denke dabei an Maldineys Theorie des Empfindens, an sein Verständnis von psychischer Krankheit und vor allem an seinen Begriff von *Offenheit*. Auch wenn Offenheit in zahlreichen anderen phänomenologisch-psychiatrischen Theorien eine wichtige Rolle spielt, zeichnet sich der Offenheitsbegriff Maldineys durch eine besondere Originalität und praktische Bedeutung aus. Diese Bedeutung entfaltet der Begriff wiederum jedoch erst, wenn man ihn nicht mehr, wie Maldiney dies noch tut, als Eigenschaft von psychisch erkrankten Individuen versteht. In Kapitel 5 setze ich mich daher zunächst kritisch mit Maldineys Theorie anhand seiner eigenen theoretischen und methodischen Prämissen auseinander, um dann im letzten Kapitel zu zeigen, wie der Begriff der Offenheit als *Haltung von Professionellen*, als *Struktur des psychiat-*

rischen und letztlich sozialen Raums sowie als *Prozess*, der zwischen Individuum und Umwelt in Gang kommt und Genesung ermöglicht, verstanden werden kann – und wie er damit für die Belange der heutigen Sozialpsychiatrie nutzbar ist. Meine kritische Auseinandersetzung mit Maldiney und meine abschließenden Überlegungen zielen somit auf eine Fokusverschiebung weg von einer *Philosophie der Psychosen* hin zu einer *Dialogik der Psychosen und der sie mitbedingenden Personen und psychiatrischen Räume* – eine Dialogik, die freilich der weiteren Forschung bedarf.

Danksagung: Eine ursprüngliche Fassung dieses Texts wurde als medizinische Doktorarbeit an der Fakultät für Gesundheitswissenschaften (gemeinsame Fakultät der Universität Potsdam, der Brandenburgischen Technischen Universität Cottbus-Senftenberg und der Medizinischen Hochschule Brandenburg) eingereicht. Ich danke meinen Betreuern Martin Heinze und Thomas Stamm sowie meinen Gutachtern Georg Juckel und Borut Škodlar für ihre Unterstützung. Darüber hinaus danke ich der *Association Internationale Henri Maldiney* (insbesondere Fernando Landazuri, Jean-Pierre Charcosset sowie André Sauge und Joël Bouderlique) für wichtige Hinweise bei der Auseinandersetzung mit Henri Maldiney. Außerdem danke ich Klaus Nuißl für seine Bereitschaft, ein Nachwort zu meiner Arbeit aus seiner Perspektive als Psychose- und Psychiatrieerfahrener zu schreiben, Christian Kießling für seine wertvolle Lektoratsarbeit und Ingo Vavra vom Turia + Kant Verlag dafür, die Veröffentlichung des vorliegenden Texts ermöglicht zu haben. Besonders danken möchte ich Claire Fontanille, die mir 2008 Maldineys »Penser l'homme et la folie« schenkte und mich zur Lektüre Maldineys motivierte, sowie der Mitarbeiterin eines südfranzösischen Linienbusunternehmens dafür, mir 2010 ebendieses Buch, das ich damals in einem Bus verloren hatte, nach Berlin gesendet zu haben.
Ein privater Dank gilt schließlich meiner Familie und meiner Freundin Kwan.

1 Leben Henri Maldineys

Leben und Werk einer Autorin[1] sind miteinander verflochten. Erst recht gilt dies für Henri Maldiney, der stets den existenziellen Sinn der Philosophie betonte und das Denken im Erleben und Erleiden der eigenen Existenz begründet sah. Doch Maldineys Leben verdient hier auch deswegen besondere Beachtung, da er erst relativ spät begann, philosophische Texte und Bücher zu publizieren. So waren seine ersten Veröffentlichungen zum einen kunsttheoretische und zum anderen politisch-existenzialistische Essays (Maldiney, 1945, 1947, 1949). Maldineys erster im engeren Sinn philosophischer Text erschien 1961 – Maldiney war zu diesem Zeitpunkt schon 49 Jahre (Maldiney, 1961/2012). Das bedeutet aber nicht, dass sich Maldiney erst zu jenem Zeitpunkt der Philosophie zugewandt hätte. Schon weitaus früher lernte und lehrte Maldiney Philosophie.[2] Zugleich war Philosophie für ihn nur in Verbindung mit der Kunst und vor allem der Psychiatrie denkbar. Diese konzeptuelle Verbindung spiegelt sich wiederum in Maldineys lebenslangen Freundschaften mit zahlreichen Künstlern, Psychologinnen und Psychiatern (s. u.) wider.

Henri Maldiney wurde am 4. August 1912 in Meursault, einer französischen Kleinstadt in der Region Bourgogne-Franche-Comté, geboren.[3] Er hatte zwei jüngere Geschwister und wuchs in einfachen Verhältnissen auf. Seine Mutter hatte einen italienischen Migrationshintergrund und war Hausfrau, sein Vater Angestellter bei der französischen Eisenbahn. Henri Maldiney besuchte das Lycée in Besançon und später in Lyon. Nach seinem Abschluss gelang ihm durch die

---

1 In dieser Arbeit benutze ich abwechselnd das generische Femininum und das generische Maskulinum.

2 Die Vorlesungen Maldineys werden schrittweise im Jahrbuch »L'ouvert« der *Association Internationale Henri Maldiney* (AIHM) veröffentlicht.

3 Ich danke Jean-Pierre Charcosset und André Sauge für zahlreiche Hinweise zur Biographie Henri Maldineys.

Zulassung und den späteren Abschluss an der Eliteuniversität *École normale supérieure* (ENS) in Paris ein deutlicher sozialer Aufstieg.

Die Maldineys waren praktizierende Katholiken und der Katholizismus vor allem mystischer Inspiration prägte Henri Maldineys Leben. In seinen Jugendjahren spielte er mit dem Gedanken, Mönch zu werden, und nahm deshalb Kontakt mit dem Kloster *Pierre-Qui-Vire* in seiner Heimatregion auf. Obgleich es nicht zu einem Klostereintritt kam, gehörte Maldiney auch während seines Studiums zu den Messegängern der ENS (den sogenannten *Tala*). Später tauschte er sich intensiv mit jesuitischen Mönchen in Lyon aus. Maldineys biographische Nähe zur christlichen Spiritualität erklärt die mystische Dimension seiner Philosophie, auch ohne dass sich in ihr explizite Bezüge zu Glaubensfragen finden.[4]

Nach seiner *agrégration* (die Zulassungsprüfung für obere Posten der Sekundarstufe) an der ENS schrieb Maldiney sich bei der Armee ein und geriet während des Einfalls der Wehrmacht in Frankreich in deutsche Kriegsgefangenschaft. Er wurde zunächst in einem Oflag (Offizierslager) in Osterode am Harz inhaftiert (1940–1941) und später dann in Münster, wo er 1944 von den Alliierten befreit wurde. Die Kriegsgefangenschaft war für Maldiney mit einer intensiven Lektüre von Heideggers »Sein und Zeit« verbunden (Maldiney, 2007, S. 183).

Nach dem Zweiten Weltkrieg übernahm Maldiney zunächst einen Lehrstuhl für Philosophie in Gent (Belgien). Während dieser Zeit lernte er seine zukünftige Frau, die Malerin Elsa Vervaene, kennen. Im Oktober 1955 begann Maldiney, an der Universität von Lyon Philosophie zu lehren, und übernahm den Lehrstuhl für *Allgemeine*

---

4 Mystizismus lässt sich prinzipiell als eine in verschiedenen Religionen verbreitete Schule verstehen, die sich weniger auf Glaubenssätze und Schriften als auf die unmittelbare Erfahrung des Göttlichen bezieht (vgl. Wehr, 2008). Maldiney liefert keine eindeutige Definition des Mystischen. Mystisches schreibt er umfassenden, den Gegenstandsbereich überschreitenden Erfahrungen wie etwa des Dass-, Was- und So-Seins der Welt zu (Maldiney, 2018d, S. 186). Zum Begriff des Mystischen mit Bezug zur Psychopathologie siehe Škodlar & Ciglenečki (2017) und Parnas & Henriksen (2016). Ich danke Erik Thoma für wichtige Hinweise zum Mystizismus.

Philosophie, phänomenologische Anthropologie und Ästhetik (*Philosophie générale, d'Anthropologie phénoménologique et d'esthétique*), den er bis zu seiner Berentung 1982 innehatte. Zu seinen Kollegen an der Lyoner Universität zählte zwischenzeitlich Gilles Deleuze (1925–1995), wobei Maldineys ästhetische Konzepte wichtigen Einfluss auf Deleuze' Ästhetik nahmen (Goddard, 2008). Nach seinem Renteneintritt 1982 setzte Maldiney seine philosophischen Untersuchungen bis zu seinem Tod am 06.12.2013 fort (Association Internationale Henri Maldiney, 2014).

Biographische Bezüge zur Kunst und Psychiatrie

Im Folgenden gehe ich auf die biographischen Bezüge zur Kunst und zur Psychiatrie ein, verorte Maldineys Werk dann im intellektuellen Kontext Frankreichs und nehme die Bedeutung einiger einschneidender biographischer Erfahrungen zum Anlass für eine erste kritische Auseinandersetzung mit wichtigen Topoi seines Denkens.

Direkt nach dem Zweiten Weltkrieg stand Maldiney in regelmäßigem Kontakt mit dem Kunstkritiker Georges Duthuit (1891–1973). Durch diesen Austausch lernte Maldiney dem Maler und späteren Freund Jean Bazaine (1904–2001) zufolge, »über Malerei so zu sprechen [...], wie ein Maler selbst darüber sprechen kann«[5] (Association Internationale Henri Maldiney, 2020). Zeit seines Lebens pflegte Maldiney einen engen Austausch mit zahlreichen Künstlerinnen. Im Bereich der Malerei sind neben seiner Ehefrau Elsa Maldiney (ehem. Vervaene) vor allem Pierre Tal-Coat (1905–1985), der bereits erwähnte Jean Bazaine und René Duvillier (1919–2002) zu nennen. Im Bereich der Literatur und Poesie müssen vor allem Francis Ponge (1899–1988), André du Bouchet (1924–2001) sowie François Cheng (*1929) erwähnt werden (vgl. Younès & Frérot, 2016, S. 15–66).

Während seiner Zeit in Gent lernte Maldiney seinen Studenten Jacques Schotte (1928–2007) kennen, einen später einflussreichen

---

5 Alle fremdsprachig zitierten Quellen sind in dieser Arbeit, sofern nicht anders gekennzeichnet, eigene Übersetzungen.

psychoanalytischen Psychiater. Schotte stellte den Kontakt zu den daseinsanalytischen Psychiatern Ludwig Binswanger (1881–1966) und Roland Kuhn (1912–2005) her, mit denen sich ebenso wie mit Schotte selbst ein lebenslanger Austausch entspann (siehe Kapitel 2). Schotte ermöglichte Maldiney zudem Begegnungen mit der französischen Psychoanalytikerin Gisela Pankow (1914–1998) sowie mit dem ungarischen Tiefenpsychologen Leopold Szondi (1893–1986). Die Triebtheorie Szondis wurde zu einem ständigen Bezugspunkt in Maldineys Werk und diente ihm dazu, Unterschiede und Übergänge zwischen triebpsychologischen und daseinsanalytischen Zugängen herauszustellen (siehe 3.2).

Weitere wichtige biographische Bezüge zur Psychiatrie ergaben sich aus Bekanntschaften mit François Tosquelles (1912–1994) und Jean Oury (1924–2014). Beide waren prägende Vertreter der sogenannten *psychothérapie institutionelle*, einem nach 1944 in Frankreich entwickelten milieutherapeutischen Ansatz, mit dem sich Maldiney im Verlauf seines Lebens auch praktisch auseinandersetzen sollte (siehe 6.6).

In den 1970er-Jahren nahm Maldiney eine aktive Rolle in der Umgestaltung der Psychiatrie in Lyon ein. Die dortige ehemalige Großanstalt *Le Vinatier* befand sich im Anschluss an 1968 in einem Prozess der Öffnung und Reform. Maldiney beteiligte sich als Philosoph an einer Art »therapeutischer Kunstwerkstatt« auf dem Klinikgelände, die von einem Maler namens Pierre Pelloux geleitet wurde (Charazac, 2019). Der sich wandelnden Atmosphäre und nicht zuletzt dem offenen Geist des damaligen Chefarztes Paul Balvet, ebenfalls wichtiger Vertreter der *psychothérapie institutionelle*, war es offenbar zu verdanken, dass Personen ohne psychiatrische Fachbildung am therapeutischen Prozess beteiligt wurden (Landazuri, 2009). Maldiney erwirkte, dass auch mehrere seiner Philosophiestudenten Zugang zur Klinik erhielten und therapeutische Funktionen im Bereich der Kunst- und Ergotherapie übernahmen. Maldineys phänomenologischer Zugang zu den Arbeiten der Patientinnen hinterließ offenbar einen nachhaltigen Eindruck beim psychiatrischen Personal.[6] Maldiney selbst sollte sich in seinen späteren Schriften immer wieder auf seine klinischen Erfahrungen im Vinatier beziehen (Maldiney, 2009b).

Maldineys Stellung im intellektuellen Milieu Frankreichs

Ähnlich zentralistisch wie die Administration und Politik ist bis heute auch der Universitätsbetrieb Frankreichs organisiert. Die entscheidende Möglichkeit zur Einflussnahme auf den philosophischen Diskurs besteht daher darin, im Zentrum, d. h. in Paris, entsprechende Posten an einer ranghohen Universität wie der ENS zu erringen. Eine andere Möglichkeit besteht in publizistischer Tätigkeit in Zeitungen und populären Meinungsmedien und im Sich-Einschalten in den öffentlichen Diskurs der Metropole. Maldiney tat nichts dergleichen: Nach seinem Aufenthalt im belgischen Gent lehrte er sein gesamtes Berufsleben in Lyon, abseits der Hauptstadt, abseits der großen philosophischen Debatten Frankreichs, abseits etwa der Mode des Existenzialismus, abseits der nachfolgenden Polemiken um Existenzialismus, Marxismus, Strukturalismus und Poststrukturalismus und schließlich ebenfalls abseits der politischen Auseinandersetzungen um 1968.[7] Das bedeutet nicht, dass sich keine Bezüge in Maldineys Werk zu diesen Auseinandersetzungen und den damit verbundenen theoretischen Strömungen finden.[8] Doch Maldiney schaltete sich nicht aktiv und publizistisch in diese Diskussionen ein. Ohnehin veröffentlichte er seine Texte nur

---

6 Persönliche Mitteilung mehrerer Zeitzeuginnen am 23.03.2018 auf der Tagung »Comprendre la psychose avec Henri Maldiney« in Lyon. Vgl. Landazuri (2009)

7 Einen Überblick über die Debatten im intellektuellen Milieu Frankreichs des letzten Jahrhunderts liefert Bernard-Henri Lévys Sartre-Biographie (2001).

8 Maldiney rezipierte etwa den Strukturalismus Lévi-Strauss' (vgl. Lévi-Strauss, 1968) und kritisierte dessen psychoanalytische Auslegung in einer Debatte mit Lacan (Lacan & Maldiney, 1967/2008). Maldiney setzte sich wie viele andere französische Philosophinnen intensiv und kritisch mit Hegel auseinander (Maldiney, 2012b) und gehörte schließlich einer Generation an, die sich trotz aller politischen Bedenken nicht von der »Hypnose« des

bei eher unbekannten Verlagen oder Zeitschriften, sodass es selbst für die interessierte Leserschaft schwierig war, sie ausfindig zu machen. Maldiney trat auch nicht als Intellektueller in der Öffentlichkeit in Erscheinung und machte in seinen Texten grundsätzlich einen Bogen um jene bekannten Namen wie etwa Sartre, Merleau-Ponty, Foucault, Deleuze oder Bourdieu, die bis heute die kontinentale Philosophie und das in Deutschland vorherrschende Bild engagierter französischer Intellektueller prägen.[9] Stattdessen bezog sich Maldiney in seinen Texten auf in Frankreich unbekannte Autoren wie Gustave Guillaume, Leopold Szondi oder Erwin Straus.

Man kann somit zu Recht von einer Randständigkeit Maldineys im intellektuellen und philosophischen Milieu Frankreichs sprechen. Sie stellt einen der Gründe dafür dar, dass Maldineys Denken bis heute nur zögerlich zur Kenntnis genommen wird. Eine ihrer Ursachen liegt vermutlich in Maldineys Charakter. Er teilte mit seinem Gesprächspartner Roland Kuhn die Eigenschaft, kein besonders »*clubbable man*«, d. h. »geselliger Mensch«, zu sein, wie Healy (2006, S. 254, kursiv i. O.) dies über Kuhn einmal behauptet. So konnte Maldineys Forschungstätigkeit oder sein Umgang mit Kollegen durchaus »eigenbrötlerische« Züge annehmen.[10] Man hat gelegentlich den Eindruck, dass Maldiney prinzipiell eine einsame Bergwanderung der Gesellschaft des philosophischen Clubs und dem akademischen *Networking* vorzog, das heute wohl mehr denn je als *Conditio sine qua non* einer erfolgreichen Forschungskarriere gilt.

Es käme jedoch einer fragwürdigen Psychologisierung von Maldineys Haltung zum akademischen Betrieb und überhaupt zur Öffentlichkeit gleich, diese auf bestimmte Charakterzüge zu reduzieren.

---

heideggerschen Denkens befreien konnte (vgl. Gondek & Tengelyi, 2011, S. 22).

9 Eine Ausnahme stellt Maldineys im Stil einer Hommage geschriebener Kommentar zum Spätwerk Merleau-Pontys dar (Maldiney, 1988).

10 Persönliche Mitteilung von Jean-Pierre Charcosset am 25.3.2014 in Lyon. Vgl. Charcosset (1973)

Vielmehr ist zu fragen, auf welchen existenziellen Erfahrungen und Wahrheiten diese Haltung fußt.

Werkprägende biographische Erfahrungen

Maldineys deutsche Kriegsgefangenschaft von 1940–1944 hatte Charcosset (1973, S. 12 f.) zufolge einen einschneidenden Effekt auf sein Werk.[11] In seinem unmittelbar nach der Gefangenschaft verfassten Text »La dernière porte« findet sich eine Passage über diese Gefangenschaft, in der bereits wesentliche Motive seines Denken enthalten sind und die zugleich den eigentlichen Sinn der soeben skizzierten, randständigen Haltung Maldineys deutlich macht:

> »Die Gefangenschaft hätte uns vernichten können. Die bloße Verfasstheit der Dinge und allein schon das Verstreichen der Zeit fügten sich ein in den Machiavellismus der Konzentrationslager. Unser beschränktes Universum bestand aus Zeichen, nicht aus Dingen. Alles war Mittel zum Zweck. Nichts existierte für sich. Wenn eine Erinnerung, eine Idee, ein Begehren, ein noch jungfräulicher Sonnenstrahl uns für einen datumslosen Augenblick in irgendein Anderswo transportiert hatte, wie schwer war es dann auf einmal, die Tür des eigenen Zimmers zu öffnen! Der Alltag sprang uns ins Gesicht. Jeder Gegenstand verwies auf eine unabänderliche Handlung: Alle waren sie da, bereit dafür, betrachtet zu werden, bereit für unsere täglichen, all-täglichen Verrichtungen [...]. Die Landschaft jenseits des Stacheldrahts war für die Benutzung der Augen hergestellt; auch sie hing von den alltäglichen Verrichtungen ab: Man hätte sie durch riesige Glasbilder ersetzen können, aufgerichtet wie an einem Gerüst an der Grenze des Lagers. Wir waren zur Wiederholung bestimmt. Die Zeit aß das Leben auf wie ein Getriebe. Alles war Organ und Funktion; Mittel und Ziele lösten sich ab wie die Holzpferde eines Karussells. Nichts widersetzte sich dem Alltag. Wir kannten keine Hindernisse. So viele Male sehnte ich mich nach dem Biss eines Gebirgssteins. So

11 Die folgende Darstellung orientiert sich in wesentlichen Punkten an der Argumentation Jean-Pierre Charcossets und an den von Charcosset (1973) verwendeten Zitaten.

> viele Male wünschte ich mir, dass eine Hand durch die Berührung einer unwillkürlichen, unersetzbaren Gestalt zur Welt kommen würde, der Gestalt eines wirklichen Apfels im echten Gras. Ich wusste, dass meine Freiheit der Wirklichkeit der Dinge beiwohnen würde. Wir würden im gleichen Augenblick geboren werden, sie [die Wirklichkeit, Anm. S. T.] und ich, in einer nicht mehr symbolischen, sondern unmittelbaren Erkenntnis/wechselseitigen Geburt [connaissance, Anm. S. T.].« (Maldiney, 1945/2013, S. 62–64)

Die Kriegsgefangenschaft war für Maldiney eine radikale Erfahrung von Wiederholung, von monotonem Alltag, der gänzlich durch die am Reißbrett geplanten Abläufe, Regeln und Hierarchien des Lagers vorgegeben war. Im vorliegenden Zitat kontrastiert Maldiney diese hermetische Ordnung des Lagers mit ästhetischen Momenten, etwa eines Sonnenstrahls oder der Berührung eines Apfels. Diese Momente imponieren als Ausbruch aus einem vorgegebenen und leblosen System, und zwar im Sinne einer unmittelbaren, durch kein System der Erkenntnis und des Denkens vermittelten, überwältigenden *Empfindung*, durch eine ereignishafte *Co-naissance* von Selbst und Welt (siehe 3.4).

Diesem Gedanken einer ereignishaften Empfindung sollte Maldiney in seinem weiteren Werk nachgehen – und mit ihm der Suche nach einem Ausbruch aus vorgefertigten und starren Ordnungen. Eben hierin begründet sich Maldineys Zurückhaltung gegenüber dem öffentlichen und politischen Diskurs. Dieser steht für ihn – ähnlich wie für Heidegger – unter dem Verdacht, sich im beliebigen und nachahmenden »Gerede des mans« und der Massen zu verlieren (Heidegger, 1927/2006, S. 114–130). Die monotone Herrschaft des »mans« erkannte Maldiney (1945/2013, S. 55–60) auch in jener Öffentlichkeit, die er als Kriegsveteran 1945 in Frankreich wiederfand und die in seinen Augen gedankenlos auf ein bloßes, anonymes Funktionieren des gesellschaftlichen Apparates hinarbeitete, ohne sich das Versagen und die Zäsur des Zweiten Weltkriegs einzugestehen.[12] Entgegen etwa

12 Gleichwohl benennt Maldiney diese Zäsur selbst nicht näher. Geht es Maldiney nur um die militärische Niederlage seines Landes oder um die

Jean-Paul Sartre, der gerade durch die Erfahrung der Kriegsgefangenschaft – in der er wie Maldiney Heideggers "Sein und Zeit" las – politisiert wurde (Lévy, 2001, S. 480–513), ließe sich bei Maldiney also von einer mehr oder weniger bewussten *Entpolitisierung* durch die Erfahrung des Kriegs sprechen. Statt sich wie Sartre zu engagieren und ein Selbstverständnis als politisches Subjekt (in Form eines marxistischen Intellektuellen) zu entwickeln, versuchte Maldiney, der politischen Weltbühne und den Mühlen jener Geschichte zu entkommen, deren Gewalt und Unterdrückung er in der Kriegsgefangenschaft erlebt hatte.[13]

Mit der Abkehr von der Öffentlichkeit verband sich aber auch eine Hinwendung: »Komm! ins Offene, Freund!« – diese Aufforderung Hölderlins (1826/1946; vgl. Maldiney, 2012a, S. 202) wurde nach der Kriegsgefangenschaft zu einem sowohl biographischen wie

---

Kollaboration seines Landes mit der Besatzungsmacht, derer sich die Nachkriegsgesellschaft bewusst werden sollte? Oder beschränkt sich Maldineys Kritik auf eine rein existenzielle Ebene, auf der er die Leugnung der eigenen Verantwortung und Freiheit der Massengesellschaft beklagt, wie dies schon Sartre (1944/1949) während der Besatzungszeit tat?

13 Diese Entpolitisierung spiegelt sich beispielsweise darin, dass Maldiney im Lauf seines Lebens bis auf seinen soeben erwähnten Text »La dernière porte« kaum politisch Stellung bezog. So finden sich in den bislang zugänglichen Dokumenten allenfalls private und kritische Stellungnahmen zur 68er-Bewegung (Maldiney, 2017, S. 269). Selbst zum bekannt gewordenen nationalsozialistischen Engagement Heideggers äußerte sich Maldiney kaum (Maldiney, 2017, S. 583–593; vgl. Gethmann-Siefert & Pöggeler, 1987). Gleichwohl schimmert an dieser Enthaltung eine als reaktionär zu wertende Kritik am Kultur- und Sittenverfall der postmodernen Massengesellschaft durch, so etwa auch in Maldineys abfälligen Bemerkungen über moderne Medien (vgl. Maldiney, 2017, S. 631). Auf philosophischer Ebene artikuliert sich diese Entpolitisierung in Maldineys Fundamentalkritik an Hegel, jenem zentralen Theoretiker des Politischen und der Geistesgeschichte. Ihm sollte Maldiney später eine »Verkennung des Empfindens« und einen »falschen Anfang« seiner »Phänomenologie des Geistes« (Hegel, 1806–1807/1986) vorwerfen, einer Phänomenologie, die von vornherein auf einen dialektischen Fortschritt des Denkens und der menschlichen Geschichte setzt und dabei Maldiney zufolge jenen offenen und durch keine Erkenntnis aufhebbaren Bereich des Empfindens aus den Augen verliert (Maldiney, 2012b).

werkimmanenten Grundmotiv Maldineys. Wie Hölderlin suchte Maldiney diese Offenheit in der Natur, außerhalb der gerade nicht als offen erlebten Öffentlichkeit des Stadtlebens, und zwar in den von Menschenhand möglichst unberührten Berglandschaften. So erklärt Maldiney:

> »In den Höhen hat der Mensch nicht sein Zeichen gesetzt. Sie sind nicht nach seinem Bild geschaffen, nicht nach seinen Interessen geordnet. Die Ziele des Flachlands, da unten, aus denen man absolute Zwecke macht, soziale Imperative, die in die Landschaft eingeschrieben sind, erscheinen hier als relativ und engstirnig.« (Maldiney, 1947, S. 48)

In der Berglandschaft erschloss sich Maldiney ein andersartiger, nicht-repräsentierbarer Raum, dessen Gestalt beispielsweise nicht in der Vogelperspektive der Geographie erfasst werden könne, sondern nur wandernden Schrittes, im direkten leiblichen Kontakt:

> »Da ist die Entfernung der Berghütte, die Gegenwart der Gletscherspalten, die nicht Ideen sind, sondern Wirklichkeiten, die mein Leib selbst erfasst hat, und die meinem Gang ein besonderes Tempo verleihen. Durch meinen Leib weiß ich und mein Leib weiß für mich [...].« (Maldiney, 1961/2006, S. 50, Übersetzung korrigiert, S.T.)

Aller möglichen Vorbehalte zum Trotz setzt Maldiney also auf eine unmittelbare, durch keine Ordnung vermittelte Begegnung von Selbst und Welt. Mit diesem ursprünglichen und direkten Kontakt zwischen Selbst und Welt am Beispiel der Berglandschaft ist für Maldiney aber freilich nicht gemeint, dass zwischen Selbst und Welt eine Harmonie oder schon vorstabilisierte Einheit bestünde. Die Berge sind für Maldiney vielmehr Ort und Symbol der Offenheit und Brüchigkeit von Formen sowie des menschlichen Überlebens überhaupt:

> »Der Berg ist bemerkenswert, weil seine Formen ohne Zweck sind. Das Chaos grenzt dort an die Architektur. Und die Architektur wird ständig bedroht. Eine leichte Veränderung des Winkels erfasst sie oder wirft sie zurück ins Chaos.« (Maldiney, 1947, S. 48)

Die unmittelbare Erfahrung eines solchen Chaos beschreibt Maldiney anhand der Situation eines Menschen, der sich beim Klettern an einem Berghang befindet und vom Schwindel ergriffen wird:

> »Der Schwindel ist eine Verkehrung und eine Kontamination des Nahen und des Fernen. Für den Menschen, der an einer Bergwand vom Schwindel erfasst ist, erhebt sich die normalerweise schützende und nahe Bergseite, bis sie überragend wird und vibriert in einer endlosen Ausstoßung, wohingegen sich die Talseite da unten mehr und mehr in eine immer tiefere Ferne gräbt, die unter seinen Füßen beginnt. Der Himmel kippt mit der Erde in ein haltloses Drehen. Weder ist der Mensch das Zentrum noch der Raum der Ort. Es gibt kein Da mehr. Der Schwindel ist die *Selbstbewegung des Chaos.*« (Maldiney, 2012a, S. 205, kursiv i. O.)

Sich in der Berglandschaft aufzuhalten, bedeutet folglich auch, sich der »Selbstbewegung des Chaos« (ebd.) und der Möglichkeit der eigenen Vernichtung preiszugeben.[14] Hierfür bedarf es der Offenheit und der Bereitschaft, gewohnte Wege und vertraute Ordnungen zu verlassen. Maldiney bezeichnet jene Menschen, die hiervor zurückschrecken und sich in die Sicherheit des Alltags flüchten als »Normopathen« der Massengesellschaft.[15] Hingegen sieht er im Wahnsinn und in der Kunst zwei Daseinsformen, in denen sich der Mensch mit der Fremdheit und dem Chaos nicht nur der Berge, sondern allgemein des *Grundes*[16] der eigenen Existenz konfrontiert. Sowohl der Wahnsinn wie auch die Kunst bezeugen in Maldineys Augen diese Offenheit

---

14 Charcosset (1973, S. 14 f.) verweist dabei auch auf den Zusammenhang der Schwindel- und Höhenthematik mit dem Freiheitsbegriff und der Grundlosigkeit der eigenen Existenz bei Kierkegaard (vgl. Kierkegaard, 1984), einer Grundlosigkeit, die Charcosset zufolge besonders in den ungastlichen Höhen der Berglandschaft erfahren werde. Die Erfahrung des Schwindels ist im Übrigen ein wiederkehrendes Motiv in der phänomenologisch-psychiatrischen Literatur (vgl. Binswanger, 1956/1994, S. 241–248; Blankenburg, 1958, S. 72 f.; Zutt, 1963; Fuchs, 2000, S. 180–182).

15 Siehe Wulff (1972b, S. 317–320), zum psychodynamischen Hintergrund des Begriffs vergleiche McDougall (1989)

16 Zum von Schelling entlehnten Begriff des Grundes siehe Abschnitt 4.2, S. 98 ff.

der menschlichen Erfahrung für das Außer-Ordentliche und damit die Möglichkeit des Auswegs aus dem von Maldiney als monoton und erstickend empfundenen gesellschaftlichen Gefüge.

Allerdings unterscheiden sich Wahnsinn und Kunst für Maldiney voneinander: Im Wahnsinn könne die entdeckte Fremdheit nicht in den Gang des Daseins integriert und schöpferisch genutzt werden. Stattdessen komme es hier als Reaktion zu einem Verlust von Offenheit. Die Kunst ist für Maldiney ganz allgemein der Versuch, jene Fremdheit des Grundes kreativ in den Rhythmus eines Kunstwerks aufzunehmen. Die Offenheit im Angesicht des Fremden werde dadurch erhalten. Trotz dieser Unterscheidung drückt sich für Maldiney in beiden Fällen, in Wahnsinn und Kunst, ein radikaler Begegnungscharakter und Ausbruch aus der Alltäglichkeit menschlicher Existenz aus. Darüber hinaus kann die Kunst eine Antwort auf und eine Therapie des Wahnsinns im Sinne des Scheiterns von Offenheit sein.

Damit sind bereits wichtige Verbindungen zwischen Philosophie, Kunst und Wahnsinn in Maldineys Denken angedeutet, die zuletzt auch psychotherapeutisches Potenzial bergen. Um mich dieser Thematik weiter anzunähern, gehe ich nun auf Maldineys Verhältnis zu Roland Kuhn ein. Dies ermöglicht es, Fallstricke im Austausch zwischen Philosophie und Psychiatrie in den Blick zu nehmen.

2 Die Korrespondenz zwischen Henri Maldiney und Roland Kuhn – Dialog zwischen Philosophie und Psychiatrie

Der durch Liselotte Rutishauser und Robert Christe herausgegebene Briefwechsel von Maldiney und Kuhn (2017) ist ein besonderes Dokument des Dialogs zwischen Philosophie und Psychiatrie. Der Briefwechsel zeigt, wie philosophische und psychiatrische Begriffsarbeit sich wechselseitig ergänzen können. Er ist damit sowohl aus psychiatrischer wie philosophischer sowie schließlich aus psychiatriehistorischer Sicht von Relevanz. Der Darstellung des Briefwechsels müssen jedoch zunächst einige Grundsatzüberlegungen über das Verhältnis von Philosophie und Psychiatrie (2.1) sowie zu Roland Kuhns Forschung und Werk (2.2) vorweggeschickt werden.

2.1 Grundsätzliches zum Verhältnis von Philosophie und Psychiatrie: Verortung von Maldineys Einfluss

Aufbauend auf einer Unterscheidung Heinzes und Kupkes (2006) kann die Philosophie für die Psychiatrie sowohl eine indirekte und moderierende als auch eine direkte und produktive Rolle einnehmen. Im ersten Fall ist es Aufgabe der Philosophie, die unterschiedlichen Methoden, Wertsysteme und Konzepte der Psychiatrie zu thematisieren und zu klären. Dies ist besonders dann von Bedeutung, wenn es zu intra-, inter- und transdisziplinären Konflikten oder Krisen des Fachs kommt. Neben dieser rein vermittelnden Rolle kann die Philosophie aber ebenso direkt ihre eigenen Konzepte und Methoden in die Psychiatrie hineintragen und zur Debatte stellen. Auf diesen aufbauend kann sie beispielsweise die Angemessenheit und Gültigkeit psychiatrischer Theorien und Ansätze hinterfragen und so dazu beitragen, begriffliche, aber auch praktische Krisen in der Psychiatrie zu überwinden. Anstatt beispielsweise neurobiologische oder psychodynamische Annahmen über Begriffe wie Selbst, Freiheit und psychische Erkrankung miteinander zu vergleichen und zu vermitteln, vermag die Philosophie selbst – etwa im Rahmen einer philosophischen Anthropologie – eine Definition des Selbst, der Freiheit und von psychischer Krankheit zu geben. Abgeleitet hiervon kann sie nach therapeutischen Ansätzen fragen, die diesen Definitionen nach zu einer Genesung von Betroffenen beizutragen vermögen. So kann die Philosophie schließlich auch die psychiatrische Praxis beeinflussen. Gerade in dieser zweiten, direkten und produktiven Funktion wird der Philosophie in den letzten Jahren das größte Potenzial für die Psychiatrie zugesprochen (Fulford et al., 2004; vgl. Fulford & Stanghellini, 2008). Große Hoffnung wird dabei in die phänomenologische Psychiatrie (Tatossian, 1979/2002) gesetzt, zu der auch Maldineys Beitrag zur Psychiatrie zu zählen ist. Insbesondere der phänomenologische Ansatz erhebt den Anspruch, seine Konzepte in einer direkten Analyse der Erfahrung zu entwickeln. Im Falle der Psychiatrie meint dies die Erfahrung psychischen Leids, d. h. eine subjektorientierte Begriffsbestimmung von psychischer Krankheit und im Anschluss auch von psychiatrischer Therapie. Gerade bezüglich des Erfahrungsmodus weisen Heinze und Kupke (2006, S. 348) zudem auf eine weitere direkte Verbindung von Philosophie und Psychiatrie hin: Philosophie und psychische Krankheit, insbesondere Psychosen, ähneln sich mitunter in einer bestimmten Form der Erfahrung bzw. des Fragens und des Fraglichwerdens gegenüber der »natürlichen Selbstverständlichkeit« der Erfahrung (Blankenburg, 1971/2012). Philosophische Wahrheiten können daher möglicherweise in psychischen Erkrankungen deutlicher hervortreten als im Alltag. Umgekehrt kann philosophisches Fragen wiederum zum Verständnis psychischer Krankheit beitragen.

Geht man nun von einer direkten Einflussnahme der Philosophie auf die Psychiatrie aus, ist es aber auch möglich, die philosophischen Methoden und Konzepte an ihren praktischen Konsequenzen zu messen und gegebenenfalls kritisch zu hinterfragen. Bei aller Hoffnung, ja Euphorie, die das Potenzial der Philosophie für die Psychiatrie hervorruft, ist dieser notwendigen Kritik bislang kaum Raum gegeben worden (vgl. Marazia & Thoma, 2015).

Aufbauend auf diesen Grundsatzüberlegungen stellt der Briefwechsel zwischen Maldiney und Kuhn ein lehrbuchhaftes Beispiel für eine direkte, wechselseitige Beeinflussung von Philosophie und Psychiatrie dar, und zwar nicht nur auf rein theoretischer Ebene: Zu fragen ist ebenso nach den praktischen Konsequenzen der Philosophie für die Psychiatrie. Im Anschluss an den zuletzt geäußerten Vorbehalt erlaubt der Praxisbezug, aus psychiatrisch-therapeutischer Sicht kritikwürdige Aspekte des philosophischen Ansatzes von Maldiney schlaglichtartig in den Blick zu nehmen, Aspekte, auf die ich im weiteren Verlauf dieser Arbeit wieder zurückkomme (s. u., S. 135 ff.). Dabei ist gerade der Umstand, dass es sich mit dem psychiatrischen Gesprächspartner Maldineys um Roland Kuhn handelt, von besonderer Bedeutung.[17]

2.2 ANMERKUNG ZU ROLAND KUHN UND ZU AKTUELLEN VORWÜRFEN GEGEN DESSEN FORSCHUNG

Mit dem Schweizer Psychiater Roland Kuhn verband Maldiney eine bis zum Tod Kuhns im Jahr 2004 andauernde Freundschaft. Ein Grund für diese Freundschaft mag die im vorigen Kapitel erwähnte Randständigkeit gegenüber dem akademischen Betrieb gewesen sein, die Maldiney und Kuhn miteinander teilten und die in der Korrespondenz zum Ausdruck kommt. Auch Kuhn nahm innerhalb des psychiatrischen Forschungsbetriebs eine gewisse Außenseiterposition ein. Auch er blieb der Gesellschaft der bekannten Psychiater und Psychopharmakologen der 1960er- und 1970er-Jahre wie etwa Jean Delay

---

17 Ich beziehe mich in diesem Kapitel auf einige bereits an anderer Stelle gemachte Überlegungen (Thoma, 2016b, 2020), die ich auf den folgenden Seiten in überarbeiteter Form wiedergebe.

(1907–1987) und Pierre Deniker (1917–1998) in Paris oder Hanns Hippius (1925–2021) in Berlin bzw. München fern und zog den universitären Großstädten die Forschung und das Leben im ländlichen Münsterlingen am Bodensee (Schweiz, Kanton Thurgau) vor. Ähnlich wie Maldiney setzte Kuhn auf damals zunehmend unkonventionell werdende Methoden und Theorien, nämlich auf detaillierte, theoriegeleitete Einzelfallstudien statt auf groß angelegte statistische und (möglichst) theoriefreie Forschung, wie sie bis heute üblich ist. Kuhns Vorgehen brachte ihm einmal die abfällige Bezeichnung »*un petit psychiatre de campagne*« durch den französischen Psychiater Jean Thuillier (nach Healy, 2006, S. 254, kursiv i. O.) ein. Man könnte übrigens annehmen, dass Maldiney seinen philosophischen Zeitgenossen im französischen Paris teilweise ähnlich erschien: als ein *petit philosophe de campagne*.

Die Randständigkeit Kuhns und Maldineys sollte in beiden Fällen gleichwohl nicht mit einer Bedeutungslosigkeit ihrer Forschung verwechselt werden. Kuhn war nicht nur der Entdecker des ersten modernen Antidepressivums (Imipramin), er antizipierte schon in den 1960er-Jahren wichtige Erkenntnisse der heutigen Forschung über die ausschließliche Wirksamkeit von Antidepressiva gegenüber Placebos bei schweren Depressionen (Kuhn, 1970, 1963b; Kirsch et al., 2008). Ebenso nahm auch Maldiney in seiner Philosophie viele Kerngedanken der französischen Phänomenologie, wie etwa jene der Passivität, des Pathischen und des Ereignisses, vorweg und fand dabei früh Antworten auf Aporien, in denen sich die heutige französische Phänomenologie zum Teil noch immer wiederfindet (vgl. Benoîst, 2014).

Doch das Verhältnis zu Kuhn verdeutlicht nicht nur eine bestimmte gemeinsame Haltung zum akademischen Betrieb, sondern ermöglicht es, wie bereits erwähnt, am Beispiel Kuhns die Bedeutung von Maldineys Denken auf die psychiatrische Praxis zu befragen. Die aktuelle Debatte um Kuhns Forschung verschärft diese Frage: Kuhn soll im Rahmen der Entdeckung des Imipramins auf ethisch fragwürdige Weise Präparate an Kindern getestet haben (Kowalczyk, 2014). Nachdem sich einige Betroffene zu Wort gemeldet und angegeben hatten, noch heute an den Folgen der Versuche – u. a. Behandlung ohne Zustimmung, Überdosierung der Präparate – zu leiden, wurde eine offizielle Untersuchung im Auftrag des Schweizer Kantons Thurgau erstellt (Meier et al., 2019). Diese brachte zutage, dass Kuhn von 1949 bis 1990 Prüfsubstanzen an seine Patientinnen verabreichte und dabei im Wesentlichen auf die seit 1964 geltenden ethischen Standards für medizinische Versuche verzichtete (Weltärztebund, 1964): Kuhn klärte seine Patienten in der Regel nicht darüber auf, dass sie an Versuchen teilnahmen, übte Druck auf sie aus, Substanzen einzunehmen, und tarnte diese (Meier et al., 2019, S. 271 f.). Er verordnete als gefährlich oder unberechenbar erachtete Prüfsubstanzen »zunächst den hoffnungslosen, sogenannt ›schweren Fällen‹« (ebd., S. 272). Dabei wurden aus finanziellen Gründen der Mehrheit der Patientinnen seiner Klinik von der Industrie kostenlos zur Verfügung gestellte Prüfsubstanzen anstatt zugelassener Medikamente verabreicht, ohne dabei die Wirkungen und Nebenwirkungen der Substanzen ausreichend überwachen zu können (ebd., S. 270 f., 282 f.). Während oder kurz nach Verabreichung von Prüfsubstanzen kamen über die Jahre laut Bericht 36 Menschen zu Tode (ebd., S. 226). Kuhn selbst kommunizierte diese Fälle nur undeutlich an die Außenwelt und ging teils autoritär gegen kritische Stimmen innerhalb seiner Klinik vor (ebd., S. 240).

Jedoch brachte der offizielle Bericht der Historikerinnen die Diskussion um Kuhn nicht zum Erliegen. Neben Zustimmung aus der Fachwelt (Baumann & Ferrero, 2020) und vonseiten der Politik (Krummenacher, 2020) wurde von anderer fachlicher Seite dem Bericht bzw. der medialen Betrachtung Kuhns Einseitigkeit vorgeworfen (Muggli et al., 2020): Kuhns Vorgehen müsse im Kontext seiner Zeit und der institutionellen Bedingungen gesehen werden. Dabei wurde insbesondere die Feststellung von 36 Toten im Rahmen der Medikamententests hinterfragt (siehe auch Sauge, 2020).

Vor dem Hintergrund dieser Debatte und einer ethisch fragwürdigen Berufs- und Forschungspraxis Kuhns lohnt es, sich mit Maldineys Verhältnis zu Kuhn zu befassen. Von besonderem Interesse wird dabei die Frage sein, in welchem Verhältnis der Dialog zwischen beiden Autoren zum wissenschaftlichen und klinisch-institutionellen Vorgehen Kuhns steht.

Die Darstellung gliedert sich wie folgt: Zunächst wird kurz auf die Entwicklung wichtiger Konzepte von Maldineys Denken im Austausch mit Kuhn eingegangen (2.3). Hierdurch wird bereits an die konzeptuelle Übersicht über Maldineys Werk in Kapitel 3 herangeführt. Als Nächstes wird nach dem wissenschaftlichen Zugang zu Kuhns Patientinnen gefragt, auf dessen Grundlage sich in vielen Fällen die theoretische Auseinandersetzung beider Autoren abspielt (2.4). In einem weiteren Schritt soll dann auf die möglichen praktisch-institutionellen Konsequenzen dieses Zugangs eingegangen und damit ein erstes kritisches Licht nicht nur auf Maldineys Konzepte, sondern grundsätzlicher auch auf seine phänomenologische Methode im Zusammenspiel mit Kuhn geworfen werden (2.5). Die Betrachtung schließt mit einem Resümee und Ausblick auf die nachfolgenden Kapitel (2.6).

2.3 KONZEPTUELLE ZUSAMMENARBEIT VON MALDINEY UND KUHN

Die Korrespondenz von Maldiney und Kuhn besteht aus insgesamt 390 Briefen, die von beiden in ihrer jeweiligen Muttersprache von 1953 bis 2004 verfasst wurden. Sie begann, nachdem sich die beiden unter Vermittlung von Jacques Schotte am 26.03.1953 bei einem Vortrag Maldineys mit dem Titel »Les conditions de l'Abstraction dans l'Art contemporain« in Münsterlingen in Anwesenheit Ludwig Binswangers kennengelernt hatten (Maldiney, 1953). In dem sich daran anschließenden Briefwechsel sind die Briefe Kuhns insgesamt zahlreicher und kürzer, wohingegen Maldiney Kuhn zwar seltener, aber ausführlicher schreibt. Die Briefe thematisieren theoretische und psychiatrisch-philosophische Aspekte, man erhält aber auch einen Einblick in Maldineys und Kuhns Einstellungen zu zahlreichen Strömungen der Philosophie, Psychiatrie und Psychologie vor allem des 20. Jahrhunderts sowie gegenüber deren einschlägigen Vertretern. Darüber hinaus befassen sich viele Briefe mit organisatorischen Aspekten wie etwa gemeinsamen Treffen und Tagungen.

Die Korrespondenz wurde von den Herausgeberinnen in drei Abschnitte unterteilt, an denen eine gewisse Choreographie des Austauschs der beiden Autoren erkennbar wird. Im ersten Abschnitt (1953–1970) wird vor allem ein großes Interesse Maldineys an Kuhns psychiatrischer Expertise und seinen Patienten deutlich. In diese Zeit fallen zudem mehrere Briefe, die Maldiney an Ludwig Binswanger schrieb. Es wird deutlich, dass Maldiney sein philosophisches Werk im direkten Austausch mit der Psychiatrie entwickelt. Diese Entwicklung betrifft Fragen der ästhetischen Erfahrung der Patientinnen, der Bestimmung der Sprache unter anderem in Abgrenzung von dem in Frankreich aufkommenden Strukturalismus sowie die methodische Verortung der Phänomenologie und Daseinsanalyse in der Psychiatrie, unter anderem auch im Unterschied zur Psychoanalyse.

Diese Interessenlage zwischen Maldiney und Kuhn scheint sich im zweiten Abschnitt von 1970 bis 1980 umzukehren. Maldiney ist an einem Punkt der Konsolidierung seines Werks angelangt. In diese Zeit fallen aus psychiatrischer Sicht wichtige Publikationen wie etwa »Psychose et présence« (Maldiney, 1976/2007). Kuhn zeigt großes Interesse an Maldineys Texten, ringt jedoch auch um deren Verständnis.[18] Einen wichtigen Teil dieser Verständnisproblematik nimmt Gustave Guillaumes linguistische Theorie der Psychomechanik ein. Maldiney nutzte diese Theorie vor allem in seiner kritischen Auseinandersetzung mit dem auf der Sprachtheorie Ferdinand de Saussures aufbauenden Strukturalismus, aber ebenso, um das In-der-Welt-Sein psychisch Erkrankter besser zu verstehen, so etwa in seiner Deutung der melancholischen Klage einer Patientin Binswangers (Binswanger, 1994c, S. 358–364; Maldiney, 1976/2007, S. 37–61). Durch Maldineys Ausführungen macht sich auch Kuhn mit Guillaumes Theorie vertraut. Dieser Einfluss schlägt sich nicht nur in Kuhns Forschung

[18] Kuhn (2017, S. 471) wundert sich darüber, dass er Maldineys Analysen seiner eigenen Arbeiten so schwer verstehe.

(1989), sondern ebenfalls in seiner therapeutischen Arbeit nieder: So erklärt Kuhn (2017, S. 543), die Sprache einer Patientin nun anders wahrzunehmen und damit auch therapeutisch Erfolg zu haben.

Im letzten Abschnitt der Korrespondenz (1980–2004) scheint sich das Interesse beider aneinander ausgeglichen zu haben. Die Diskussionen ranken sich um Heideggers Spätphilosophie, um psychopathologische Fragen besonders bezüglich schwerer Depressionen sowie um chinesische Denktraditionen, mit denen sich Maldiney zunehmend befasste.

In dieser Choreographie des Briefwechsels vollzieht sich ein enormer Wissenstransfer zwischen dem französisch- und deutschsprachigen Raum. Kuhn (2017, S. 93) rezipierte im Austausch mit Maldiney als einer der ersten deutschsprachigen Psychiater schon 1963 – und damit beispielsweise lange vor dem Sozialpsychiater Klaus Dörner – Emmanuel Lévinas (1961/1990).[19] Durch Maldiney wurde Kuhn mit Lacans Psychoanalyse vertraut und setzte sich mit Gustave Guillaume auseinander. Umgekehrt vermittelte Kuhn Maldiney eine fundierte Kenntnis der deutschsprachigen Psychopathologie, machte ihn mit der für Maldineys Werk entscheidenden Schrift Hönigswalds über den Rhythmus (1926) vertraut, verschaffte ihm Zugang zu Prinzhorns Buch über die »Bildnerei der Geisteskranken« (1922/1983) und zu zahlreichen Texten Heideggers, Hegels, Schellings und Schopenhauers, mit denen sich Maldiney im Laufe seines Werks intensiv befasste.

Im Folgenden gehe ich auf einzelne thematische Aspekte der Korrespondenz näher ein.

[19] Dörner las Lévinas durch Vermittlung eines jungen belgischen Kollegen erst zu Beginn der 1990er-Jahre (persönliche Mitteilung am 24.02.2011 in Hamburg, vgl. Dörner, 2003).

Bedeutungsrichtungen

Eine zentrale Rolle nicht nur in der Korrespondenz von Maldiney und Kuhn, sondern in Maldineys Denken überhaupt spielt Binswangers Begriff der »Bedeutungsrichtungen«. Binswanger führt diesen Begriff erstmals in seinem Aufsatz »Traum und Existenz« (1930/1994) ein. Dieser Aufsatz stellt den ersten Versuch Binswangers dar, die Daseinsanalytik zum Verständnis psychopathologischer Erlebniswelten zu nutzen (Herzog, 1994). Binswanger geht davon aus, dass die Erfahrungswelt des Menschen von den Dimensionen der *Vertikalität* (Höhe – Tiefe) und *Horizontalität* (Nähe – Ferne) durchzogen ist. Damit verbinden sich für Binswanger die Bewegungen etwa des Falls und Aufstiegs oder der Annäherung und Entfernung. Entsprechende Erfahrungen, beispielsweise des Fallens, teilen sich für Binswanger implizit auch in unserer Sprache mit. Das Sprichwort »wie vom Blitz getroffen aus allen Himmeln gefallen« ist demnach mehr als nur die Übertragung des Bildes einer Person, die tatsächlich von einem Blitz getroffen in die Tiefe stürzt, auf eine überraschende Situation (Binswanger, 1930/1994, S. 95–101). Dieses Sprichwort meint nach Binswanger vielmehr, dass wir tatsächlich in diesem Moment den tragenden, selbstverständlichen Boden unter den Füßen verlieren und keinen Halt mehr finden. Wie wir unsere Welt erfahren, etwa als leicht und im Aufstieg befindlich oder als schwer und absteigend, wird von uns im Alltag meist nicht bemerkt, ja durch unser Alltagsbewusstsein verdrängt (Binswanger, 1930/1994; siehe auch Foucault, 1954/2001, S. 156 ff.). Diese in der Regel impliziten, dem Bereich des Atmosphärischen zuzuordnenden Erfahrungen treten nach Binswanger im Traum und im Wahnsinn explizit zutage. Hier sind wir etwa dem In-die-Tiefe-Stürzen, der Schwerelosigkeit oder bedrohlicher Nähe schutzlos ausgeliefert.

Maldiney radikalisiert Binswangers Überlegungen.[20] Während sich bei Binswanger die Tendenz zeigt, die Bedeutungsrichtungen als

20 Siehe hierzu den Brief an Binswanger sowie an Kuhn (Maldiney, 2017, S. 42–47, 77–83)

einen latenten, konnotativen Bestandteil unseres bewussten und intentional geleiteten Verhältnisses zur Welt zu begreifen, verläuft Maldiney zufolge zwischen den Bedeutungsrichtungen und der menschlichen Intentionalität bzw. dem Bewusstsein ein radikaler Bruch.[21] Maldiney ordnet die Bedeutungsrichtungen dem Bereich des Pathischen im Gegensatz zu jenem des Gnostischen zu. Das Pathische bezeichnet nach Erwin Straus (1960) unser affektives, leibliches und passives (bzw. passiv-aktives) Verhältnis zur Welt, wohingegen das Gnostische nach Straus den aktiven, bewussten und verobjektivierenden Zugriff des Menschen auf die Welt meint. Verbunden mit dieser Zuordnung zum Pathischen zeichnen sich die Bedeutungsrichtungen nach Maldiney (2017, S. 42–47) durch folgende Eigenschaften aus:

Erstens bezeichnen sie nicht nur eine bestimmte Art und Weise, die Welt zu erfahren, sondern auch, sie auf affektive und damit nicht-begriffliche und nicht-reflektierte Weise zu verstehen, dabei auf sie zu reagieren und mit ihr zu kommunizieren. Zweitens ist der *Sinn* der Bedeutungsrichtungen damit streng genommen nicht direkt thematisierbar und entzieht sich letztlich unserem bewussten Zugriff. Drittens bezeichnen Bedeutungsrichtungen in einem umfassenderen Sinn einen *je individuellen Stil und Rhythmus der menschlichen Existenz*, d. h. ein konkretes Ineinander von Aufstieg und Fall, Entfernung und Annäherung im Bezug zur Welt.

So wie Binswanger analysiert auch Maldiney mit dem Konzept der Bedeutungsrichtungen den Wahnsinn. Prinzipiell vertritt Maldi-

---

21 Dieser Bruch wird auch anhand von Maldineys Übersetzung von »Bedeutungsrichtung« mit »direction du sens« wiedergegeben. Eigentlich müsste »Bedeutung« mit dem französischen *signification* übersetzt und damit dem Bereich des Begrifflich-Allgemeinen zugeordnet werden (vgl. Chamond, 2005). Es müsste also eigentlich »direction de signification« heißen. Indem Maldiney »Bedeutung« jedoch mit »sens« übersetzt, verortet er Binswangers Konzept von vornherein in einem anderen Register, nämlich jenem der konkreten, noch nicht begrifflich vermittelten Existenz – und bricht damit bereits auf semantischer Ebene den Bezug zum Begrifflich-Allgemeinen ab. Interessant ist in diesem Zusammenhang, dass Binswanger selbst als Übersetzung den Ausdruck »direction de signification« bevorzugt hätte (Binswanger in Maldiney & Kuhn, 2017, S. 54).

ney dabei die These, dass sich das Aufkommen eines Wahnsystems innerhalb der Schizophrenie nicht allein als das Scheitern der begrifflich-symbolischen Ordnung und damit des Denkens des Menschen verstehen lasse, sondern nur durch eine Analyse seiner sensiblen, *sympathetischen* (siehe 3.3) und atmosphärischen Kommunikation mit der Umwelt. Auf dieser vorbewusst-kommunikativen Ebene kommt es im Wahn nach Maldiney zu einem Bruch. Aus diesem Bruch resultiere dann ein in sich geschlossenes und abgeschottetes Wahnsystem (Maldiney, 2017, S. 77–83, siehe 4.2).

Ästhetik und Wahnsinn

Das eben genannte Konzept der Bedeutungsrichtungen steht bereits früh im Zentrum von Maldineys Kunstverständnis. Dies wird beispielsweise in einem Brief an Binswanger von 1956 deutlich (Maldiney, 2017, S. 42–47). Eine nicht-intentionale Erfahrung der Welt, wie sie im Konzept der Bedeutungsrichtungen zum Ausdruck kommt, kennzeichnet nach Maldiney die Bilderfahrung und ganz allgemein die künstlerische Erfahrung:

> »Ein Kunstwerk wahrzunehmen bedeutet, sich mit ihm auf rhythmische Weise in Resonanz zu befinden, einer Weise, die unserer Existenz und unserem Wohnen* zugrunde liegt.« (ebd., S. 43, *»Wohnen« im Original)

Kunst ist dabei für Maldiney nicht nur das *Medium*, in dem sich die Erfahrungswelt eines Menschen bzw. einer Künstlerin vermittelt, sondern auch eine eigene Welt, die sich durch Offenheit und Rhythmizität auszeichnet und mit der der Betrachter in direkter, leiblicher Resonanz steht, etwa unter dem Eindruck dynamisch angeordneter Figuren oder Farben.

Kuhn und Maldiney teilen ein großes Interesse für Kunst, insbesondere für Malerei. Ihr Kunstverständnis nutzen beide, um hierüber Zugang zur Erfahrung von Kuhns Patienten zu finden. Im Briefwechsel wird mehrfach berichtet, wie Kuhn und Maldiney Patienten

Kunstwerke Klees oder Kandinskys zeigen und an ihrem ästhetischen Empfinden einen bestimmten Erlebnistypus zu erkennen suchen.

Wichtige Bedeutung in diesem Vorgang hat der Rorschach-Test, den Kuhn (1940) interpretiert hatte und der es ermöglichen soll, auf systematische Weise die ästhetische Erfahrung von Menschen mit psychischer Erkrankung zu beschreiben und diagnostisch zu nutzen, ohne dabei vorgefertigte psychiatrische Konzepte an die Betreffenden heranzutragen. Auch wenn Kuhns und Maldineys Verstehensansatz dabei durchaus von theoretischen Interessen geleitet ist, sind beide der Überzeugung, dass jedes allgemeine Verständnis des Wahnsinns seinen Anfang nur im einzelnen Fall und im Besonderen in der ästhetisch-pathischen Erfahrung des Individuums nehmen könne.

Transpassibilität und Transpossibilität

In heutigen phänomenologischen bzw. phänomenologisch-psychiatrischen Debatten sind es vor allem diese beiden Begriffe, für die Maldineys Werk bekannt ist (vgl. Thoma, 2019b). In der Korrespondenz mit Kuhn wird deutlich, dass es zur Entwicklung dieser Begriffe bei Maldiney erst verhältnismäßig spät kam und dass sich Kuhn als guter Kenner des maldineyschen Werks lange Zeit schwer damit tat, sie nachzuvollziehen.

Grundsätzlich entwirft Maldiney beide Begriffe, um die Dimension des menschlichen Empfindens bzw. des Pathischen näher zu bestimmen, und zwar in ihrer radikalen *Offenheit* gegenüber dem Fremden und Unvorhersehbaren (siehe 3.4). Dieses Fremde bricht für Maldiney in der Psychose zutage und zugleich bricht die menschliche Existenz in der Psychose vor ihm zusammen. Dabei dienen die Begriffe *Transpassibilität* und *Transpossibilität* auch dazu, schizophrene und affektive Psychosen voneinander zu unterscheiden und damit unterschiedliche Formen des Wahnsinns zu differenzieren (Maldiney, 2017, S. 448 f.).

Während ich auf Maldineys Psychosenverständnis in einem späteren Kapitel (4.2) näher eingehe, möchte ich bereits jetzt festhalten, dass Maldiney Wahnsinn als einen Verlust von Offenheit und damit ähnlich wie Kuhn und andere Daseinsanalytiker *defizitär* deutet. Hieraus ergibt sich die Frage, welche praktischen Konsequenzen sich aus dieser Deutung für den Umgang mit Betroffenen und für deren Behandlung ergeben. Um die kritische Auseinandersetzung mit Maldineys Theorie an späterer Stelle (siehe Kapitel 5) vorzubereiten, ist es zielführend, im Briefwechsel mit Kuhn nach Anhaltspunkten für diese Praxisdimension zu suchen.

2.4 PRAKTISCHE ASPEKTE: DER ZUGANG ZUM PATIENTEN

Auf den ersten Blick kommt Fragen der psychiatrischen Praxis in der Korrespondenz keine zentrale Bedeutung zu. Nichtsdestotrotz ist die psychiatrische Praxis das eigentliche Fundament des Austauschs von Maldiney und Kuhn. So verweist Maldiney vielfach wohlwollend auf Kuhns klinische Expertise, die Maldiney übrigens mehrfach in Anspruch nimmt, auf seinen Zugang zu den Patientinnen und auf die Art, wie die anthropologische Psychiatrie an Kuhns Klinik praktiziert werde (Maldiney, 2017, S. 137, 272–276; Kuhn, 2017, S. 101, 232). Des Weiteren sind es Kuhns Patienten und der durch seine Klinik ermöglichte Kontakt zu ihnen, welche in vielen Briefen die Grundlage für die theoretischen Debatten der beiden Autoren bilden. Die Frage ist also, wie Patientinnen in der Korrespondenz in Erscheinung treten bzw. welchen wissenschaftlichen Zugang Maldiney und Kuhn zu ihnen haben.

Grundsätzlich lässt sich der methodische Zugang Maldineys und Kuhns als idiographisch, d. h. am einzelnen Fall orientiert, kennzeichnen (s. u., S. 135 ff.). In der vertiefenden Auseinandersetzung mit den einzelnen Patienten kommt es stellenweise beinahe zu einer (aus heutiger Sicht) kollaborativen Zusammenarbeit auf Augenhöhe (vgl. von Peter, 2017) zwischen Psychiater, Philosophen und Betroffenen, so etwa bei dem an einer Depression leidenden Friedrich (Kuhn, 2017, S. 176 f., 184 f.): Während des intensiven Austauschs wird darüber diskutiert, wie sich Friedrichs Zustand, aber auch die Wirkung von Medikamenten durch philosophische Theorien Husserls oder Hegels verstehen ließe. Friedrich befasst sich hierbei mit Texten Binswangers, die er auf Grundlage seiner eigenen Krankheitserfahrungen kommentiert.[22]

Ein entscheidender Aspekt der Einzelfallforschung Kuhns und Maldineys ist jedoch, dass es beiden Autoren letztlich um die Herausarbeitung eines allgemeinen Begriffs bzw. Wesens psychischer Krankheit und im engeren Sinn der Psychose geht. Maldiney und Kuhn neigen entgegen eigener Absichtserklärungen dazu, von der Individualität der Betroffenen zu abstrahieren und auf ein allgemeines Wesen ihrer Krankheit zu schließen (vgl. Kuhn, 2014b, S. 147; Maldiney, 1945/2013, S. 64). Die Konsequenz ist, dass das Verhalten der Betroffenen lediglich als Ausdruck einer zugrunde liegenden, pathologischen Wesensveränderung begriffen und zugleich der soziale Kontext sowohl im Sinne des sozialen Milieus, aus dem eine Erkrankung hervorgeht, wie auch im Sinne des institutionellen Rahmens, in dem die Krankheit diagnostiziert und behandelt wird (d. h. hier: die psychiatrische Klinik in Münsterlingen), von den Autoren missachtet wird (siehe 6.1, 6.6).

Ein Beispiel liefert die Geschichte von Carmen, einer 16-jährigen spanischen Migrantin, die an depressiven Beschwerden leidet und die Maldiney nach Vermittlung durch seine Frau behandelt (Maldiney, 2017, S. 272–276). Maldiney schildert ausführlich die Beschwerden der Patientin, ihre depressive Stimmung, ihr Grübeln, ihre Erschöpfung und ihr Gefühl der Schwere (»*sentiment de pésanteur*«). Er weist

22 Allerdings kann man sich angesichts dieses anerkennenden Umgangs mit psychisch Erkrankten des Eindrucks eines gewissen Klassismus nicht erwehren: Kuhns und Maldineys philosophisches und wertschätzendes Interesse scheint sich vor allem auf studierte Patienten zu beziehen, die durch ihre Bildung selbst bereits ein geisteswissenschaftliches Interesse haben. So ist etwa Friedrich Student (Kuhn, 2017, S. 176), während eine andere Patientin Kuhns als eine »intelligente« und »künstlerisch sehr begabte« Tänzerin beschrieben wird (ebd., S. 146).

dabei auch auf die besonderen sozialen Bedingungen der Patientin als Migrantin hin.

Kuhn wird von Maldiney für die Behandlung um Rat gebeten und antwortet, dass es sich offenbar um eine »sehr schwere, endogene Depression mit Tendenz zur Wahnbildung« handle, die eine »intensive«, d. h. pharmakologische, Therapie notwendig mache (Kuhn, 2017, S. 276). Kuhn (ebd., S: 276 f.) empfiehlt daher eine antidepressive Vierfachtherapie (Imipramin, Clomipramin, Desipramin, Opipramol) sowie ein Neuroleptikum (Perphenazin). Der Patientin geht es kurze Zeit darauf wieder besser, sie meistert ihre Schulprüfungen und verreist nach Spanien (Maldiney, 2017, S. 278). Die Ursachen für die Genesung bleiben jedoch unklar.

Man könnte annehmen, dass es sich bei dieser Geschichte nur um eine kurze und zu vernachlässigende Passage in dem umfassenden und im Wesentlichen philosophisch-theoretischen Briefwechsel Maldineys und Kuhns handelt. Noch dazu scheint Vorsicht geboten, Kuhns Behandlungsempfehlung zu bewerten. Denn wenngleich die Therapie aus heutiger Sicht wohl als bedenkliche Polypharmazie zumal bei einer minderjährigen Patientin zu werten wäre, müsste sie zunächst mit damaligen Behandlungsstandards verglichen werden, was an dieser Stelle nicht möglich ist.

Dennoch drückt sich hier ein spezifisches Problem der psychiatrischen Praxis Kuhns und Maldineys (der sich Kuhns Therapievorschlägen anschließt) aus, das vor dem Hintergrund des theoretischen Austauschs beider Autoren gesehen werden muss. Dieser dreht sich über weite Strecken um die Frage, wie das Wesen bzw. die Gestalt einer Depression zu verstehen sei. Eindrucksvoll nähern sich Maldiney und Kuhn dieser Gestalt mit verschiedensten Ansätzen, etwa mit dem Triebmodell Szondis, der Daseinsanalyse Binswangers, den idealistischen Philosophien Hegels und Schellings und der linguistischen Theorie Guillaumes. Bezogen auf die konkrete Geschichte von Maldineys Patientin hat man gleichwohl den Eindruck, dass beide Autoren auf der intensiven Suche nach dem Wesen der Depression Carmens kontextuelle und biographische Faktoren am konkreten Individuum selbst ausblenden. So steht die Vielstimmigkeit und der Dialog der Verstehensmodelle, die Maldiney und Kuhn am Wesen der Depression erproben, in befremdlichem Widerspruch zur unvermittelt und monologisch anmutenden Art, mit der sie das vermeintlich so erkannte Wesen mit der individuellen Person Carmens in Verbindung bringen, ja gleichsetzen und dabei die Patientin selbst und ihr sozial-familiäres Umfeld ausklammern. Trotz der wiederholten Hinweise Maldineys auf die komplizierten biographischen Umstände sowie auf die »conditions sociologiques très importantes« (2017, S. 275) lautet Kuhns (2017, S. 276) Ferndiagnose »schwere endogene Depression«, eine Depression also, die ätiologisch u. a. durch psychologische oder soziale Faktoren der Betroffenen nicht begründet werden kann (vgl. Schneider, 1950/1976, S. 131 f.). Auch in seiner Behandlungsempfehlung klammert er diese möglichen Faktoren aus: Sie lautet allein »Psychopharmakotherapie« – eine Empfehlung, die Maldiney dankend annimmt. Angesichts der geistigen Tiefe, Vielfalt und Originalität des theoretischen Austauschs beider Autoren wirkt dieses praktische Vorgehen ernüchternd knapp, reduktiv und konventionell.

2.5 FOLGEN FÜR DIE THERAPEUTISCH-INSTITUTIONELLE PRAXIS

Bezüglich der soeben geäußerten Kritik bleibt der Einwand bestehen, dass es sich bei der Geschichte Carmens lediglich um eine beiläufige Episode in der Zusammenarbeit Kuhns und Maldineys handelt, die keine allgemeinen Rückschlüsse auf die therapeutische und institutionelle Praxis der beiden Autoren erlaubt. Diesem Einwand gegenüber sind jedoch Zweifel anzumelden:

So zeigt sich auch in anderen Texten Kuhns eine Tendenz dazu, die Diagnose »endogene Depression« zu vergeben – und zwar just gegenüber jenen meist durch schulische Fehlleistungen auffälligen Kindern im Kanton Thurgau, an denen er die Wirkung des Imipramins zusammen mit seiner Frau nachgewiesen haben will (Kuhn, 1963b). Dabei ist gerade bei Kindern und insbesondere Waisenkindern aufgrund der biographischen und sozialen Bedingungen diese Diagnose stark in Zweifel zu ziehen. Dennoch begründet hier die Diagnose der endogenen Depression – wie im Fall Carmen – Kuhns Verschreibung von Medikamenten.

Der Umstand, dass institutionelle Fragen sowie Fragen des sozialen Kontexts in der Korrespondenz der beiden Autoren de facto nicht vorkommen, überrascht. So diskutieren beide Autoren über weite Strecken die Thematik der Offenheit oder Verschlossenheit psychotischer Erfahrungswelten, erwähnen jedoch an keiner Stelle die Auswirkungen geschlossener oder offener Psychiatriestationen auf diese Welten, wie sie andernorts intensiv debattiert wurden (Basaglia & Basaglia, 1968/1971, S. 334f., s. u., 6.6). Durch diese institutionellen und kontextuellen Fragen hätten freilich die institutionellen Bedingungen an Kuhns Klinik, zu denen neben Ambulantisierungsmöglichkeiten (Tages- und Nachtkliniken) beispielsweise auch die ausreichende Personalbesetzung zur sicheren Durchführung und Überwachung von Medikamententests gehört, in den Fokus gerückt werden müssen.[23] Doch anstatt sich mit diesen Bedingungen in seiner theoretischen Arbeit auseinanderzusetzen, weist Kuhn (2017, S. 268; siehe auch Tornay, 2020, S. 138) die bereits in den 1970er-Jahren aufkommende Kritik an der Münsterlinger Großanstalt und an seinem Handeln als Klinikdirektor strikt von sich. Maldiney (2017, S. 269) stimmt Kuhn zu und äußert sich kritisch gegenüber dem aufkommenden »*courant anti-psychiatrique*« in Frankreich.

In dieses Bild fügt sich, dass trotz der Vielzahl an Theorien, die Maldiney und Kuhn im Lauf der Jahrzehnte rezipieren, soziologische oder sozialtheoretische Ansätze kaum vorkommen und wenn, dann

---

23 Zu den Bedingungen an der psychiatrischen Klinik Münsterlingen siehe Meier et al. (2019, S. 29–39). Die Klinik kann mit einer Bettenzahl von zwischenzeitlich über 700 als typische Großanstalt bezeichnet werden, in der Patienten teils über mehrere Jahrzehnte untergebracht waren. Die Arbeitsbedingungen insbesondere für das Pflegepersonal werden als strapaziös und begleitet von häufigen Kündigungen beschrieben. Die Autorinnen des Berichts (ebd.) weisen aber auch darauf hin, dass sich Kuhn dieser Probleme durchaus bewusst war.

werden sie – etwa bezüglich Adorno, Marcuse und Bloch – unter Ideologieverdacht gestellt (Kuhn, 2017, S. 259).[24]

Die bis hier vorgebrachten Kritikpunkte werden schließlich von dem interessanten Umstand flankiert, dass sich Kuhn intensiv mit der bereits in den 1980er-Jahren vorgebrachten Kritik an Heideggers nationalsozialistischem Engagement und insbesondere jener Leerstelle auseinandersetzte, die die *praktische Philosophie* in Heideggers Denken bildet (Kuhn, 2017, S. 582–591; vgl. Gethmann-Siefert & Pöggeler, 1987). Warum, so ließe sich fragen, brachte Kuhn dies nicht zur Reflexion seiner eigenen wissenschaftlichen und institutionellen Praxis, die sich heute der Kritik ausgesetzt sieht?[25]

2.6 RESÜMEE UND AUSBLICK

Die Korrespondenz Maldineys und Kuhns ist, wie bereits erläutert, ein außergewöhnliches Beispiel für den Austausch und Wissenstransfer zwischen Philosophie und Psychiatrie. Ziel des vorliegenden Kapitels war in erster Linie, durch die Darstellung dieser Korrespondenz eine erste Annäherung an zentrale Themen von Maldineys Denken und ihren Bezug zur Psychiatrie zu vollziehen. Darüber hinaus sollte aber auch nach den praktischen und therapeutischen Konsequenzen dieser konzeptuellen Ebene gefragt werden. Hier ergab sich zuletzt ein kritisches Bild: Die Individualität von Patientinnen schien bei diagnostischen Fragen ebenso aus dem Blick zu geraten, wie die eine Er-

---

24 Diese Ausklammerung soziologischer Theorien gilt im Übrigen auch für Kuhns »Münsterlinger Kolloquien« (Thoma, 2016b; vgl. Meier et al., 2019, S. 43).

25 Kuhns mangelnde Reflexion institutioneller und sozialer Bedingungen seines psychiatrischen Handelns wird auch in Tornays lesenswerter Studie (2020) unterstrichen: Tornay zufolge unterzog Kuhn das Pflegepersonal – vor allem Frauen – einer psychoanalytischen Behandlung. Der hiermit einhergehende Rollenkonflikt sowie der disziplinarische und kontrollierende Effekt auf sein Personal wurde von Kuhn offenbar nicht hinterfragt (vgl. ebd., S. 134–140).

krankung bedingenden sozialen Faktoren und eine entsprechend ausgerichteten Therapie.

Damit ist abschließend ein entscheidender und neuralgischer Punkt im maldineyschen Werk angesprochen: Vernachlässigt Maldineys Denken und sein Konzept der Psychose die soziale Dimension des Menschen? Kann Maldineys Werk für sozialpsychiatrische Zugänge zu Menschen mit Psychosen überhaupt sinnvoll genutzt werden? Im Anschluss an die nun folgende Übersicht zu zentralen Konzepten Maldineys werde ich mich diesen kritischen Fragen wieder zuwenden (siehe Kapitel 5) und versuchen, die Relevanz von Maldineys Werk für die heutige Psychiatrie differenziert zu beurteilen (Kapitel 6).

3 Schlüsselkonzepte

Nachdem ich im letzten Kapitel anhand der Korrespondenz Maldineys und Kuhns an einige Aspekte von Maldineys Denken herangeführt habe, werde ich nun dessen Schlüsselkonzepte darstellen. Ich werde systematisch vorgehen und von der werkgeschichtlichen Entstehung einzelner Konzepte bzw. von der chronologischen Entwicklung von Begriffen in Maldineys Werk absehen. Es muss angemerkt werden, dass die hier vorgenommene Trennung in philosophische Konzepte einerseits und psychiatrische Anwendung andererseits Maldineys Denken zuwiderläuft. Es findet sich kaum ein Text, in dem Maldiney nicht die Entwicklung seiner Konzepte mit psychiatrischen Beobachtungen, aber auch psychiatrischen Theoriebausteinen amalgamiert. Hierin lässt sich eine implizite Methodologie seines Denkens sehen (siehe 3.8). Meine analytische Trennung begründet sich daher allein in der besseren Darstellbarkeit.

Zur Struktur des Kapitels: Die folgende Darstellung beginnt mit einer Betrachtung des szondischen Triebkonzepts. Hieran schließt sich Maldineys Begriff des Empfindens und des Rhythmus an. Als Nächstes wird der maldineysche Begriff der Offenheit und des Ereignisses expliziert, woran sich eine kurze Ausführung über die Rolle der Repräsentation und des Denkens anhand von Maldineys Kritik an Hegel anschließt. Hierauf aufbauend werde ich Maldineys Sprachtheorie im Anschluss an Guillaume erläutern. Abschließend wird Maldineys Theorie der Begegnung, des Nehmens und Verstehens dargestellt. Die Ausführungen schließen mit einer methodischen Reflexion.

3.1 TRIEBE UND TRIEBSCHICKSALE

Während Freud wohl die einflussreichste Triebtheorie der Psychologie entwickelt hat (Freud, 1920/1975, 1915/1982), speist sich Maldineys Philosophie vor allem aus den Ursprüngen des Triebbegriffs bei Fichte (1795/1997) und Schiller (1795/2000). Sowohl bei Fichte wie auch bei Schiller werden Triebe als eine auf das Ich einwirkende natürliche Kraft verstanden, die die Freiheit des Menschen sowohl infrage stellt wie überhaupt erst ermöglicht. Triebe vermögen es, unsere Entscheidungen zu beeinflussen und damit unsere Freiheit zu unterlaufen. Zugleich ermöglichen sie aber auch unsere Freiheit, da sie uns durch ihren Einfluss dazu bringen, zu ihnen Stellung zu beziehen. In »Pulsion et présence« (1991/2007b) weist Maldiney auf die Kohärenz dieser Gedanken mit der Triebtheorie Leopold Szondis (1893–1986) hin. Dieser aus Österreich-Ungarn stammende Psychiater und Tiefenpsychologe ist der Begründer der sogenannten *Schicksalsanalyse* und u. a. Erfinder des *Szondi-Tests*, einem projektiven Test zur Psychodiagnostik.[26] Für Maldiney (1991/2007b, S. 127) stellt Szondis Theorie das vollständigste, kohärenteste und flexibelste Triebsystem von allen dar. Im Gegensatz beispielsweise zu Freuds dualistischem Triebmodell (etwa von Lebens- versus Todestrieb, siehe Freud, 1920/1975) besteht Szondis Triebtheorie aus vier einander entgegenstrebenden Triebarten: dem Sexualtrieb, dem Paroxysmaltrieb (bzw. Gewissenstrieb), dem Ichtrieb und dem Kontakttrieb (Szondi, 1956). Darüber hinaus besteht jeder dieser Triebe aus zwei entgegengesetzten Bedürfnissen und diese wiederum aus zwei unterschiedlichen Strebungen. Daraus ergibt sich ein komplexes Bild von insgesamt 64 möglichen Triebkonstellationen, das an dieser Stelle übergangen werden muss.[27]

---

26 Szondi soll mit seinem Testverfahren in einem Blindtest Adolf Eichmann als »gefährlichen Sadisten, der bereits Morde begangen haben musste«, diagnostiziert haben (Gosztonyi, 1974, S. 28).

27 Szondis Vokabular scheint aus heutiger Sicht gewöhnungsbedürftig. Die Benennung komplexer Phänomenen mit abstrakten mathematischen Begriffen (beispielsweise »p+« für »Ich-Inflation«) erweckt den Eindruck, Szondi wolle die Fülle der Erfahrung auf naturwissenschaftliche Ziffern reduzieren und berechenbar machen. Umso bemerkenswerter ist das Interesse des Phänomenologen Maldiney an Szondis Theorie.

Ebenso müssen aus heutiger Sicht die homophoben Aspekte von Szondis Theorie erwähnt werden: Szondi verstand die Homosexualität als ein Krankheitsbild, das er mit seinem psychologischen Test zu ermitteln suchte (vgl. die Anmerkung des Übersetzers in Maldiney, 2018c, S. 52).

Was jedoch bereits an dieser Aufzählung deutlich wird und was Szondis System mit Freuds Metapsychologie verbindet, ist das *Denken in Widersprüchen* und damit die Überzeugung, dass der menschlichen Psyche eine fundamentale Ambivalenz innewohnt. Ähnlich wie bei Freud kommt auch für Szondi dem Ich im Wesentlichen eine integrative Funktion zu, nämlich jene, die widersprüchlichen Triebe und Triebstrebungen nicht nur miteinander, sondern auch gegenüber der Umwelt zu vermitteln und zu verantworten (Szondi, 1956, S. 401). Szondi beschreibt das Ich daher auch als »*pontifex oppositorum*« (ebd.), als Überbrücker von Gegensätzen. »Überbrücker« meint hier jedoch nicht allein, dass Gegensätze ausgeglichen werden müssen, sondern dass das Ich auch zwischen einander widersprechenden Trieben (wie beispielsweise dem Sexualtrieb und dem Gewissentrieb) eine Wahl treffen muss. Im Zentrum von Szondis Denken steht daher der *Freiheitsbegriff* (Szondi, 1968): Wie verhält sich der Mensch gegenüber seinen inneren und äußeren (umweltbezogenen) Widersprüchen?

Es mag verwundern, wie ein solches Denken sich selbst als »Schicksalsanalyse« bezeichnen kann. Dies rührt daher, dass Szondi unsere Freiheit, ähnlich wie Fichte und Schiller, stets als triebhaft fundiert und situiert versteht und wir mit unserer Freiheit somit dem Schicksal unserer Triebe, aber auch der (vererbten) Triebe unserer Vorfahrinnen ausgesetzt sind. Darüber hinaus begreift Szondi aber, um es paradox zu formulieren, Schicksal eigentlich als das, was wir qua Freiheit aus unserem Schicksal gemacht haben.[28] »Triebschicksal« bezeichnet entsprechend den Lauf, den ein Trieb durch unseren Umgang mit ihm nimmt, wodurch er nicht nur unser Leben, sondern auch das unserer Nachkommen beeinflusst (Gosztonyi, 1974, S. 7–11, 22 f.). Diese mögliche, auch transgenerationale Schicksalshaftigkeit der Triebe potenziert gewissermaßen unsere Verantwortung im Umgang mit unseren Trieben. Szondis besondere, wenn nicht eigentümliche Verwendung des Schicksalsbegriffs muss auch in der Lektüre

---

28 Dieses gewissermaßen *deliberative* Verständnis von Schicksal kommt auch im französichen Verb *se destiner à qc.* (etwas wählen, sich etwas verschreiben, von *le destin* – das Schicksal) zum Ausdruck.

von Maldineys Texten bedacht werden, wenn dieser beispielsweise vom Schicksal des Menschen in der Psychose spricht (Maldiney, 1961/2006, S. 120).

Mehr noch als der Trieb- und Schicksalsbegriff ist die entscheidendste Konsequenz von Szondis Theorie für Maldiney jedoch das soeben erwähnte Denken in Widersprüchen (Maldiney, 1991/2007b, S. 128). So impliziert die menschliche Präsenz für Maldiney eine »antilogische Handlung, wie ein Schiff, das seinen Bug einholen, oder wie ein Berg, der seine Kluft überqueren müsste« (Maldiney, 1991/2007b, S. 130). Dabei macht Maldineys Auseinandersetzung mit Szondis Triebtheorie deutlich, dass die Berufung auf das Triebkonzept nicht zwingend zu einer Verkürzung des Menschen auf seine animalische Natur bzw. zum *Homo natura* führt, wie es Binswanger noch Freuds Triebtheorie vorgeworfen hatte (Binswanger, 1994b).[29] Mit Verweis auf Fichte und Schelling begreift Maldiney (1991/2007b) unsere Triebe als Grund unseres Daseins, der doch als Grund immer auch in einer Welt existiert und *begründet* werden muss: Unsere Triebe finden wir somit nicht in »Rohform« vor, sondern sie kommen gewissermaßen erst durch unser In-der-Welt-Sein auf die Welt, in der sie ihre Wirkung entfalten und ihren Sinn erhalten.

Gleichwohl kann diese Sinngebung unsere Triebe aber auch verfehlen, können wir sie und uns missdeuten und uns selbst als einen Anderen erkennen und überraschen. Darin liegt die mögliche Tragik der menschlichen Existenz, wie sie Maldiney (1991/2007b, S. 132–137) am Beispiel des Ödipus analysiert: Ödipus sucht den Mörder seines Vaters und erkennt sich schließlich selbst als den zu bestrafenden Täter. Eine solche Tragik verweist schließlich über die Triebe selbst hinaus auf die Welt, in der ein Mensch existiert. Diese Welt wird nach Maldiney in erster Linie empfunden und erlitten, worauf ich nun eingehe.

---

29 Binswanger übersieht in seiner Kritik, dass Freud den Menschen nicht allein als Natur-, sondern als Natur- und Kulturwesen versteht, und dass sich sowohl die psychoanalytische Theorie als auch Therapie auf Grundlage dieses Widerspruchs vollzieht (vgl. Freud, 1930/1997).

3.2 EMPFINDEN UND RHYTHMUS

Auch wenn Maldiney den Begriff des In-der-Welt-Seins Heideggers Fundamentalontologie (Heidegger, 1927/2006) entlehnt, unterscheidet sich Maldineys Verständnis dieses Begriffs grundlegend von Heideggers Ausdeutung: In-der-Welt-Sein hat für Maldiney in erster Linie nicht Entwurfs-, sondern Empfindungscharakter. Noch bevor wir (im strukturellen wie zeitlichen Sinn) die Welt und uns selbst aktiv verstehen und entwerfen, *empfinden* und *erleiden* wir nach Maldiney diese Welt und uns selbst in ihr.[30]

Sympathetisches Empfinden und Gestaltkreis

Die Referenzen von Maldineys Theorie des Empfindens (*sentir*) sind Erwin Straus (1935/1956, 1960) und Viktor von Weizsäcker (1940/1950). Dabei bedarf es zunächst einiger prinzipieller Überlegungen, um Maldineys Theorie des Empfindens in die gegenwärtigen phänomenologischen Debatten einzuordnen.[31] Empfinden meint für Maldiney eine lebendige, *sympathetische* Verbindung zwischen Selbst und Welt. Den Begriff des Sympathetischen beschreibt Straus wie folgt:

> »Das ›Mit‹ [des Sym-pathetischen, Anm. S. T.] soll besagen, daß ich im Empfinden nicht mich und außerdem die Welt erlebe, sondern daß das Erlebnis des Empfindens sich nach zwei Richtungen entfaltet, auf die Welt und auf mich hin. Das Empfinden ist ein sympathe-

---

30 Wenngleich Heidegger in »Sein und Zeit« die Befindlichkeit bzw. das In-Sein als einen Grundmodus des Daseins beschreibt, räumt er doch dem aktiv entwerfenden Verstehen besonders in der Konstitution der Zeitlichkeit und der Eigentlichkeit des Selbst einen Vorrang ein (Heidegger, 1927/2006, S. 130–142, 301–333). Heidegger skizziert damit ein Kraft seines Entwurfs gewissermaßen aus sich selbst zu sich selbst findendes und sich konstituierendes Dasein. Maldiney visiert mit seinem Empfindenskonzept hingegen ein wesentlich *fremdkonstituiertes* Dasein an (Maldiney, 1961/2006, S. 107 f.).

31 Ich greife an dieser Stelle (Abschnitt 3.2) Überlegungen aus einer vorigen Arbeit auf (Thoma, 2018, S. 84–106), die ich in überarbeiteter Form wiedergebe.

tisches Erleben, d. h. im Empfinden erlebe ich Wandlungen meiner – alle einzelnen partikulären Momente überdauernden und einigenden – Beziehung zur Welt.« (1935/1956, S. 373)

Diese »sinnliche Gewissheit« des Sich-mit-der-Welt-Empfindens ist nach Maldiney (1966/2012, S. 189) ursprünglicher als jede reflexive Selbstvergewisserung des Subjekts. Und statt den Selbstbezug dem Fremdbezug vorzuordnen, begreift Maldiney im Anschluss an Straus das leibliche, sympathetische Erleben als ein sich in beide Richtungen entfaltendes Phänomen.[32]

Weiter begreift Maldiney diese Verbundenheit oder auch »Verklebtheit« (vgl. von Weizsäcker, 1940/1950, S. 8) des Selbst mit der Welt als ein zutiefst dynamisches Phänomen. Dazu verweist Maldiney auf folgendes Zitat Straus' :

> »Im sinnlichen Empfinden entfaltet sich zugleich das Werden des Subjekts und das Geschehen der Welt. Ich werde nur, indem etwas geschieht, und es geschieht nur etwas (für mich), indem ich werde.« (Straus, 1935/1956, S. 372)

Dieser Aspekt des Werdens in der Verbindung von Selbst und Welt wird für Maldiney insbesondere durch von Weizsäckers (1940/1950) Konzept des »Gestaltkreises« beschrieben. Diesem Konzept zufolge sind unsere Bewegung und die Wahrnehmung der Umwelt immerzu sensomotorisch miteinander verknüpft: Indem wir uns bewegen, nehmen wir die Umwelt wahr, und indem wir sie wahrnehmen, bewegen wir uns. Bei einem Gestaltkreis handelt es sich also nicht um ein Reizreaktionsschema kausaler, abwechselnder Determinierung, sondern um ein *gleichzeitiges, gegenseitiges Sich-Hervorbringen* von Wahrnehmung und Bewegung: Wir nehmen nicht etwas Bewegtes

---

32 Maldiney steht damit im Gegensatz zu phänomenologischen Theorien, die den Selbstbezug in der Erfahrungskonstitution dem Bezug zu Fremdem voranstellen: Der immanente Selbstbezug wird beispielsweise von Michel Henry (2003, 1963/2011; Zahavi, 1999) jeder Form von Fremdbezug vorangestellt. Nur sofern wir uns überhaupt als lebendiges Selbst erfahren, also von uns selbst affiziert sind, ist für Henry überhaupt ein Bezug zu unserer Umwelt möglich.

wahr und versetzen uns dann selbst in Bewegung oder umgekehrt. Vielmehr liegt *in* der Selbstbewegung schon die Wahrnehmung der Welt und entsprechend in der Wahrnehmung der Welt unsere Bewegung (vgl. Kuhn, 2014a, S. 247 f.).

Die gestaltkreisartige Verbindung von sich bewegendem Selbst und wahrgenommener Welt zeichnet sich dabei durch eine spezifische *Kohärenz*, *Form* und *Gestaltung* aus (von Weizsäcker, 1940/1950, S. 131; Kuhn, 2014a, S. 244 f.). Ein Gestaltkreis ist demnach ein dynamischer Gestaltungs*prozess* zwischen Selbst und Welt bzw. Eigenbewegung und Bewegung der Welt, die sich immer wieder neu anordnen.

Rhythmus

Für die Strukturierung des Gestaltungsprozesses zwischen Selbst und Welt von elementarer Bedeutung ist nach Maldiney der *Rhythmus*. Maldiney (2012a, S. 207) bestimmt den Rhythmus in einem Kommentar zu Straus als die »Wahrheit dieser ersten Kommunikation mit der Welt, die (...) in der αἴσθησις [aísthēsis, S.T.] besteht«, wobei mit *aîsthēsis* hier Straus' sympathetisches Empfinden gemeint ist. Inwiefern aber sollte der Rhythmus eine Wahrheit des sympathetischen Empfindens sein? Zunächst ist festzuhalten, dass Maldiney den Rhythmusbegriff mit dem eben erläuterten Begriff des Gestaltkreises eng führt. Maldiney greift dazu auf die etymologische Bestimmung Émile Benvenistes (1966, S. 332 f.) zurück, demzufolge das altgriechische *rhythmós* (ῥυθμός) ursprünglich eine *improvisierte* und *veränderbare Form* bezeichnete, die sich im Moment der Bewegung selbst zwischen ihren Bestandteilen herausbilde. Mit *rhythmós* seien auch »›Dispositionen‹ oder ›Konfigurationen‹ ohne natürliche Beständigkeit und Notwendigkeit« gemeint gewesen, die »aus einer sich ständig wandelnden Anordnung resultieren« (ebd., S. 333).[33] Der Rhythmus

33 Benveniste widerspricht im Übrigen auch der gängigen Behauptung, *rhythmós* habe in der Antike das Fließen eines Flusses bezeichnet (ebd., S. 332).

nimmt von Benvenistes Bestimmung ausgehend in Maldineys Denken eine bemerkenswerte Stellung ein: Er ist für Maldiney gewissermaßen die erste Gestalt bzw. Ordnung im Chaos der Welt. Diese erste Gestalt wird von Maldiney streng vom eher statischen und universalisierbaren *schēma* (σχῆμα) unterschieden (vgl. ebd., S. 333).

Damit weicht Maldineys Rhythmusbegriff vom heute üblichen Rhythmusverständnis ab. Rhythmus wird heute häufig synonym mit Takt und Frequenz begriffen, d. h. als eine »gleichmäßige Wiederkehr von Vorgängen über die Zeit« – etwa von Klängen in der Musik oder von sprachlichen Mustern beim Sprechen oder schließlich von Organbewegungen in der Biologie und Medizin (vgl. Klein u. a., 2015). Maldiney (2012a) kritisiert diesen im modernen Rhythmusverständnis enthaltenen Ordnungsbegriff: Die Dynamik des Rhythmus werde hier einer bestimmten Maßeinheit unterworfen. Maldiney (ebd., S. 213 f.) führt diese in seinen Augen irrtümliche Bestimmung des Rhythmus auf Platon und Aristoteles zurück, wobei er Ersterem vorwirft, den Rhythmus »pythagorisiert« zu haben. Für Maldiney steht vielmehr der Aspekt der Veränderung und Variation einer Ordnung im Zentrum des Rhythmus, wodurch dieser stets einzigartig und lebendig ist. So entsteht der Rhythmus für Maldiney (2012a, S. 211) immer wieder neu anhand der dynamischen Anordnung unterschiedlicher Bestandteile, etwa in der Kunst, wenn unterschiedliche klangliche, farbliche oder plastische Motive sich zu einer neuartigen, bewegten Gestalt verbinden. Was für Maldiney (2012a) dem Rhythmus also vorangeht, ist nicht die zu variierende Ordnung, sondern das *Chaos,* aus dem sich der Rhythmus immer wieder neu bildet. Der Rhythmus bedarf nicht eines Schemas, das er variiert, sondern der ungeordneten Bestandteile, mit denen er sich zu einer werdenden Struktur verbindet (vgl. Hönigswald, 1926, S. 4 ff., 26 ff.). So beruft sich Maldiney auf Paul Klees Gedanken einer »Feststellung eines Punktes im Chaos« als »kosmogenetische[m] Moment«, von dem eine erweckte Ordnung ausstrahle (Klee, 1964, S. 4; Maldiney, 1991/2007a, S. 212 f.). Rhythmus steht damit für Maldiney selbst am Rand des Chaos oder besser: Er ist selbst dieser bewegte Rand (vgl. von Weizsäcker, 1940/1950, S. 176).

Doch auch wenn Maldiney den Rhythmus als »Wahrheit« des Empfindens im Sinne einer lebendigen Beziehungsgestaltung von Selbst und Welt versteht, sind seine Ausführungen darüber, wie sich diese rhythmische Gestaltung genau vollzieht, ungenau. Zur Klärung bietet es sich an, von Rhythmen unseres Empfindens auf der einen Seite und Rhythmen der Welt auf der anderen Seite zu sprechen und beide Rhythmen in einer Resonanzbeziehung zu denken (vgl. folgend Thoma, 2018, S. 84–106).

Die rhythmische Natur unseres Empfindens illustriert Maldiney anhand von leiblichen Phänomenen wie unserem Atem oder Herzschlag (2012a, S. 224f.).[34] In solchen Fällen zeigt sich ein dynamisches Hin und Her im Wechsel von Aufnehmen (Inspiration oder Diastole) und Ausstoßen (Expiration oder Systole), aber auch von Entspannung und Anspannung sowie von Rezeptivität und Aktivität, welches das Verhältnis zur Welt strukturiert und entsprechend anordnet. Es sind also grundlegende leibliche Vorgänge wie Atmung und Herzschlag, aber auch Vorgänge wie das Schlafen und Wachen, wie Aktivität und Ruhe, Nahrungsaufnahme und -ausscheidung etc., durch die wir in einem rhythmischen Bezug zur Welt stehen. Es lässt sich so auch von einem Rhythmus der Existenz sprechen, d. h. von einem Seinsstil, einer Art, sich der Welt anzunähern oder sich ihr zu entfernen, in sie einzugreifen und sich von ihr berühren zu lassen, sich zu öffnen oder zu verschließen. Rhythmus verweist somit auch auf Binswangers Konzept der Bedeutungsrichtungen, also auf die sich dynamisch entfaltende Gestalt eines Menschen im Bezug zur Welt.

Schließlich ist nicht nur unser leibliches Empfinden rhythmisch strukturiert – es neigt darüber hinaus auch dazu, sich mit Rhythmen der Welt zu verbinden. Ein Beispiel hierfür liefert Paul Valéry (1990, S. 113; nach Waldenfels, 1999/2013, S. 70):

---

34 Bekanntlich entspricht der Rhythmus unseres Herzschlags nie exakt dem metronomischen Takt. Eine zunehmende Starre der Herzfrequenz ist in der Kardiologie ebenso ein pathologisches Zeichen wie der akute Verlust rhythmischer Ordnung des Herzschlags beim Vorhof- oder Kammerflimmern.

> »Halte dich ruhig und versuche dir einen Rhythmus vorzustellen. Unmöglich. Ich habe jemanden erlebt, der dies tun zu können glaubte und der den Rhythmus mit den Augenlidern schlug. Oder durch Zuckungen in den Mundwinkeln.«

Der Autor veranschaulicht hier treffend die Unmöglichkeit, einen bestimmten Rhythmus zu erfahren oder sich auch nur vorzustellen, ohne dass unser Empfinden selbst nicht ebenso in diesen Rhythmus überginge, ohne dass wir uns also selbst nicht ebenso als rhythmisch mit diesem Rhythmus zusammen erführen.[35]

Zusammenfassend hat der Rhythmus demnach eine doppelte Bedeutung für Maldiney, nämlich sowohl als Vermittlungsinstanz unserer sympathetischen Kommunikation mit der Welt wie auch als Dimension dieser Welt selbst.[36]

Sozialtheoretische Anmerkung

Die Resonanzbeziehung zwischen Rhythmen des Selbst und Rhythmen der Welt einmal angenommen, bergen Maldineys Überlegungen ein von ihm selbst unausgeschöpftes sozialtheoretisches Potenzial, auf das ich hier kurz hinweisen will. Dieser Hinweis ist gerade deswegen nötig, da, wie im vorigen Kapitel angedeutet, sozialtheoretische Aspekte in Maldineys (und Kuhns) Denken unterbelichtet sind: Rhythmen der Welt sind immer auch Rhythmen des Sozialen. Das Soziale schreibt sich so noch vor jeder Anerkennungsbeziehung etwa durch den Lebensstil unterschiedlicher sozialer Klassen (Bourdieu, 1987) oder durch gesellschaftliche Rhythmen der Beschleunigung (Rosa,

---

35 Diesen Zusammenhang zwischen wahrgenommenem Rhythmus und dem Rhythmus unseres Empfindens illustriert auch von Weizsäckers These vom »Formbezug« zwischen »physiologischem Geschehen« und »Umweltgeschehen« (1940/1950, S. 129 ff.).

36 In diesem Sinn lässt sich Maldineys Formulierung »*nous sommes au rythme*« (2012e, S. 20) in zweierlei Hinsicht übersetzen: erstens insofern, als wir selbst rhythmisch existieren (»wir sind rhythmisch«), und zweitens insofern, als wir ein Verhältnis zum Rhythmus haben (»wir gehören dem Rhythmus an«).

2014) in die grundlegendste Form unserer Erfahrung ein, nämlich in unsere Sinnlichkeit. Eine Betrachtung unserer Sozialisation, die sich allein auf den Eintritt des Individuums in Regeln des sozialen Umgangs und der Anerkennung beschränkt, müsste daher von vornherein zu kurz greifen (vgl. Honneth, 2003), denn Sozialisation besteht auf der grundlegendsten Ebene unseres sympathetischen Empfindens vor allem in einem vorintentionalen, sympathetischen Pendeln mit den Rhythmen der Umwelt. Zu denken wäre hier aus soziologischer Sicht besonders an Konzepte der Imitation bei Gabriel Tarde (1890; vgl. Stäheli, 2011). Dabei verstand dieser Autor unter Imitation immer auch einen transformativen und kreativen Vorgang. Die Analogien im Rhythmusverständnis bei Maldiney sind m. E. von besonderem Interesse für zukünftige Forschungen, vor allem auch mit Blick auf mögliche Bezüge zu Deleuze (vgl. Kristensen, 2017; Goddard, 2008).

Kritik am Rhythmusbegriff

Wie bereits erläutert, unterscheidet sich Maldineys Rhythmusbegriff vom gängigen Rhythmusverständnis. Dies möchte ich weiter präzisieren und problematisieren. So kritisiert Kuhn (2017, S. 625) Maldineys Rhythmusverständnis und weist darauf hin, dass Rhythmus im »naiven, unreflektierten Sinn« ja eigentlich einen Bereich bezeichne, der zwar nicht absolut geordneter, mechanischer und wiederholbarer Takt sei, aber an dem doch »Wiederholung und Symmetrie in wechselnden Massen [...] beteiligt sind«. Genau hierum geht es Maldiney jedoch nicht. Er sieht, wie Kuhn (ebd.) selbst erläutert, im Rhythmus »ein sehr seltenes Phänomen künstlerischer Gestaltung und künstlerischen Empfindens«, das er von jeder Symmetrisierung und Wiederholung unterscheidet. Der Rhythmus ist für Maldiney daher absolut maßstabslos, absolut singulär und originär. Er ist die erste Form des Empfindens, für die es selbst noch keine übergeordnete Form und Richtschnur geben kann, weshalb sich Maldiney (2012a, S. 228 f.) beispielsweise auch gegen den Gedanken eines – nach allgemeinen

Maßstäben festgelegten – harmonischen Rhythmus, einer *Eurhythmie*, ausspricht.

3.3 OFFENHEIT UND EREIGNIS

Maldiney denkt, wie zuletzt noch einmal betont, den Rhythmus als zutiefst prekär und fragil. Diese Fragilität ist in der fundamentalen Offenheit des menschlichen Empfindens gegenüber dem begründet, was bisher als Chaos und Unordnung benannt wurde, und was ich im folgenden Abschnitt als Ereignis, Alterität und Grund in Maldineys Theorie näher bestimmen werde. Zunächst muss jedoch Maldineys Begriff der Offenheit definiert werden.

Im Gegensatz zu Straus, der davon ausgeht, dass der Mensch sein Empfindungsvermögen mit den Tieren teilt, nimmt Maldiney an, dass das menschliche Empfinden sich kategorisch vom tierischen Empfinden unterscheidet. Dies begründet Maldiney mit der Offenheit für eine radikale Überraschung, für eine noch nicht dagewesene Fremdheit, auf die das rhythmische Werden der Existenz zu antworten habe.[37] Maldiney geht davon aus, dass die rhythmische und sympathetische Kommunikation mit der Welt plötzlich unterbrochen und aller Vertrautheit entrissen werden kann. Der Mensch ist dann aufgerufen, zu reagieren und sich neu zu gestalten. Ebenso kann er aber auch stecken bleiben und erstarren, sein Antwortversuch kann scheitern. Dies wiederum kann so weit führen, dass der Mensch sich in haltlosem Chaos und schließlich im Wahnsinn verliert.

Maldiney bezeichnet eine solche abrupte und überraschende Veränderung des Weltbezugs als »Ereignis« (»événement«, 1991/2007a, S. 183). Es ist für Maldiney per definitionem unmöglich, ein Ereignis

---

37 Die Frage sei allerdings erlaubt, warum eine solche Offenheit sich nicht auch bei Tieren finden sollte (Grohmann, 2018, S. 27 f.). In jedem Fall ist es bemerkenswert, dass Maldiney im Gegensatz zu anderen philosophischen Anthropologen die Weltoffenheit des Menschen im Bereich des Empfindens und nicht wie etwa Plessner (1950) oder Scheler (1928/1991, S. 38 ff.) im kognitiven und geistigen Bereich verortet (vgl. Sloterdijk, 2016).

vorherzusagen, d. h., zu wissen, wer oder was uns überraschen wird. Wäre uns dies möglich, so wäre ein Ereignis nicht eigentlich überraschend und seine Definition hätte keinen Sinn mehr. Um allgemein das zu benennen, was uns in einem Ereignis überrascht, verwendet Maldiney im Verlauf seines Werk wahlweise die Begriffe »Alterität«, »das/der Andere« und – im Anschluss an Schelling (1860/1907) – »Grund«.[38] Gemeint sind damit Phänomene, die prinzipiell nicht von uns und von unserer Erwartung an sie abhängen bzw. vorbestimmt sind.[39]

Maldiney gibt zahlreiche Beispiele für ein Ereignis, wobei er insbesondere auf psychiatrische Fallgeschichten zurückgreift (siehe 4.2). Grundsätzlich jedoch kann für ihn jede Erfahrung einen Ereignischarakter annehmen. So spricht Maldiney vom »Ereignis [événement] einer Empfindung«, in dem

> »[...] während der Biegung einer Straße ganz plötzlich ein Gesicht, eine Stimme, eine Stück Sonne auf einer Mauer oder der Strom des Flusses die Rolle unseres Alltagsfilms zerreißen und uns darin über-

---

38 So erklärt Maldiney (2017, S. 447) etwa, dass der Grund eine »Bedingung in uns [ist], die nicht von uns abhängt [...]. Er ist die *reine Alterität.*«

39 Am ausführlichsten erläutert Maldiney seinen Ereignisbegriff in dem Aufsatz »Ereignis und Psychose« (2018b). Hier setzt er sich intensiv mit Erwin Straus' Unterscheidung zwischen *Geschehnis* und *Erlebnis* auseinander (Straus, 1930). Es gibt im Französischen keine Unterscheidung zwischen *Ereignis* und *Geschehnis* – beides wird mit *événement* übersetzt. Straus unterscheidet das Geschehnis als kausalen, objektiven Vorgang vom Ereignis als ein in die subjektive Erfahrung einbrechendes und zu verarbeitendes Vorkommnis. Maldiney versteht *événement* nahezu ausschließlich in zweiterem Sinn, weshalb in dieser Arbeit *événement* durchgehend mit »Ereignis« übersetzt wird. Dies begründet sich auch darin, dass die Rede vom »Ereignis« sich in der jüngeren französischen Phänomenologie insbesondere durch die Rezeption von Heideggers Ereignis-Denken über die Geschichte des Seins etabliert hat (vgl. Romano, 2012). Allerdings deutet Maldiney im Gegensatz zu Heidegger den Ereignisbegriff weniger seinsgeschichtlich als vielmehr existenziell, d. h. die individuelle Lebensgeschichte des Daseins betreffend. Zur Entwicklung des Ereignisbegriffs in der französischen Philosophie siehe Rölli (2004).

> raschen, zu *sein* und da zu *sein.*« (Maldiney, 2012d, S. 207, kursiv i. O.)

In Maldineys Denken drückt sich dabei ein ständiges, fast kindliches Erstaunen über die Welt aus, deren Normalität und Beständigkeit für ihn alles andere als selbstverständlich sind, weil sich diese Welt uns in einem immer wieder neuen *il y a*, einem *Es gibt*, offenbare und uns zugleich Offenheit zuteil werden lasse:

> »Finden Sie, dass es sich von selbst versteht, dass jeder, hier, ganz egal ob Sie oder ich, dass wir offen sind gegenüber etwas, dass es etwas gibt? Dieses Wunder des Es gibt (il y a) ist derart diaphan, dass es uns ohne Abstand gegeben ist [...]. Und versteht es sich von selbst, dass es einen Raum des Sinns (espace de sens) gibt [...]? Dieses Mysterium besteht hierin: Erscheinen heißt, sich im Offenen an sich zu manifestieren.« (2014, S. 245 f.)

Eines der von Maldiney bevorzugten Beispiele für ein Ereignis ist die Erzählung eines Jägers aus der Vallouise, der dem Erscheinen einer Gams auflauert. Maldiney (2018d, S. 173) zitiert die eigene Beschreibung des Jägers: »Man hat es nicht kommen sehen und plötzlich war es da, wie ein Atem, wie ein Nichts, wie ein Traum.« Er kommentiert dazu:

> »Die gefühlte Emotion übersteigt eine jede Erwartung und den Sinn der Suche. Sie ist in demselben Maße überwältigend, wie auch die Welt von ihr überwältigt wird. Die Erscheinung der Gams ist nicht Teil einer bereits existierenden Konstellation, die vielmehr von ihr aufgebrochen wird.« (ebd.)

Dieses Beispiel zeigt, dass das Ereignis im maldineyschen Sinn in keiner Form vorweggenommen werden kann. Es ist nicht Teil unseres Erwartungshorizonts: Obgleich der Jäger angestrengt das Auftauchen der Gams erwartet, obgleich alles in seiner gegenwärtigen Situation der Jagd vorbereitet und vordefiniert ist, kann doch nichts die Erscheinung der Gams, ohne die die Jagd nicht möglich ist, vorwegnehmen. Und sobald die Gams erscheint, muss der Jäger auf ihm zuvor unvorhersehbare Weise reagieren. Seine Welt muss sich anpassen und hängt insofern vom Ereignis ab (ebd., S. 173 f.). Maldiney spricht von einem »Feld des Eintreffens und Empfangs« (ebd., Übers. modifiziert), was bedeutet, dass in der Welt des Jägers die Würfel noch nicht gefallen sein können – es bedarf eines offenen Raums der Unsicherheit und Differenz, eines Raums für etwas oder jemand, das oder der erscheint und empfangen wird und möglicherweise den Empfänger überwältigt (d. h. in diesem Falle den Jäger). Diesen Bereich bezeichnet Maldiney als *Offenheit*. Durch diese Offenheit gegenüber der Alterität und dem überraschenden Ereignis vermag sich unsere Welt ständig zu erneuern und zu verwandeln (ebd., S. 173).

Um die Leserinnen an diese Offenheit zu erinnern, zitiert Maldiney wiederholt Hölderlins Ausruf »Komm! Ins Offene, Freund!« (Hölderlin, 1826/1946; Maldiney, 2012d, S. 198). Dabei ist sie freilich nicht per se mit Wohlbefinden und Freude verbunden. Sie vermag es, sich in einen unheimlichen Abgrund zu verwandeln, in dem unsere Existenz zu Grunde geht, weshalb wir nach Maldiney in unserem Alltag dazu neigen, vor ihr zurückzuschrecken. Dieser beängstigende und bedrohliche Aspekt der Offenheit wird besonders im Falle des Wahnsinns deutlich, der für Maldiney gleichbedeutend mit schizophrenen und affektiven Psychosen ist und auf den im nächsten Kapitel eingegangen wird.

Zwei Aspekte der Offenheit: Transpassibilität und Transpossibilität

Wie bereits im vorigen Kapitel angekündigt (2.3) unterscheidet Maldiney zwei Aspekte der Offenheit, und zwar einen passiven, rezeptiven und einen aktiven, responsiven Aspekt. Um beide Aspekte zu benennen, führt Maldiney zwei neue Begriffe ein: Bezüglich des rezeptiven Aspekts der Offenheit spricht er von *Transpassibilität* (*transpassibilité*), bezüglich des responsiven Aspekts spricht er von *Transpossibilität* (*transpossibilité*).

- Transpassibilität: *Être passible de* bedeutet im Französischen soviel wie »(einer Strafe) unterliegen« oder »strafbar sein« (*être passible d'une peine*). *Passible* leitet sich außerdem vom griechischen Ausdruck *pathein*, d. h. »erleiden«, ab. Dabei ist für Maldiney auch von Weizsäckers Bestimmung des *Pathischen* relevant, derzufolge das Leben *passiv* in einer konkreten Weise *erlitten* wird und es ihm »geschieht, [...] zu sein« (von Weizsäcker, 1940/1950, S. 183 f.). Die Vorsilbe *trans-* zeigt für Maldiney den Umstand an, dass es uns möglich ist, etwas radikal Neues zu erleiden, das unseren vorangehenden Erfahrungs- und Erwartungshorizont trans-zendiert. Aus Vereinfachungsgründen verwende ich im Laufe dieser Untersuchung für Transpassibilität überwiegend den Ausdruck *radikale Rezeptivität.*

- Transpossibilität: Wenn unsere Offenheit nur auf radikale Rezeptivität beschränkt wäre, wäre sie eine Offenheit ohne Widerstand und Rückhalt. Wir würden uns im Offenen verlieren und wären allenfalls dazu imstande, uns an das anzupassen, was wir erleiden. Aber Offenheit ist keine bloße Mimikry: Offen zu sein bedeutet für Maldiney immer auch, aktiv und kreativ auf das zu antworten, was erlitten wird. Da wir des Weiteren nicht vorhersehen können, was oder wen wir erleiden werden, können wir auch unsere Antwort darauf nicht vorhersehen.

Maldiney bezeichnet eine solche Fähigkeit, spontan auf das Ereignis zu antworten, als *Transpossibilität. Possibilité* ist das französische Wort für »Möglichkeit«. Analog zur Transpassibilität bezeichnet Transpossibilität in Verbindung mit der Vorsilbe *trans-* das Vermögen, aktiv auf ein Ereignis zu antworten, das unseren vorangehenden Erwartungshorizont überschreitet. Transpossibilität bedeutet, neue Möglichkeiten aus diesem Ereignis zu schöpfen und es zugleich in den Rhythmus unserer Existenz zu integrieren. Aus Vereinfachungsgründen verwende ich im Folgenden für Transpossibilität den Ausdruck *radikale Responsivität.*

Zusammenfassend konstituiert sich Offenheit für Maldiney aus zwei Aspekten, nämlich aus radikaler Rezeptivität (Transpassibilität) und radikaler Responsivität (Transpossibilität). Beide sind nach Maldiney auf der Ebene des rhythmischen Empfindens verortet und können nicht durch unser Denken oder Wissen vorweggenommen werden.[40] Offen zu sein, bedeutet für Maldiney im Wesentlichen, dazu fähig zu sein, etwas radikal Unbekanntes zu empfangen und darauf zu antworten, ohne unsere Antwort vorher zu kennen.[41]

Die Konzepte der Offenheit und des Ereignisses im Kontext der klassischen und zeitgenössisch-französischen Phänomenologie

Maldineys Konzepte der Offenheit und des Ereignisses implizieren eine Grundsatzkritik des transzendentalen Ansatzes in der Phänomenologie, dessen Ziel es ist, die Bedingungen der Möglichkeit von Erfahrung allgemeingültig festzulegen (vgl. Thoma, 2014a). Dies lässt sich beispielsweise an Husserls Idee der »natürlichen Einstellung« veranschaulichen: Diese Einstellung besteht für Husserl darin, dass wir die Umwelt und unsere Mitmenschen auf eine alltägliche und selbstverständliche Weise wahrnehmen, eine Weise, für die Husserl die notwendigen Bedingungen herausarbeiten bzw. definieren möchte (Husserl, 1913/1976). In gewisser Weise kommt dieser Definitionsversuch damit einer Rechtfertigung der »natürlichen Einstellung« gleich: Die Selbstverständlichkeit des Alltags wird durch die Aufdeckung ihrer Bedingungen zur transzendentalen Selbstverständlichkeit und zugleich nicht weiter hinterfragt (vgl. Zahavi, 2009, S. 74).

Maldiney erwidert hierauf, dass jeder Versuch, die Bedingungen der Möglichkeit von Erfahrung zu bestimmen, in letzter Instanz nur das *Mögliche,* nicht aber das *Unmögliche* in den Blick zu nehmen ver-

---

40 Es ließe sich einwenden, dass Rezeptivität und Responsivität ebenso Eigenschaften unseres Denkens sein können. Maldiney hingegen beschränkt diese Eigenschaften einseitig auf das leibliche Empfinden. Dies liegt daran, dass für ihn Denken prinzipiell im Verdacht steht, die Alterität und Ereignishaftigkeit der menschlichen Existenz zu überdecken und zu verfehlen. Dass aber Maldineys eigene Philosophie, die sich ja gerade darum bemüht, die Offenheit gegenüber dem Ereignis sichtbar zu machen, ebenfalls ein Produkt des Denkens ist, bleibt von ihm unerwähnt.

41 Die Analogien zu Waldenfels' (1998, S. 141) Idee einer »kreativen Antwort« und zu dessen Unterscheidung von *Pathos* und *Response* (Waldenfels, 2006a) können hier nur angedeutet werden.

mag. Mit dem Unmöglichen bezeichnet Maldiney das Unvorhersehbare unserer Erfahrung, kurz: das Ereignis, das das Mögliche im Sinne unserer Erwartungen und Entwürfe der Welt überschreitet (Maldiney, 2018d, S. 162–167). Mehr noch: Dieses Unmögliche ist für Maldiney die eigentliche Bedingung, Grundlage bzw. der Grund für unsere Erfahrung, ein Grund der sich immer wieder in der vermeintlichen Selbstverständlichkeit unseres Alltags geltend macht und diese Selbstverständlichkeit revidiert, ja eventuell sogar destruiert. Eben diese Alterität des Grundes und entsprechende Überraschungsmomente scheint aber die transzendentale Phänomenologie nicht angemessen erfassen zu können, da sie nur nach den Bedingungen der Selbstverständlichkeit und nicht der *Un*selbstverständlichkeit von Erfahrung fragt.

Besonders dringlich wird dieses Problem für Maldiney im Falle der *Begegnung*. So wird für Maldiney (2018d, S. 164) jeder Andere in der transzendentalen Perspektive »einem anderen gleich und stellt einen bloß beliebigen Term innerhalb einer unendlichen Reihe möglicher anderer dar.« Sofern jedoch der Andere immer nur als erwartbare Möglichkeit in Erscheinung tritt, wofür die apriorischen Voraussetzungen festgelegt werden sollen, kann er dann nicht als ein solcher beschrieben werden, der unseren Erwartungshorizont aufbrechen könnte.

Stein des Anstoßes für Maldineys Kritik ist in erster Linie die husserlsche Intersubjektivitäts- wie auch die heideggersche Mit-Seins-Theorie (ebd., S. 162–167). Sowohl Husserl als auch Heidegger versäumen es nach Maldiney nicht nur, die Erfahrung der Alterität angemessen zu beschreiben, sie verfehlen ihm zufolge auch ein Verständnis der Zerbrechlichkeit, die sich durch diese Alterität in die Alltagserfahrung einschreibe – eine Alltagserfahrung, die für Maldiney durch den Einbruch des Ereignisses jederzeit zerschellen könnte.

Maldineys Philosophie befindet sich in großer Nähe zu Emmanuel Lévinas' Denken der Alterität. Bezüglich der neuen französischen Phänomenologie (Gondek & Tengelyi, 2011) finden sich u. a. zu Claude Romanos Phänomenologie des Ereignisses wichtige Überschneidungen. So fragt Romano (2010a, S. 7): »Was kann die Phänomenologie werden, wenn man einmal die transzendentale Perspektive aufgegeben hat?« Um diese Frage zu beantworten, befasst sich der Autor mit dem Konzept des Ereignisses. Dies bedeutet für ihn wie auch für Maldiney, zu zeigen, wie die transzendentale Erfahrungsstruktur durch das Ereignis aus den Fugen gerät. Ebenso wie Maldiney möchte Romano hierbei auch diejenige Fähigkeit freilegen, die uns diese Erfahrung des Ereignisses möglich macht. Bei Maldiney besteht diese Fähigkeit in der Offenheit und im Besonderen in der Transpassibilität und Transpossibilität des Menschen. Dass diese Eigenschaft der Offenheit wiederum nicht statisch und abgeschlossen, sondern letztlich prozessual und dialektisch als Bezug von Selbst und (sozialer) Welt zu denken ist, möchte ich im weiteren Verlauf dieser Untersuchung herausarbeiten.

3.4 KRITIK AN HEGEL

Nach der bisherigen Darstellung von Maldineys Konzept des Empfindens, des Rhythmus und der Offenheit gehe ich nun kurz auf Maldineys Verhältnis zu Hegel ein. Maldineys Kritik an Hegel verdeutlicht einerseits noch einmal sein Verständnis des Empfindens und der Offenheit, lässt aber auch sein Verständnis des Bewusstseins, der Erkenntnis und schließlich auch der Sprache in einem klareren Licht erscheinen.

Maldiney bezieht sich in seiner Hegelkritik auf das erste Kapitel der »Phänomenologie des Geistes« über »Die sinnliche Gewissheit« (1806–1807/1986, S. 82–92). Maldiney (2012b) wirft Hegel eine Verkennung des Empfindens vor, aufgrund derer Hegels »Phänomenologie« einen grundsätzlich falschen Anfang nehme.

Hegel fragt in besagtem Kapitel nach Grunderfahrungen, die er in den sinnlichen Gewissheiten des »*Dieses*, *Jetzt*, *Hier* und *Ich*« des Bewusstseins erkennt (Hegel, 1806–1807/1986, S. 82–85, kursiv i. O.). Diese Gewissheiten zeigen sich für Hegel etwa darin, dass das Bewusstsein erkennt: »Hier ist ein Baum«, »Jetzt ist die Nacht«, »Ich bin dieser einzelne« etc. Hegel argumentiert, dass in diesen Feststellungen bereits eine erste Form der Verallgemeinerung stecke, denn in dem Moment, wo diese Feststellungen ausgesprochen würden, erfahre das Bewusstsein, dass sie auch für zahlreiche andere Situationen gelten können. Beispielsweise kann »Hier ist ein Baum« auch über einen anderen konkreten Baum, »Jetzt ist Nacht« auch über eine andere Nacht gesagt werden. Die Erkenntnis und Aussprache der vermeintlich unmittelbaren und singulären Erfahrung des Hier und Jetzt unseres Bewusstseins sei somit schon durch Allgemeinheiten der Sprache vermittelt (Hegel, 1806–1807/1986, S. 85). Daher sieht Hegel hierin das Ursprungsmoment des die Welt erkennenden Geistes.

Maldiney (2012b, S. 333–335) kritisiert an Hegels Argumentation, dass dieser die sinnliche Gewissheit von vornherein auf den Bereich der begrifflichen Erkenntnis verkürze und dabei die ursprüngliche Bedeutung des Sinnlichen, das zugleich die eigentliche Vorbedingung der von Hegel anvisierten verallgemeinernden Erkenntnis sei, verfehle. Hegel setze unkritisch die Perspektive der Theorie und des Begriffs als die ursprüngliche und erste voraus. Genauer macht Maldiney dies an Hegels Bewusstseinsbegriff fest, den er außerdem mit Husserls (1913/1976) Intentionalitätsbegriff eng führt: Hegels Bewusstsein nehme das, was ist (das Seiende), lediglich als *vorhandenen Gegenstand* wahr, der in ein Wissenssystem integriert werde (Maldiney, 2012b, S. 329).

Dieser Verfehlung des Sinnlichen stellt Maldiney das weiter oben beschriebene »sympathetische Erleben« Straus' entgegen, dem er auch hier ereignishafte Züge zuschreibt: Vor der erkennenden und objektivierenden Beziehung des Bewusstseins zu Gegenständen (frz. *connaissance*) stehe die Ursprungserfahrung eines überraschenden, pathischen *Miteinander-geboren-Werdens* (frz. *Co-naissance*) von Selbst und Welt im Offenen (Maldiney, 2012b, S. 384–399).

Es kann an dieser Stelle nicht über die Berechtigung von Maldineys Kritik an Hegel entschieden werden.[42] Sie verdeutlicht jedoch

42 Rizzo (2016; 2021), auf dessen Analyse ich mich hier stütze, legt dar, dass Maldineys Kritik den eigentlichen Anspruch von Hegel nicht beachte:

den Status, den Maldiney dem Bewusstsein, der universalisierenden Erkenntnis und der urteilenden Sprache zumisst. Während Maldiney Hegel vorwirft, diese Kategorien fälschlicherweise bereits im Bereich des Empfindens zu verorten, stimmt er ihm doch darin zu, dass jene Kategorien einer Verneinung und Abstraktion der konkreten und existenziellen Verbindung von Selbst und Welt gleichkommen. So erklärt Maldiney (2012b, S. 334), dass die empfundene und offene Welt in dem Moment verloren gehe, da man eine erkennende und theoretische Perspektive auf sie einnehme.[43] Diese erkennende und theoretische Perspektive sieht Maldiney bereits in den Urteilsakten der sinnlichen Gewissheit Hegels (1806–1807/1986, S. 82–92) wie »Hier ist ein Baum«, »Jetzt ist die Nacht«, »Ich bin dieser einzelne« etc. gegeben – im Ausspruch von »Allgemeinheiten« also, die sowohl Hegel wie Maldiney als Negationen einer Sphäre betrachten, die Maldiney (2012b, S. 334) als »Miteinander-geboren-Werden und [...] Erstaunen des Ichs und der Welt, des Ichs mit der Welt« beschreibt. Allerdings stellt eben dieses Geboren-Werden und Erstaunen für Maldiney einen Aufbruch und Ausweg aus dem Erkenntnis- und Bedeutungssystem dar, welches Hegel sich im Lauf der Geschichte des Geistes entfalten sieht.

---

zu zeigen, wie der sich generalisierende Erkenntnisprozess des Geistes im Empfinden verwurzelt sei bzw. seinen Anfang nehme. Hegels Anspruch ist nach Rizzo nicht, eine adäquate Beschreibung des Empfindens zu liefern. Zudem übersehe Maldiney, dass Hegel an anderer Stelle (1830/1986) eine umfassende Theorie des Empfindens entwickelt habe, die sich nach Rizzo viel eher für einen Vergleich mit der Theorie Straus', aber auch Plessners anbietet.

43 Maldiney leugnet damit nicht, dass es auch eine Welt der Erkenntnis bzw. eine erkannte Welt gibt. Diese scheidet er jedoch auch terminologisch vom Ausdruck »Welt« durch die Verwendung des Wortes »univers« (frz.). Rizzo (2016, S. 5) merkt treffend an, dass sich im Ausdruck »Universum« eine Allgemeinheit ausdrücke, die die »Anwesenheit in der Welt schneidet, um aus dem Subjekt ein Wissenswesen zu machen. ›Univers‹ ist schwer ins Deutsche zu übersetzen, da Maldiney damit auf die Ähnlichkeit in der französischen Sprache zwischen ›Universalité‹ (Allgemeinheit) und ›Univers‹ (Universum) anspielt.«

Abschließend deutet sich im Verweis auf Urteilsakte ein bestimmtes Sprachverständnis an. Dabei stellt sich auch die Frage, ob es für Maldiney eine Form der Sprache geben kann, die keine verallgemeinernde und negierende Funktion gegenüber dem konkreten Empfinden hat.

3.5 PAROLE UND LANGUE

De Saussure (1967) führte die grundlegende Unterscheidung zwischen der *Langue*, d. h. dem System von Regeln (etwa der Grammatik) einer Sprache, und der *Parole*, d. h. der konkreten Rede bzw. der jeweils gesprochenen Sprache, in der der Wortschatz und die Regeln der Sprache durch eine Prädikation auf eine konkrete Situation angewendet werden, ein. In der Anwendung der Langue durch die Parole wird die konkrete Situation gewissermaßen als Fall einer allgemeinen Regel bestimmt und subsumiert. Auch hier findet sich somit eine Verallgemeinerungstendenz wieder, die Maldiney bereits bei Hegel gegenüber der konkreten Existenz hinterfragt hatte und die er auch bei de Saussure sowie bei ihrer Weiterentwicklung durch den Strukturalismus und der Psychoanalyse Jacques Lacans (1901–1981) kritisiert.[44] So, wie er der in Hegels »sinnlicher Gewissheit« enthaltenen Universalisierungstendenz (des Urteils) eine konkrete und positive Bedeutung des Empfindens (als Miteinander-geboren-Werden von Selbst und Welt) entgegensetzte, stellt Maldiney dem linguistischen Verständnis der Parole als Anwendung allgemeiner Regeln auf konkrete Situationen eine andere Art der Parole entgegen, die von der konkreten Situation nicht abstrahiert und sie nicht negiert, sondern mit ihr in unmittelbarer Resonanz steht.

Maldineys Verständnis der Parole leitet sich dabei von Binswangers Konzept der Bedeutungsrichtungen ab. In »Traum und Existenz« unterscheidet Binswanger (1930/1994, S. 95) zwischen den Bedeutungsrichtungen und dem prädikativen Sinn von Aussagesätzen. Im

44 Zur Diskussion zwischen Lacan und Maldiney sowie zu deren Debatte um den Subjektbegriff siehe Lacan und Maldiney (1967/2008)

Anschluss hieran geht es Maldiney in seiner Theorie der Parole um den paraverbalen und impliziten Stil, der sich im Sprechen ausdrückt (vgl. Van Eynde, 2000). Treffend wird diese Dimension der Parole in einem Kommentar des jungen Michel Foucaults zu Binswanger wiedergegeben:

> »Wenn eine Person spricht, verstehen wir, was sie sagt, nicht nur durch das signifikative Erfassen der Worte, die sie gebraucht, und der Strukturen von Sätzen, die sie ins Werk setzt, sondern wir lassen uns auch von der Melodie der Stimme leiten, die hier nachgibt und zu zittern beginnt, dort jedoch jene Festigkeit und jene Erregung annimmt, an der wir den Zorn erkennen.« (Foucault, 1954/2001, S. 119)

Gemeint ist damit, dass das, was jemand sagt, sich nicht in den Regeln der Sprache, etwa der Grammatik, oder den hierfür verwendeten Worten erschöpft. Sinn hat nicht nur, *was* inhaltlich gesagt wird, sondern auch, *wie* es gesagt wird, also was sich unmittelbar in der paraverbalen Kommunikation und den damit verbundenen Bedeutungsrichtungen mitteilt.

Dieser paraverbale Ausdrucksakt im Sprechen ist viel unmittelbarer an die eigene, jeweilige Existenz der Sprecherin gebunden – beispielsweise an ihre Wut oder Angst oder an ihre erkältete Stimme – als an das, was inhaltlich gesagt wird. Das *Wie* der Parole, zum Beispiel der Rhythmus und Klang der Stimme, steht in direkter Verbindung mit dem Erleben und der konkreten Situation der betreffenden Person. So kann beispielsweise der Satz »Ich bin wütend« in seinem abstrakten Sinngehalt für mich in den verschiedensten Situationen gelten bzw. überhaupt für jede mögliche Person. Im Inhalt des Satzes steckt somit eine Abstraktionstendenz gegenüber der konkreten Situation. Ähnlich wie der Satz »Hier ist ein Baum« ist er mit den Worten Hegels »ein *Negatives* überhaupt« (Hegel, 1806–1807/1986, S. 84). *Wie* ich den Satz ausspreche, ist jedoch absolut an meine Situation als Sprecher gebunden, ja mit ihr verklebt – ich mag ihn zum Beispiel mit heiserer Stimme aussprechen, da ich Halsweh habe, ich mag ihn leise flüstern, da ich mich für ihn schäme, oder ich mag ihn laut herausbrüllen, da ich schon immer ein Choleriker war. Genau dieses *Wie*, also der Ausdruck des Sinns, verweist somit direkt auf die konkrete Erfahrungsstruktur der jeweiligen Existenz.

Doch Maldiney geht noch weiter: Er meint, dass die Parole nicht nur mit der konkreten Situation in Resonanz steht, sondern mit einer sich in ihr geltend machenden radikalen Alterität. Hier kommt erneut der Gedanke der Offenheit der menschlichen Erfahrung und schließlich auch der Sprache zum Zug. Die Parole ist für Maldiney im Kern keine Anwendung allgemeiner Regeln auf die konkrete Situation durch die sprechende Person, sondern Aufbruch und Offenheit sprachlicher Strukturen durch das Erleiden von Alterität: »Sprechen heißt immerzu, die Alterität zu sagen« (Maldiney, 2017, S. 523). Diese Alterität, die Fremdheit des Grundes unserer Existenz, setzt sich für Maldiney in der rhythmischen Dynamik der Parole fort, in den Brüchen, im Stottern und Stocken der Sprechakte und überschreitet dabei das allgemeine Regelwerk der Sprache oder – wie im Wahnsinn oder in der Dichtung – de(kon)struiert dieses gar.

Um diesen Aspekt der Parole gegenüber der Langue sichtbar zu machen, greift Maldiney auf die linguistische Theorie Gustave Guillaumes (1964) zurück und nutzt dessen »Psychomechanik der Sprache« zur Beschreibung passiver Erfahrungen von Rhythmus- und Resonanzerleben insbesondere in psychischer Krankheit (Chauche, 2016). Guillaume (1964, S. 47) geht davon aus, dass etwa ein Verb im Moment seiner Verwendung eine eigene, innere zeitliche Dynamik entfaltet (»temps impliqué«), die sich nicht durch den Bezug zu einem allgemeinen, diskursiven System von Bedeutungen erklärt.

Als Letztes gehe ich nun auf die Thematik der *Begegnung*, des *Nehmens* und des *Verstehens* in Maldineys Werk ein. Diese drei Begriffe sind insbesondere aus psychiatrischer und therapeutischer Sicht von zentraler Bedeutung und werden im letzten Kapitel der Arbeit erneut beleuchtet.

3.6 BEGEGNUNG

Ein weiterer für Maldineys Werk wesentlicher Begriff ist jener der *Begegnung*. Der Begegnungsbegriff hat in der phänomenologischen Psychiatrie eine längere Tradition (von Baeyer, 1955/1985; Kisker, 1969b; Buytendijk, 1958) und auch wenn Maldiney (2003a) sich nicht auf diese Tradition bezieht, weist er ausführlich auf die psychiatrische Relevanz dieses Begriffs hin. Maldiney versteht Begegnungen nicht in einem herkömmlichen oder alltäglichen Sinn, d. h. nicht als Begegnungen, die gewissermaßen schon vorreglementiert sind wie etwa ein Meeting oder ein Fußballspiel (Maldiney, 2003a, S. 15).[45] Eine Begegnung ist für Maldiney ein außer-ordentliches Phänomen, das sich zwischen zwei Menschen bzw. »Existierenden« (ebd.) ereignet. Die Begegnung beinhaltet für ihn ein Mysterium, da es sich um eine Situation handle, »in die ich verwickelt bin, aber derart, dass ich sie nicht aussprechen, dass ich ihr keine Bedeutung verleihen kann« (ebd.). Was eigentlich dabei nicht ausgesprochen werden kann, ist für Maldiney die Alterität meines Gegenübers, das sich meiner Verfügbarkeit, ja selbst meiner Vorstellungskraft und meines Versuchs, es in ein Bild zu rücken, entzieht. Maldiney beschreibt dies anhand des begegnenden Gesichts:

> »Hier bin ich auf einmal, in Gegenwart eines anderen, eines anderen, der sich als anderer zeigt, derart, dass ich ihn nicht erfinden kann. Wenn ich ihn erfinden kann, verflüchtigt er sich. Und was kann ich nicht erfinden? Im eigentlichen Sinn ein Gesicht. Ein Gesicht ist kein Bild. Ein Bild ist die Thematisierung eines Gesichts, das ich mir verfügbar mache. Aber in einer Begegnung ist der Ausdruck eines anderen ein sprechendes Gesicht. Selbst ein Gesicht, das sich verschließt, drückt in dunklem Licht seine eigene Verschlossenheit aus, die auch mich schmerzvoll in dunklem Licht erhellt. Aber wenn der andere offen bleibt, lässt sein Gesicht den Raum erstrahlen, in dem sich auch mein Blick öffnet. In diesem Blick, den ich auf den anderen richte

[45] Maldineys Phänomenologie hat daher auch kaum etwas mit mikrosoziologischen Alltagsanalysen der Begegnung zu tun, wie sie etwa Goffman (1961/1972) vorgelegt hat.

und der sich in dieser Offenheit aufhält, begegne ich dem anderen nur insoweit, wie ich mich selbst dort befinde. Die Offenbarung [epiphanie] eines Existierenden im Blick eines anderen erfordert dessen Selbstoffenbarung [autophanie] in diesem selbigen Blick.« (Maldiney, 2003a, S. 16)

Die Begegnung mit dem Anderen hat demnach für Maldiney Offenbarungscharakter. Indem sich der Andere uns offenbart, eröffnet er den Raum und entzieht sich zugleich unserem intentionalen und thematischen Zugriff. Ebenso müssen auch wir selbst uns in dieser Offenheit aufhalten und wiederfinden können. Dann wiederum steht die Offenbarung des Anderen im offenen Raum für Maldiney im Austausch mit unserer eigenen Selbstoffenbarung (*autophanie*). Die sympathetische Verwobenheit des Selbstempfindens mit dem Fremdempfinden radikalisiert sich somit in der Begegnung (vgl. 3.3).

Die Bezüge zum Denken Emmanuel Lévinas' sind an dieser Stelle evident: Auch Lévinas (1961/1990) beschreibt den Anderen und dessen Antlitz als eine Instanz, die sich dem Zugriff des Subjekts entzieht und dieses zugleich durch seine Offenbarung – in gleichwohl ethischem Anspruch – einsetzt. Auffällig ist besonders der übereinstimmende Versuch beider Autoren, nicht in einer transzendentalen Perspektive nach Bedingungen der Möglichkeit für die Begegnung mit Anderen zu fragen, sondern diese Anderen als jene zu begreifen, die unser Möglichkeitsdenken überschreiten und aufbrechen (s. o., S. 63 f.).[46] Maldiney bezieht dies im Gegensatz zu Lévinas direkt auf die Psychiatrie. So kritisiert Maldiney, dass in der gegenwärtigen Psychiatrie alles

»[...] dazu eingerichtet und organisiert ist, die Begegnung zu vermeiden und sich des Gedankens daran zu entledigen, mit dem Ziel einer universellen Objektivierung. Den anderen zu objektivieren, aus ihm ein Objekt der Beobachtung zu machen, ein Studienobjekt, ein Versorgungsobjekt, ein Behandlungsobjekt, das bedeutet, sich selbst als vermeintliches Subjekt in Sicherheit zu bringen und den kranken

46 Zum Verhältnis von Maldiney und Lévinas siehe Sholokhova (2016, 2018)

Menschen zu verfehlen, um ihn durch die Krankheit zu ersetzen, um aus seinem Gesicht und aus allem, was sein Gesicht bezeugen kann, einen Träger von Symptomen zu machen« (Maldiney, 2003a, S. 16).

Maldiney (2001, S. 36) bezieht sich in seiner Kritik an der Psychiatrie insbesondere auf symptomorientierte diagnostische Manuale wie das US-amerikanische *Diagnostic and Statistical Manual of Mental Disorders* (DSM). Maldiney geht sogar so weit, dies mit einem Verschwinden des Menschen aus der Psychiatrie zu verbinden (ebd., S. 31). Inwieweit diese Kritik auch praktisch-institutionelle Konsequenzen hat, wird in einem späteren Kapitel erläutert (6.6). Vorerst muss Maldineys Bestimmung des objektivierenden Zugriffs auf den Anderen näher betrachtet werden, um daraufhin fragen zu können, ob es für Maldiney auch eine andere Art der Interaktion mit dem Gegenüber, die der Begegnung mit diesem eher entspricht, geben kann.

3.7 NEHMEN (*PRENDRE*) UND VERSTEHEN (*COMPRENDRE*)

Ausgehend von Binswangers (1942/1994) Analysen in »Grundformen und Erkenntnis menschlichen Daseins« geht Maldiney (1961/2006, S. 35–39) davon aus, dass das das *Nehmen* (*prendre*) eine anthropologische Grundkonstante ist, die sich sowohl in geistigen Akten des *Erfassens* (*saisir*) eines Sachverhalts, aber auch des *Lernens* bzw. *Vernehmens* (*apprendre*) und schließlich des *Wahrnehmens* zeige. Maldiney geht sowohl phänomenologisch wie etymologisch vor (Maldiney, 1961/2006, 2013b). Im Nehmen bewege sich der Mensch aktiv auf einen Gegenstand zu und ergreife Besitz von etwas, das außerhalb von ihm liege. Dies geschehe ebenso, wenn ein Gegenstand oder eine Situation qua Urteilsakt unter einen bestimmten Begriff gebracht werde, wie Maldiney auch in seiner Auseinandersetzung mit Hegel und der Linguistik argumentiert (siehe 3.4, 3.5).[47]

---

47 Um dies mit einem Beispiel zu illustrieren: Von einem Würfel ergreife ich nicht nur Besitz, indem ich ihn in meine Hand nehme, sondern grundlegen-

Im Bereich des Zwischenmenschlichen zeigt sich dieser Vorgang für Maldiney beim *Nehmen-bei*, das Binswanger (1942/1994, S. 246–344) ausführlich beschreibt. Indem wir einen Menschen *beim Wort nehmen*, nehmen bzw. begreifen wir ihn bei dem, was er gerade in dieser Situation sagt. Wir schließen hiervon auf eine zugrunde liegende Absicht oder Bedeutung und behandeln das Gegenüber entsprechend. Zugleich schließen wir dabei andere Möglichkeiten des von unserem Gegenüber Gemeinten aus (vgl. Maldiney, 1961/2006, S. 45). Im *Nehmen-bei* erkennt Maldiney somit die Tendenz, das Gegenüber auf eine bestimmte Bedeutung hin fest-zustellen und sich verfügbar zu machen:

> »Jemanden-bei-etwas-Nehmen ist eine entfremdende Geste [...]. All diese Akte verwandeln den Anderen in benutzbare Dinge und zertrümmern in ihm, von Anfang an, alle Möglichkeit des Sich-Wiedererkennens und der wahren Begegnung.« (ebd., S. 56)

Doch unser Zugriff, unsere *emprise* auf den Anderen kann für Maldiney niemals vollständig sein. Wir werden durch die Begegnung mit dem Anderen überrascht (*surprise*, ebd., S. 46). Der oder die Andere entzieht sich unserem Griff.

---

der schon, indem ich ihn wahrnehme, d. h. in meine Idee dessen, was ein Würfel ist, einordne und dadurch zu einem mir vertrauten Gegenstand auf meinem Küchentisch mache. Da wir aber, wie Husserl (1913/1976) zeigt, von Gegenständen immer nur perspektivische Abschattungen sehen – von einem Würfel auf meinem Tisch beispielsweise nur bestimmte Seiten –, können wir den Gegenstand nur wahrnehmen, indem wir durch die Abschattungen hindurch das Sein bzw. die Idee des Gegenstandes (des Würfels) realisieren. Wahrnehmen meint demnach für Maldiney den »Zugriff auf das Sein selbst oder auf die Sache selbst, die wir bei einem Griff oder in einer Abschattung begreifen. Wahrnehmen ([*percevoir*], *per-capere*) bedeutet ›querfeldein‹ zu gehen, indem man das gesamte wahrgenommene Objekt durchquert« (Maldiney, 1961/2006, S. 45).

»Durchschauendes Erkennen« und Verstehen in der Psychiatrie – eine konzeptuelle Ambivalenz bei Maldiney

Wirft aber das, so ließe sich fragen, nicht Probleme für die Psychiatrie auf? »Diagnostizieren« leitet sich aus dem griechischen *dia-gnoscere* ab, was so viel bedeutet wie »durchschauendes Erkennen«. Eine Psychiaterin blickt für die Diagnosestellung durch die Symptome hindurch auf eine zugrunde liegende Störung. Sie *nimmt* ihren Patienten *bei* seinen Symptomen und bezieht sie in ihrem Urteilsakt »dies ist eine Krankheit« auf einen allgemeinen Begriff. Ist nicht auch dies ein auf Vollständigkeit abzielender Zugriff, eine Fest-Stellung und Reduktion des Gegenübers (oder zumindest seines Leids)? Und wäre mit Maldiney dieser reduktive Zugriff nicht selbst als »pathologisch« zu bezeichnen (ebd., S. 57)? Diese Frage muss gerade auch in Bezug auf die weiter oben dargestellte Auseinandersetzung Maldineys mit Hegel bedacht werden. Weiterhin entkommen Maldineys eigene Beschreibungen psychotischer Erfahrung dieser Frage ebenfalls nicht, wie ich nun zeigen möchte.

Zunächst einmal ist für Maldiney das Nehmen-bei nicht der einzig mögliche Zugang zum Gegenüber. Maldiney gibt als Beispiel den psychoanalytischen Ansatz:

> »Der Analytiker hütet sich davor, den Anderen beim Wort, bei der Geste, bei irgendeinem Ausdruck zu nehmen, denn sein Anliegen ist es nicht, zu nehmen (prendre), sondern zu verstehen (comprendre).« (ebd.)

Das *Verstehen* ist für Maldiney gerade im Falle psychischer Erkrankung notwendig: Auffälliges und Ungewöhnliches Verhalten kann eigentlich nicht *beim Wort* genommen und als schlichter Unsinn abgetan werden. Um ihm gerecht zu werden, ist ein anderer Zugang erforderlich, bei dem über den unmittelbaren Widersinn hinaus nach einem Gesetz gefragt wird, in dem sich die Widersprüche des Verhaltens miteinander vermitteln. Verstehen ist demnach »das Mit-Nehmen (*com-prendre*) dieses Widersinns in einer Gesamtheit des Widersinns [...]« (ebd., S. 70). Was aber ist dieses Gesetz? Ist es ein universelles

Gesetz, etwa das Gesetz einer bestimmten Erkrankung, einer Persönlichkeitsstruktur oder eines biochemischen Ungleichgewichts, das ein scheinbar unsinniges Verhalten produziert?

Maldineys Antwort ist zwiegespalten: Einerseits behauptet er, dass es sich um Gesetze oder Figuren handle, in denen sich der Psychoanalytiker wiedererkenne und die auch seine eigenen als menschliche Möglichkeiten seien (ebd., S. 77). Andererseits behauptet er aber auch, dass dies nicht Gesetze oder Figuren in einem universellen Sinn seien, von denen der Einzelne nur ein konkreter Fall wäre, sondern konkrete menschliche Formen, die sich stets im Unsagbaren und Latenten verlieren würden – wie ein individueller, letztlich nicht durch allgemeine Begriffe repräsentierbarer Rhythmus (vgl. Maldiney, 2007, S. 187). Menschliche Formen – und damit das Gegenüber – sind, wie sehr sich das Verstehen ihnen auch annähern mag, in letzter Instanz dem thematisierenden Zugriff und schließlich auch dem *Verstehen* gegenüber transzendent. Entsprechend warnt Maldiney sowohl die Psychoanalyse als auch die Daseinsanalyse vor einer Thematisierung der unthematisierbaren menschlichen Existenz (ebd., S. 111). Das Verstehen riskiere dabei ebenso wie das Nehmen-bei, den unsagbaren Anderen zu verfehlen und zu entfremden.[48]

Wie soll nun aber ein Verstehensansatz wie die Daseinsanalyse dieser Gefahr entkommen, spricht diese doch ausdrücklich und eben thematisch von defizienten Modi menschlichen In-der-Welt-Seins und »mißglückten Formen menschlichen Daseins« (vgl. Binswanger, 1956/1994)? Ebenso kategorisiert und thematisiert Maldiney selbst die von ihm als nicht-thematisierbar deklarierte menschliche Existenz. Er ordnet menschliches Verhalten als schizophren ein und spricht nur wenige Seiten, nachdem er den Versuch einer kategorisierenden und

---

48 Keinerlei Bezug nimmt Maldiney in seiner Verstehenstheorie auf Jaspers' klassische Unterscheidung von Verstehen und Erklären (Jaspers, 1913/1946). Maldineys Überlegungen stimmen jedoch weitestgehend mit Jaspers' Definition des Verstehens als Auffinden einer Regel, nach der Psychisches aus Psychischem (ebd., S. 251–263) hervorgeht, überein. Das Erklären durch außerpsychische kausale Prozesse wird von Maldiney (2018b) ebenfalls thematisiert, worauf ich weiter unten eingehe.

absoluten Wahrnehmung als »pathologisch« bezeichnet hat, von einem »selben stilistischen Schema« des »Schizophrenen«, das sich in all seinen verbalen und sonstigen Verhaltensweisen ausdrücke (Maldiney, 1961/2006, S. 106). Es wiederholt sich hier also der bereits im vorigen Kapitel (2.4, 2.5) angezeigte eigentümliche Widerspruch in Maldineys Werk zwischen der Betonung einer radikalen Offenheit und Fremdheit des Anderen und der kategorischen Schließung und Festschreibung als »psychisch krank«. Auf diesen Widerspruch gehe ich weiter unten erneut ein (siehe S. 135 ff.).

Doch interessanterweise findet sich in Maldineys Überlegungen zum Verstehen ein möglicher Ausweg aus diesem Widerspruch: Anstatt den leidenden und widersprüchlichen Anderen als schizophren oder nicht-schizophren zu kategorisieren, denkt Maldiney über den Raum nach, in dem sich die Begegnung mit ihm ereignet:

> »Demnach drängt sich die Notwendigkeit auf, den Kranken gemäß seiner selbst in einer Welt zu erkennen, die weder die seine noch die meine ist. Nun aber ist dies unmöglich ohne eine Welt, die uns gemeinsam ist. [...] Die gemeinsame Welt ist nur in einer kommunikativen Situation da, in der ich den anderen Menschen nicht gemäß mir wahrnehme, sondern gemäß uns. Die Wahrnehmung des Anderen ist nur möglich, weil wir und seit wir, wie Hölderlin sagt, ›ein Dialog sind‹. Jeder Dialog hat seine Agora: einen geräumigen, offenen Platz, von dem alles allen in diesem gemeinsamen, natürlichen Ort [...] offensteht. Die bedeutungsstiftende Sprache (parole signifiante), in der jeder sein Hier mit den Anderen in der Begegnung des Sinns hat [...].« (ebd., S. 60)

Anstatt das Gegenüber also einer bestimmten Kategorie zuzuweisen und damit der eigenen Prämisse der Begegnungsoffenheit zu widersprechen, könnte es sinnvoller sein, nach *offenen Räumen* und mithin nach einer offenen, »bedeutungsstiftende[n] Sprache« (ebd.) aller Beteiligten miteinander zu suchen. Dies könnte insbesondere jenen helfen, die eine solche Offenheit und eine solche Sprache in anderen Räumen nicht zu finden vermögen. Dabei wäre an Maldineys Reflexionen über den Raum der wechselseitigen Offenbarung von Selbst und anderem in der Begegnung und an seine Kritik am herkömmlichen psychiatrischen Raum, der diese Begegnung verhindere, anzuknüpfen (siehe 3.7). Ein solcher offener Begegnungsraum könnte dann konkret das psychoanalytische Zwiegespräch sein (Maldiney, 1961/2006, S. 61), es könnten aber auch andere, alternative Räume der Genesung sein, auf die ich im letzten Kapitel zu sprechen komme (6.6, 6.7).

3.8 METHODOLOGISCHE ABSCHLUSSREFLEXION

Schließen möchte ich dieses Kapitel mit einer Abschlussüberlegung zu Maldineys Methodik. Die Darstellung der einzelnen Konzepte Maldineys macht deutlich, dass dieser in der Entwicklung seiner Konzepte eklektizistisch vorgeht. Sein Denken speist sich aus zahlreichen Schulen und Disziplinen: In der Philosophie greift er unter anderem idealistische, phänomenologische und ontologische Traditionen auf, in der Psychologie nimmt er Bezug auf die Theorien Szondis, Lacans und Winnicotts. Weiter setzt sich Maldiney mit linguistischen Konzepten (siehe de Saussure, Guillaume) sowie der Kunsttheorie, Psychopathologie und schließlich fernöstlichem Denken auseinander. Wiederum wird dann ein so gewonnener Grundriss, wie Waldenfels (2006b, S. 13) treffend kommentiert, von Maldiney »nach allen Seiten hin überschritten«. Zu Recht sieht Waldenfels (ebd., S. 11) in Maldineys Denken einen »Balanceakt zwischen expliziter und impliziter Philosophie, wie er auch Merleau-Ponty vorschwebte«. Gemeint ist damit, dass explizit philosophische Theorien mit nicht-philosophischen Disziplinen wie der Psychiatrie oder Kunsttheorie verbunden und dass umgekehrt diese Disziplinen auf die implizit in ihnen enthaltenen philosophischen Prämissen befragt werden. Analog zu diesem Balanceakt zwischen den Theorien balanciert Maldiney freilich auch zwischen den mit unterschiedlichen Theorien verbundenen Methoden hin und her. Doch interessanterweise finden sich bei Maldiney kaum ausdrückliche methodische bzw. methodologische, d. h. das Verhältnis einzelner Methoden zueinander betreffende, Überlegungen. Zugleich zieht sich das eklektizistische und »überschreitende« Vorgehen wie ein roter Faden durch nahezu alle Texte Maldineys: So nähert er sich einer Frage niemals nur aus einer Richtung, sondern verhandelt sie sukzessive in unterschiedlichen methodischen Kontexten, beispielsweise in einem triebanalytischen, sprachanalytischen und schließlich daseinsanalytischen Zusammenhang. Dabei verfolgt er jeden Ansatz bis an seine Grenze, etwa den Triebbegriff bis zur Grenze der Freiheit oder die Sprache bis zur Grenze des Unsagbaren usf., um dann zu einem anderen Ansatz überzugehen und neu anzusetzen. Die methodologische Abwägung ist hier gewissermaßen ständig am Werk, ohne selbst je ausdrücklich gemacht zu werden.

Diese implizite Methodologie des Schreibstils und Denkens Maldineys müsste allerdings gerade für die Psychiatrie durch eine explizite Methodologie ergänzt werden, wie sie Jaspers mit seiner »Allgemeinen Psychopathologie« (1913/1946) einst vorlegte und wie sie auch heute wieder von vielen gefordert wird (vgl. Breyer et al., 2013; Rinofner-Kreidl & Wiltsche, 2008). Woran muss sich eine Methodologie, sei sie implizit oder explizit, messen? Blankenburg (1980, 1985) beantwortet diese Frage mit dem Hinweis, dass eine Methode (und folglich auch das Zusammenspiel der Methoden) letztlich danach zu bewerten sei, wie sehr sie dem von ihr beforschten Gegenstand *angemessen* ist. Dieser Gegenstand ist für die Psychiatrie der psychisch leidende Mensch. Um diesem gegenüber angemessen zu sein, muss die psychiatrische Wissenschaft offen, d. h. rezeptiv und responsiv, sein. Maldineys Denken der Offenheit (vgl. 3.4) könnte daher auch in der psychiatrischen Methodologie angewendet werden. Inwieweit Maldiney selbst mit seiner impliziten Methodologie und seiner Theorie des Wahnsinns einen in dieser Hinsicht fruchtbaren Begriff der Offenheit bereitstellt und welches Potenzial dies für die Psychiatrie birgt, möchte ich nun im folgenden Kapitel beleuchten.

4 Maldineys Theorie der Psychosen

Das vorliegende Kapitel fasst Maldineys Theorie der Psychosen zusammen. Nach einer allgemeinen Einleitung in das Krankheits- und Psychosenverständnis aus anthropologischer Sicht (4.1) wird Maldineys Theorie der Psychosen anhand der affektiven und schizophrenen Psychosen dargestellt (4.2) und dabei auf unterschiedliche theoretische Strömungen, insbesondere die phänomenologische Psychiatrie, bezogen (4.3). Das darauffolgende Kapitel fokussiert auf Maldineys Krankheitsverständnis, das sich sowohl vom konventionellen also auch vom antipsychiatrischen abgrenzen lässt, und leitet mit einer Methodenkritik schließlich zum letzten Kapitel 6 der Arbeit über.

4.1 EINLEITENDE BEMERKUNGEN ZUM VERHÄLTNIS VON PHILOSOPHIE, WAHNSINN UND PSYCHIATRIE

Der Sozialpsychiater Karl Peter Kisker (1960, S. 10) sprach einmal von der Nötigung der Psychiatrie, philosophisch zu werden. Bei Henri Maldiney lässt sich die Umkehrung von Kiskers Behauptung, d. h. die Nötigung der Philosophie, psychiatrisch zu werden bzw. sich mit dem psychiatrischen Thema des Wahnsinns zu befassen, feststellen. Maldineys Denken ist dabei in dem ständigen Versuch begriffen, an einen Ursprung der Erfahrung vorzudringen, von dem aus der Wahnsinn noch vor aller Klassifizierung als psychische Krankheit oder Abweichung von einer gesellschaftlichen Norm als menschliche Möglichkeit unausweichlich und notwendig in den Blick gerät. Aus diesem Anspruch heraus begründet sich bei Maldiney die häufige Verwendung des Ausdrucks »folie« (»Wahnsinn«/»Verrücktheit«) für psychiatrische Krankheitsbilder, wobei er hierunter schizophrene und affektive Psychosen versteht und diese Begriffe in seinen Texten ebenfalls übernimmt. In der Folge entwickelt Maldiney eine eigenständige Psychopathologie – oder besser: Anthropologie – der Psychosen. In der Geschichte der Philosophie des 20. Jahrhunderts ist Maldiney dadurch zu den wenigen Gestalten zu zählen, die ohne psychiatrische Ausbildung und Anbindung mit ihrer Philosophie direkt in die Theorie der Psychiatrie eingriffen.[49] Dies entspricht letztlich der Fortführung einer kantischen Tradition, da Kant in seiner »Anthropologie« (1798/1977, S. 512 ff.) eine für die damalige Zeit einflussreiche Theorie psychischer Krankheiten entwickelte (vgl. Dörner, 1969/1975, S. 208 ff.).

Zugegebenermaßen ist die Beschäftigung mit psychopathologischen Phänomenen in der Philosophiegeschichte und besonders in der Phänomenologie nicht unüblich. So finden sich beispielsweise schon bei Merleau-Ponty (1945/1974) häufige Verweise auf die Psychiatrie und Neurologie. Merleau-Ponty nutzt diese Verweise zum Zwecke eines besseren Verständnisses unserer alltäglichen bzw. normalen Erfahrung: Ist einmal verstanden, wie und unter welchen Bedingungen sich Erfahrung beispielsweise in der Aphasie oder der Schizophrenie konstituiert, wird auch ersichtlich, welche Bedingungen für die normale bzw. gesunde Erfahrung gelten bzw. erfüllt sein müssen. Foucault (1961/1973, S. 539–552) hat dieses Prinzip des Rückgriffs auf die Pathologie zur Definition der Normalität einmal kritisch als »anthropologischen Kreis« bezeichnet, in dem das Kenntlichmachen des Pathologischen letztlich nur der Selbstbehauptung und Selbstversicherung der Vernunft diene. So erklärt er über die Psychologie des 19. Jahrhunderts:

> »Der Weg führt vom *Menschen* zum *wahren Menschen* über den *verrückten Menschen* [...]: Psychologie der Persönlichkeit über die Analyse der Persönlichkeitsspaltung; Psychologie des Gedächtnisses über die Amnesien, der Sprache über die Aphasien, der Intelligenz

49 Dennoch stand Maldiney in engem Kontakt mit der Psychiatrie, u. a. durch die bereits erwähnte Korrespondenz mit Kuhn sowie seine Mitarbeit an einer Kunstwerkstatt in Lyon. Dass sich Maldiney mit seiner Analyse der Melancholie durchaus auf eigene Krisenerfahrungen berufen kann, wird vor allem in dem autobiographischen Text »In media vita« deutlich (s. u., S. 92, sowie Maldiney 2013a).

über den geistigen Schwachsinn.« (Foucault, 1972/1961, S. 649, kursiv i. O.)[50]

Foucault sah in dieser negierenden Selbstversicherung das Ergebnis eines »Monolog[s] der Vernunft *über* den Wahnsinn« (1961/1973, S. 8, kursiv i. O.), der ihm zufolge in der Sprache der Psychologie und Psychiatrie zum Ausdruck komme und der den ursprünglicheren Dialog zwischen Vernunft und Unvernunft des Mittelalters in der Neuzeit schrittweise ersetzt habe.[51]

Maldineys Denken bildet einen Kontrapunkt zu dieser Entwicklung: Hier wird der Wahnsinn nicht lediglich als eine Gegenfolie zu einer verfeinerten Analyse rationaler und normaler Erfahrung ausgebreitet. Für Maldiney *muss* der Wahnsinn vielmehr zum Thema der phänomenologischen Analyse werden, weil er sich der menschlichen Erfahrung aufdrängt, in sie hineinbricht, ja weil er sich als Möglichkeit am Ursprung dieser Erfahrung selbst befindet.[52] Entsprechend kann man die Möglichkeit des Verrücktwerdens am Anfang der philosophischen Meditation auch nicht kategorisch ausschließen, wie dies René Descartes als einer der Begründer des neuzeitlichen Denkens einst tat und damit, wie Foucault meint, den Monolog der Vernunft über den Wahnsinn einläutete (Descartes, 1979; Foucault, 1961/1973, S. 68–71).

Sicherlich ist Maldiney nicht der Einzige, der sich in seinem Denken der neuzeitlichen, kategorischen Trennung von Wahnsinn und Vernunft widersetzte. Dass die Verrücktheit prinzipieller Teil des menschlichen Seinkönnens sei, gehört zu den Grundüberzeugungen

---

50 Diese Passage wurde aus der deutschen Fassung von »Folie et Déraison« gestrichen.

51 Zu dieser These kritisch Brückner et al. (2017), zum Verhältnis Foucaults zur Psychiatrie siehe auch Basso (2015, 2016); Heinze (2008), zum Vergleich des Verständnisses des Wahnsinns bei Foucault und Maldiney siehe Cabestan (Cabestan, 2021)

52 Maldineys Verständnis deckt sich hier mit dem des psychoseerfahrenen Philosophen Wouter Kusters, der den Übergang seiner philosophisch-phänomenologischen Erkenntnisse über die Zeit in die Psychose beschreibt (Kusters, 2014, 2016, 2020).

der anthropologischen bzw. phänomenologisch-anthropologischen Tradition. So versteht etwa Zutt (1963, S. 155) psychopathologische Symptome als »Modifikation des Normalen«, Kisker (1960, S. 73) spricht von »schizophrene[n] Erlebnisbezüge[n] als Abwandlungsmodi normalseelischer Vollzugsregeln« (siehe u. a. auch Jaspers, 1913/1946; Binswanger, 1957/1994b, S. 289). Entsprechend erklärt Maldiney in einem Kommentar zu Binswanger: »Der Wahnsinn ist eine Möglichkeit des Menschen, ohne die er nicht wäre, was er ist.« (2012c, S. 273)

Dennoch stellt sich in Bezug zu vielen phänomenologisch-psychiatrischen Autorinnen die Frage, inwieweit – abgesehen von der prinzipiellen Feststellung, dass die Verrücktheit Teil des menschlichen Seinkönnens sei – eine Dialogik und Durchlässigkeit zwischen Normalität und Verrücktheit bisher tatsächlich aufgezeigt wurde. Auffallend ist etwa, dass innerhalb der phänomenologisch-psychiatrischen Literatur – mit Ausnahme mancher Gegenversuche (Blankenburg, 2007b, 1971/2012, S. 79 ff.; Heinze, 2014; Thoma, 2014b) – von *scheiterndem* oder *missglücktem* Dasein (Binswanger, 1956/1994) und von einem *Verlust* natürlicher Selbstverständlichkeit in der Schizophrenie (Blankenburg, 1971/2012; Fuchs, 2014) gesprochen wird, der nur das einzelne Individuum, nicht seinen sozialen Kontext betrifft.[53]

Im phänomenologisch-psychiatrischen Denken findet sich oftmals ein Widerspruch zwischen einer einerseits betont nicht-medizinischen, philosophischen Beschreibung der Menschlichkeit von Verrücktheitszuständen und einer andererseits defizitorientierten Klassifizierung und Kategorisierung dieser Zustände. Dies führt Schödlbauer (2016; vgl. Thoma, 2016a) zu einer besonders scharfen Kritik der phänomenologisch-anthropologischen Psychiatrie: Sobald sich die Bestimmung einer Störung oder eines Defizits auf das gesamte Menschsein der Betroffenen beziehe, drohe sie zu einer de facto vollständigen Entwertung dieses Menschen zu werden, indem sie den gesamten Menschen als krankhaft oder defizitär begreift. »Beispiele

53 Vgl. für folgende Ausführungen Thoma (2018, S. 46–49)

hierfür liefert Schödlbauer (2016, S. 329 ff.) anhand beunruhigender Passagen in den Werken Binswangers, Boss' und Kulenkampffs, in denen die Autoren de facto den vollständigen Verlust des Menschseins in der Psychose in Erwägung ziehen.[54]« (Thoma 2018, S. 47) Dieser Kritik ist schließlich der Vorwurf Holzhey-Kunz' (2001) an Binswanger hinzuzufügen, dass Binswanger in seiner Fallstudie über Ellen West den im Suizid mündenden Krankheitsverlauf der Patientin eigentlich schon von ihrer Kindheit an in ihrem Dasein angelegt gesehen habe (Binswanger, 1957/1994a; vgl. Schwarz, 2015b). Was ist also gewonnen, wenn psychische Krankheit zwar als eine menschliche Möglichkeit begriffen wird, damit aber zugleich auch behauptet wird, dass das Menschsein hierin womöglich als Ganzes versage, ja eventuell im konkreten Fall immer schon zum Scheitern verdammt war? Welchen Beitrag vermag wiederum Maldineys Denken der Offenheit zu dieser Frage zu leisten?

Krankheitsverständnis bei Boss und Heidegger

Lohnenswert ist an dieser Stelle ein kurzer Blick auf das Krankheitsverständnis bei Medard Boss und Martin Heidegger, und zwar zum einen, weil sich Maldiney selbst vielfach auf Heideggers Philosophie beruft, und zum anderen, weil das aus der Zusammenarbeit des Psychiaters Boss und des Philosophen Heidegger hervorgehende daseinsanalytische Krankheitsverständnis sich ebenso wie dasjenige Maldineys am Konzept der Offenheit orientiert (Boss, 1971/1975; Heidegger, 2006).[55] Zu guter Letzt erlaubt ein Exkurs hierzu, den Be-

---

54 Diese Beunruhigung wird durch die NS-Verbindungen Klaus Conrads (1940; Sambale, 2014) sowie die fatalistische Begutachtung eines durch die Nationalsozialisten hingerichteten Patienten durch Hemmo Müller-Suur (1944) noch verstärkt. Schödlbauer (2016, S. 326) spricht gar von einer »faschistischen Hypothek« der anthropologischen Psychiatrie. Für weitere Bezüge zu ethisch fragwürdiger Therapie- und Forschungspraxis siehe Marazia & Thoma (2015)

55 Der Psychiater Medard Boss (1903–1990) entwickelte eine Form der Daseinsanalyse in engem Austausch mit Heidegger, mit dem ihn eine langjährige Freundschaft verband. Zeugnis dieses Austauschs sind die »Zollikoner

griff der Offenheit versuchsweise mit jenem der psychischen Krankheit zusammenzudenken und mögliche Fallstricke dieser Verbindung auszuloten.[56]

Für die Psychiatrie könnte das Konzept der Offenheit bedeuten, dass psychische Krankheit nicht als individueller Verlust und als Defizit des Einzelnen, sondern als Resultat dessen verstanden wird, was einem Menschen in seiner Offenheit widerfährt, ja was ihn eventuell traumatisiert, oder – wie sich mit Heidegger formulieren ließe – was ein Mensch in dieser Offenheit erfährt, was ihn »anwest« und »sich ihm ereignet« (Heidegger, 2006, S. 223 f.). Mehr noch: Psychische Krankheit könnte in manchen Fällen als *Emphase der Offenheit* und damit des Menschseins (als Offenheit) verstanden werden. Psychische Krankheit würde anzeigen, was der Mensch in der Offenheit zu erleiden vermag. Das Menschsein käme demnach nicht eigentlich in der Normalität des Alltags, sondern in der Psychose zum Ausdruck.

Wie wird nun angesichts dieses Potenzials die Verbindung von Offenheit und psychischer Krankheit bei Boss und Heidegger aus-

---

Seminare«, die Heidegger im Hause Boss' von 1959 bis1969 vor Medizinern und Psychologen hielt. Diese Seminare stellen die wesentliche Grundlage für Boss' Hauptwerk »Grundriss der Medizin und der Psychologie« dar, von dem Boss angibt, dass Heidegger keinem »Abschnitt, der eine ›philosophische‹ Aussage enthält, (...) seine wiederholte Kritik« versagt habe (Boss, 1971/1975, S. 9). Ein wichtiger Gegensatz zu Binswangers Daseinsanalyse ist, dass Boss in seinem Ansatz eine direkte therapeutische Anwendung verfolgte. Boss' praktisches Engagement führte zu einer Institutionalisierung der Daseinsanalyse und nahm besonders in den 1970er-Jahren Einfluss auf die Schweizer Psychotherapie-Landschaft (Helting, 2003).

56 Mit dem Konzept der Offenheit verbindet sich sowohl bei Heidegger als auch bei Maldiney ein antiessentialistischer Anspruch, indem der Mensch nicht aus einem vorbestimmten Wesen aufgefasst wird, sondern dadurch, wie das »Sein« (Heidegger) bzw. das Ereignis und die Alterität (Maldiney) ihn anspricht und »anwest« (Heidegger, 2006, S. 223 f., vgl. 1954/1997, 1949/2000; Maldiney, 1975/2012). Das menschliche Dasein wird daher nicht aus sich, sondern aus etwas anderem (dem Sein, dem Ereignis) gedacht. Damit geht es beiden Autoren um eine grundsätzliche Umbestimmung neuzeitlich-individualistischer Subjektivität bzw. des Menschen als »Herrscher und Besitzer der Natur« (Descartes, 1637/1971, VI, 2).

formuliert? Beide rücken von einer anthropozentrischen Sicht der Medizin ab: Der Mensch selbst und seine Krankheit stehen nicht im Zentrum des Interesses, sondern nur noch die Fragen, wie und ob der Mensch für seine Umwelt offen ist. Boss (1971/1975, S. 237–320) geht dabei von Grundzügen des Menschseins, wie etwa der Räumlichkeit, Zeitlichkeit, Leiblichkeit oder der Sterblichkeit aus, die allesamt Formen der Offenheit des Daseins für das Anwesende bzw. das Seiende sind (ebd. S. 244 ff., 270, 458). Doch anstatt nun Krankheit als Resultat oder sogar Emphase der menschlichen Offenheit zu verstehen, tritt sie lediglich als *Verlust* von Offenheit in Erscheinung. Demgemäß wird Gesundheit als Offenheit und Krankheit als eine auf die Gesundheit bezogene *Privation* verstanden.[57]

Genauer geht Boss davon aus, dass sich aus dem Verlust von Offenheit je nach Grundzug des Menschseins ein anderes Krankheitsbild ergebe: So würden sich Störungen der Räumlichkeit beispielsweise in der Demenz oder der organischen Psychose (ebd., S. 467), der Leiblichkeit zum Beispiel in Form des Leistenbruchs (ebd., S. 525) zeigen. Auch Boss' Beschreibungen der Depression und der Schizophrenie laufen auf dieselbe These des Verlusts von Offenheit hinaus (Boss, 1971/1975, S. 473 f., 483 f.). Schließlich werden von Boss ebenso Menschen mit Trisomie 21 als Form eines »von allem Anfang an gestörten In-der-Welt-seins« (ebd., S. 450) begriffen.

Bei der Lektüre von Boss' und Heideggers Krankheitstheorie gewinnt man den Eindruck einer bloßen, nahezu naiven Reformulierung bereits bestehender klassischer Krankheitsbegriffe der Medizin unter Hinzunahme des Konzepts der Offenheit. Der Offenheitsgedanke ver-

---

[57] Heidegger (2006, S. 59) bestimmt die Privation in den »Zollikoner Seminaren« nicht als bloße *Negation*, in der »jedes Nicht-seiende einfach nicht ist«, sondern als eine auf das Gesundsein bezogene, *abkünftige und verdeckte* Weise des Gesundseins, d. h. der Offenheit. Ähnlich heißt es bei Boss (1971/1975, S. 441): »Ist alles Krank-sein ein Mangel an Gesund-sein, so bleibt Krank-sein wesensmäßig und daher immer auf das Gesund-sein bezogen. Deshalb ist alles Krank-sein immer nur vom Gesund-sein her zu begreifen. Nie dagegen kann dieses aus den Mangelzuständen aufgebaut werden, die ein Krank-sein jeweils vom Gesund-sein noch übrig läßt.«

liert hierdurch jegliches kritische Potenzial gegenüber diesen Krankheitsbegriffen. So ist Heideggers Feststellung: »Der Kranke ist *nicht gesund*« (Heidegger, 2006, S. 58, kursiv i. O.), beinahe eine tautologische Banalität, die eigentlich erst das tieferliegende Verstehen, auch im Sinne Maldineys, d. h. die Suche nach hintergründigen und tieferliegenden Strukturen des Daseins und seines Ereignisbezugs, herausfordert (s. o., 3.8). Denn es ist gewiss nicht entschieden, dass ein von den Autoren festgestellter Mangel an Offenheit der Betroffenen nicht auf eine *andere und tiefere Offenheit* hindeutet – eine Offenheit beispielsweise für die das Alltagsdenken des *Common Sense* fundierenden und verborgenen, apriorischen Strukturen, wie unter anderem Holzhey-Kunz (2001) betont.[58] Umgekehrt wäre zu fragen, inwieweit es Boss und Heidegger selbst in ihrer *therapeutischen und analytischen Haltung* an Offenheit mangelt, um diese fundierende Offenheit in der Erfahrung der Betroffenen überhaupt sehen zu können. Daraus folgt, dass das Konzept der Offenheit auch auf die Haltung der diagnostizierenden Psychiaterin und die Psychiatrie insgesamt übertragen werden muss. Die Frage, wer offen ist, muss sowohl an Betroffene wie an Professionelle und die psychiatrische Institution gestellt werden. Es wäre zu vermuten, dass Offenheit letztlich ein Phänomen ist, das sich zwischen Professionellen und Betroffenen abspielt und das damit *prozessual und dialektisch* zu sehen ist: als dynamische Verklammerung von (offenem) Selbst und (offener) Welt, zu der auch die psychiatrische Institution gehört, als Ineinander von (offenem) Ich und (offenem) Du. Diesen Aspekt, der in der bisherigen phänomenologischen

---

[58] Diese wurden in »Sein und Zeit« noch wesentlich durch die Angst erschlossen (Heidegger, 1927/2006, S. 184 ff.). So erschien das alltägliche Dasein als Flucht *vor* der Angst. Das *unmittelbare* Dasein verwies also auf den *Hintergrund* der Angst und der *Eigentlichkeit*. Da nun jedoch in Heideggers wie in Boss' Denken alles zur einfachen Unmittelbarkeit wird, ist auch der Begriff der Angst (und der Flucht) nicht mehr von Bedeutung. Vielmehr ist es nun die *Heiterkeit bzw. die gelöste, freudige Stimmung*, die als ontologisch privilegierte Daseinsform geltend gemacht wird (Heidegger, 2006, S. 201; Boss, 1971/1975, S. 463).

Psychiatrie nur bedingt beachtet wurde, vertiefe ich im nachfolgenden Kapitel (S. 75 f.).

Zusammenfassend macht der Blick auf Boss' und Heideggers Theorie deutlich, dass das Konzept der Offenheit per se noch keinen Ausweg aus einer defizitären und individualistischen Krankheitsauffassung in der phänomenologischen Psychiatrie darstellt. Im Gegenteil birgt dieses Konzept das Risiko, bestehende Krankheitskonzepte nicht nur mit anderen Worten zu reformulieren, sondern damit den einzelnen Menschen insgesamt als gewissermaßen »gestörtes In-der-Welt-sein« zu kategorisieren und schließlich zu stigmatisieren. Ob Maldineys Konzept der Offenheit und der Psychosen es jedoch ermöglicht, die in Boss' und Heideggers Zugang deutlich werdenden Fallstricke zu vermeiden, werde ich im Verlauf dieses Kapitels zeigen.

4.2 PSYCHOSEN – ZUSAMMENBRECHEN IM ANGESICHT DES EREIGNISSES

Offenheit im Sinne Maldineys ist das Vermögen, durch das wir im Kontakt mit einer radikalen und unvorhergesehenen Alterität sind. Mit unserer Offenheit geht daher eine Fragilisierung unserer Existenz einher, da ein bisheriges Geschehen durch den Einbruch des Fremden plötzlich infrage gestellt werden kann. So gibt es nach von Weizsäcker Ereignisse,

> »[...] in welchen der Lebensvorgang aus der so gewiesenen Bahn der Kausalketten auszubrechen scheint. Wir können als ein Beispiel Phänomene erkennen, die wir mit dem Namen der *Krise* zusammenfassen wollen. [...] [D]er Ablauf bestimmter Ordnungen [wird] mehr oder weniger plötzlich unterbrochen [...]; durch dieses kann es zur Entstehung eines neuen, andersartigen Bildes kommen [...]. Es gelingt aber nicht, diesen Zustand aus dem früheren einfach abzuleiten«. (von Weizsäcker, 1940/1950, S. 170, kursiv i. O.)

Zur Offenheit der Existenz gehört demnach wesensmäßig auch ihre Krisenhaftigkeit und damit die Möglichkeit ihrer Umgestaltung zu einem »neuen, andersartigen Bild« (vgl. ebd.) aus ihrer eigenen Krise heraus. Doch was, wenn diese Umgestaltung nicht gelingt? Maldiney kommentiert zu dem Zitat von Weizsäckers:

> »Die Begegnung von Organismus und Milieu, ganz wie das Aufeinanderstoßen von Subjekt und Welt, widerlegt das Gesetz der Formerhaltung: denn entweder kommt es zu einer grundlegenden Veränderung oder – sofern die Veränderung nicht erfolgt – das durch die Krise zum Unmöglichen gezwungene Subjekt ist zum Verschwinden verdammt.« (Maldiney, 2018b, S. 197)

»Verschwinden« meint hier, dass es zu einem Zusammenbruch der Offenheit im Angesicht eines überfordernden Ereignisses kommt. Die Offenheit hält dem Ereignis nicht stand und so besteht die einzige Möglichkeit des Subjekts, das dem Ereignis unterliegt (*sub-iectum*), darin, zu verschwinden, also die Verbindungen zur Welt als ganzer, weil sie als ganze vom Ereignis erfasst wurde, zu kappen, sich von ihr abzukehren, um sich selbst zu retten. Diesen gesamten Prozess sowohl der Überforderung durch ein Ereignis als auch der Abkehr von der Welt bezeichnet Maldiney als Psychose bzw. als Wahnsinn. Vereinfacht ist der Wahnsinn für Maldiney der sowohl erlittene wie unbewusst herbeigeführte Zusammenbruch der Offenheit im Angesicht eines überfordernden Ereignisses.

Wie bereits erklärt, versteht Maldiney unter Offenheit keine kognitive oder intentionale Eigenschaft, sondern situiert sie im Bereich des leiblichen Empfindens. Ein Zusammenbruch oder Verlust von Offenheit geht für Maldiney daher notwendigerweise mit einem Verlust der sympathetischen Verbundenheit (siehe 3.3, 3.4) mit der Welt einher. Dieser Zusammenbruch führt dann zu einer kompensatorischen Überbetonung der kognitiven, repräsentativen und objektivierenden Dimension der Existenz. Aus diesem Grund zeichnen sich Psychosen Maldiney zufolge prinzipiell durch eine »Umwandlung von Präsenz in Vorstellung« (Maldiney, 2018c, S. 47) und durch eine Verwandlung der sympathetischen Kommunikation von Selbst und Welt in deren Vergegenständlichung aus.

Das Zusammenbrechen der Offenheit hat nach Maldiney zwei Seiten. Die eine besteht für ihn in der Melancholie (bzw. affektiven

Psychose), die andere in der Schizophrenie (respektive der schizophrenen Psychose).

Melancholie

Ich gehe im Folgenden zunächst auf allgemeine Aspekte des Melancholiebegriffs im Bezug zur heutigen Bestimmung der Depression ein. Nachfolgend stelle ich Maldineys Melancholietheorie dar, die ich dann in ein Verhältnis zu einigen psychoanalytischen Depressionstheorien setze. Grundsätzlich bewegt sich Maldineys Melancholiekonzept in einer kraepelinianisch-schneiderschen Theorietradition, in der die Manie als mögliche, aber nicht zwingend hinzutretende Kehrseite der depressiven Symptomatik gesehen wird (vgl. Kraepelin, 1913; Schneider, 1950/1976, S. 137–143). Deshalb werde ich im Folgenden die Manie nicht als eigenständige Krankheitseinheit, sondern im Zusammenhang mit der melancholischen Verstimmung beschreiben. Der Abschnitt endet schließlich mit Maldineys Ausführungen zum Suizid und zu Schellings Begriff des Grundes.

Der Melancholiebegriff im heutigen Kontext

Melancholie meint hier nicht jenen in der Alltagssprache häufig so benannten Zustand sentimentaler oder nostalgischer Bedrückung, dem gelegentlich auch künstlerisch-kreatives Potenzial zugeschrieben wird und den beispielsweise der Liedermacher Gisbert zu Knyphausen (2010) mit den Worten besang:

> »Was hast Du der Menschheit jemals Gutes gebracht, außer Musik und Kunst und billigen Gedichten?«

Der Melancholiebegriff der klassischen Psychiatrie bezeichnet vielmehr einen tiefgreifenden, leidvollen Erfahrungswandel, dessen Beschreibung historisch gesehen bis in die griechische Antike zurückreicht (Schmidt-Degenhard, 2013). In der heutigen Psychiatrie entspricht die Melancholie am ehesten dem, was in den gängigen diagnostischen Manualen (ICD-10 und DSM 5) als schwere und psychotische depressive Episode bezeichnet wird. Im ICD-10 deckt die Melancholie etwa den Bereich der schweren bzw. vitalen depressiven Episode ohne oder auch mit psychotischen Symptomen (F32.2; F32.3) mit ggf. einem somatischen Syndrom (psychomotorische Hemmung oder Agitiertheit, Libidoverlust, Appetitlosigkeit, Gewichtsveränderung) ab. Dennoch wird die Melancholie durch diese Manualdefinition nur unzureichend erfasst. Allein die Unterscheidung zwischen leichten, mittelgradigen und schweren depressiven Episoden (F32.0, F32.1, F32.2) suggeriert, dass der Zustand einer schweren Depression lediglich eine quantitativ stärkere Form der leichten Depression sei. Mit Melancholie ist jedoch eine *qualitativ* veränderte Form der Erfahrung gemeint. So wird etwa die Depressivität und Niedergeschlagenheit in einer leichten bzw. früher als »neurotisch« bezeichneten Depression grundsätzlich anders erfahren als das Gefühl der Gefühllosigkeit in der Melancholie, das mit dem Ausdruck »Depressivität« eigentlich nicht mehr wiedergegeben werden kann (Huber, 2005, S. 159–162; siehe auch Heinze & Thoma, 2018, S. 345). Im Gefühl der Gefühllosigkeit empfinden die Betroffenen weder sich noch die Umgebung. Sie empfinden lediglich, eben nicht zu empfinden. Dies kann bis zu Depersonalisations- und Derealisationserfahrungen führen und schließlich in einen Auslöschungswahn wie dem sogenannten Cotard-Syndrom (Cotard et al., 1882/1997) münden. Wie aber beschreibt Maldiney diesen Zustand und wie denkt er ihn mit Bezug zu seinem Begriff der Offenheit?

Maldineys Melancholiebegriff

Maldineys Analyse der Melancholie fußt im Wesentlichen auf seinem Austausch mit Kuhn (2017, siehe Kapitel 2). Ähnlich wie die klassische Psychiatrie kommt Maldiney zu der Auffassung, dass die Melancholie durch eine fundamentale Störung des Empfindens bzw. der sympathetischen Kommunikation mit der Umwelt charakterisiert ist. Maldiney zufolge können die Betroffenen zwar die Welt noch empfinden; sie sind der Welt gegenüber noch rezeptiv. Jedoch vermögen sie nicht, aktiv auf sie zu antworten, d. h. responsiv zu sein. Verlust der Responsivität meint einerseits Verlust der Motorik in einem umfassenden Sinn, d. h. des Vermögens, intuitiv und affektiv auf die Welt zu reagieren, sich im Verhältnis zu ihr zu bewegen und in ihr voranzuschreiten, andererseits drückt sich der Verlust der Responsivität aber auch in der Unfähigkeit aus, dem Erlebten Sinn zu verleihen, woraus sich die häufige Klage der Betroffenen erklärt, ihr Leben und die Welt insgesamt seien sinnlos geworden.

Die bereits erwähnte »Umwandlung von Präsenz in Vorstellung« (Maldiney, 2018c, S. 47) zeigt sich für Maldiney demnach im Falle der Melancholie im Verlust des Antwortvermögens. Das Selbst erscheint in einer rein hypothetischen und reflexiven Position gefangen, ohne aktive Verbindung mit der gespürten Welt. Illustrierend zitiert Maldiney eine Patientin Kuhns:

> »Ich sehe mich nicht mehr in der realen Welt: Es ist vielmehr so, als ob ich bereits tot wäre und mich beobachten würde. Ich kann nichts und ich bin nichts!« (Maldiney, 2018c, S. 48) [59]

Klage ersetzt auf diese Weise antwortendes Wirken. Dabei stellt die Klage für Maldiney eine letzte Form der Aktivität dar, die den Betroffenen noch erhalten ist – die Klage ist eine aktive Flucht vor der Wirklichkeit ins Irreale, eine Flucht, die zudem spielerische Züge hat:

> »Wie bereits Kraepelin bemerkt hat, setzt die Klage sich zusammen aus einem hypothetischen Ausdruck, der einen Konditionalsatz mit einer ebenso irrealen Konsequenz verbindet: ›Hätte ich doch (oder hätte ich doch nicht) ..., so wäre ich nicht hier...‹ Oder, in Form eines Ausrufs: ›Ach! Hätte ich doch... (oder hätte ich doch nicht...).‹ In einem ewigen Wiederkäuen formuliert der Melancholiker eine Hypothese über seine eigene Vergangenheit, die dieser Vergangenheit doch widerspricht und deren Konsequenz eine seiner Gegenwart ganz entgegengesetzte Situation wäre. Auf diese Weise flüchtet er sich ins Irreale. Er erschafft zwischen sich und sich selbst einen

[59] Ein Textverweis Maldineys zu Kuhn lässt sich nicht finden. Es ist auch denkbar, dass Maldiney diesen Ausruf der Patientin selbst in Kuhns Klinik hörte.

> Spielraum. Die melancholische Klage ist solch ein *Spiel.*« (Maldiney, 2018c, S. 48, kursiv i. O.; vgl. Binswanger, 1994c, S. 362 f.)

Doch auch wenn sich in der Imaginierung einer anderen Vergangenheit, die die Melancholikerin von der Last ihrer Situation befreien würde, ein gewisser Handlungsspielraum zeigt, erkennt Maldiney in der grammatischen Form der Klage doch eine spezifische und letztlich scheiternde Konstitution der Zeiterfahrung, die keinen Gegenwarts- und vor allem Zukunftsbezug mehr ermöglicht (Maldiney, 2018c, S. 49). Gekettet an die Vergangenheit scheitert das melancholische Selbst offenbar darin, auf das Ereignis der Gegenwart zu antworten und eine neue Zukunft zu entwerfen. Sein Vermögen, die Gegenwart schöpferisch zu überschreiten, scheint lediglich darauf beschränkt zu sein, in seiner Klage eine *andere Vergangenheit* und ein *anderes Selbst* herbeizusehnen, um sich des Ereignisses, dem es unterliegt, zu entledigen (Binswanger, 1994c, S. 358–364).

Maldiney (2013a) nimmt bei der Beschreibung dieses Vorgangs auch Bezug zu seiner eigenen Biographie: Nach über 40 Jahren kehrt er nach Chemin des Dames zurück, an jenen Ort, an dem er als Soldat der französischen Armee 1940 dem Überfall der deutschen Wehrmacht unterlag. Als Maldiney sich hieran erinnert, erstarrt und verstummt sein Leben plötzlich. Er fühlt sich beherrscht von einem Ereignis (der Niederlage), auf das er auch jetzt, 40 Jahre später, immer noch nicht antworten kann, das ihm die Sprache verschlägt und vor dem er all die Jahre geflüchtet war. In seinen Erinnerungen suchend, erscheint ihm die vergangene Schlacht schließlich fremd – sie ist Teil einer allgemeinen, in den Geschichtsbüchern abgehandelten, musealen Vergangenheit von allen und niemandem geworden, die nichts mehr mit ihm als Individuum selbst zu tun hat. Es bleibt ihm nur, sein früheres Selbst zu beklagen, das dem Angriff der Wehrmacht nicht standhielt, und sich zugleich nach einem anderen Selbst zu sehnen, das die Kraft gehabt hätte, sich diesem Ereignis zu widersetzen:

> »In der Zeit von niemandem, mir selbst fremd, suche ich für ein Früher, das kein Heute hat, die Präsenz eines Anderen, der es tragen

wird... Jenen Anderen, den der Melancholiker in seiner Klage herbeiruft.« (Maldiney, 2013a, S. 41)

Bezug zur psychoanalytischen Theorie des Objektverlusts

Maldiney (2018c, S. 51) zufolge macht »die Verlustsituation [...] den Grund der Melancholie selbst aus«. Aber Verlust wovon? Zum besseren Verständnis von Maldineys Theorie der Melancholie und der Klage scheint es hier sinnvoll, einen Bezug zu psychoanalytischen Theorien des Objektverlusts herzustellen, auf die Maldiney in seinen Überlegungen explizit verweist (Maldiney, 2018c, S. 49–51).

Die psychoanalytische Theorie des Objektverlusts besagt unter anderem, dass es einen grundlegenden Unterschied zwischen Trauer und Melancholie gibt (Freud, 1917/1975; vgl. Mentzos, 2005, S. 184–190). Zu trauern heißt demnach, sich bereits in einer Welt – oder zumindest auf dem Weg zu ihr – zu befinden, in der das einst verlorene Objekt einerseits real nicht mehr vorhanden, in der es andererseits aber durch Erinnerung und Symbolbildung auf eine bestimmte Weise aufgehoben ist (vgl. Segal, 1990). Objekt meint dabei prinzipiell ein Gegenüber, eine Bezugsperson bzw. die Mutter. In der Trauer wird diesem Objekt zwar gedacht und sich seiner erinnert, sich aber zugleich mit seinem Verlust angesichts einer neuen Gegenwart und Zukunft abgefunden. In der melancholischen Erfahrung hingegen ist eben jener Trauerprozess nicht möglich. Es ist unmöglich, sich vom verlorenen Objekt zu lösen. Stattdessen wird es von den Betroffenen immer wieder in ihrer Klage evoziert, ohne dass es ihnen gelänge, dabei eine neue Welt zu entwerfen, die ohne das verlorene Objekt Bestand hätte.

Eine klassische Beschreibung der Reaktion auf den Objektverlust, auf die auch Maldiney (2018c, S. 50) verweist, findet sich bei Freud. Freud (1920/1975, S. 11–14) beobachtet seinen eineinhalb Jahre alten Neffen Ernst, der auf das Verschwinden seiner Mutter mit einem Spiel reagiert: Der Junge wirft eine mit einem Faden verbundene Holzspule hinter sein Bett und spricht ein lautes »o-o-o-o« aus, um diese dann wieder hervorzuziehen, was er mit einem »a-a-a-a« kommentiert. In diesem Spiel reinszeniert der kleine Ernst in den Augen Freuds das Verschwinden der Mutter bzw. in theoretischen Begriffen den Objektverlust. Durch dieses Nachspielen gewinnt der Junge Kontrolle über die Situation und beweist – mit den Konzepten Maldineys gesprochen – angesichts der Situation seine Transpossibilität (Responsivität), indem er den Verlust aktiv und spielerisch entwirft (vgl. Maldiney, 2018c, S. 50).

Freuds Beispiel wurde in der Psychoanalyse vielfach kommentiert. Während Freud (1920/1975) selbst in der aktiven Wiederholung des Verlusts der Mutter eine Bestätigung für die Theorie des Todestriebs sieht, erkennt Lacan hierin den Moment, in dem das Kind bzw. Subjekt sich, um den Verlust der Mutter zu bewältigen, als ein sprachliches konstituiert:

> »[So] beginnt das Kind, sich auf den konkreten Diskurs seiner Umgebung einzulassen, indem es mehr oder weniger näherungsweise in seinem *Fort!* und in seinem *Da!* die Vokabeln reproduziert, die es aus jenem System erhält.« (Lacan, 1990, S. 165, kursiv i. O.)

Das Kind vollzieht also nach Lacan einen entscheidenden Schritt in das Reich der Sprache, in der der Verlust der Mutter mit den Worten »Fort!« und »Da!«, denen Ernsts Ausrufe »o-o-o-o« und »a-a-a-a« näherungsweise entsprechen, kommentiert und repräsentiert wird. Der Verlust wird damit sprachlich greifbar und kommunizierbar – und er verliert im selben Zug an Unmittelbarkeit und Intensität, denn ebenso, wie man sich auf das Wort »Stuhl« nicht setzen kann, *sind* die Worte »Fort« und »Da« weder Abwesenheit noch Anwesenheit der Mutter, sondern *bedeuten* sie nur. Von etwas zu sprechen, heißt bereits, es nicht mehr unmittelbar zu erleben. Die sprachliche Ordnung schiebt sich so zwischen das Kind und die verschwundene Mutter.

Dieser Übergang in die Sprache und die Ablösung vom verlorenen Objekt scheint aber in der Depression nicht möglich zu sein. Ein bestimmter Verlust, beispielsweise eines anderen Menschen, kann nicht sprachlich repräsentiert werden, ihm kann mit anderen Worten keine Bedeutung innerhalb des eigenen biographischen Narrativs zugewiesen werden.

Obgleich sich Maldiney Freuds Beschreibung des Kinderspiels als Reaktion auf das Verschwinden der Mutter zunutze macht, weist er Freuds und insbesondere Lacans Interpretation mit der Begründung zurück, dass hier der eigentliche Sinn des Spiels verfehlt werde (Maldiney, 2018c, S. 50 f.).[60] Maldiney zufolge hat das Spiel für das Kind und den Melancholiker gerade nicht den Übergang in die sprachliche Ordnung zum Ziel und damit einen Abschied vom Objekt, sondern im Gegenteil, die Beziehung zum verlorenen Objekt wiederherzustellen.[61] Im Spiel geht es nach Maldiney auch nicht um Kontrolle oder Besitz eines verlorenen Gegenstands (bzw. der Mutter) oder gar um Rache, wie Freud (1920/1975, S. 11–14) meint, sondern um den zwecklosen, nicht-intentionalen Kontakt mit dem Gegenüber, aus dem heraus sich schließlich eine ästhetische Form des Austauschs, d. h. der »Einwicklung und Ablösung oder auch [...] Suche und Bewahrung« (ebd., S. 50), bildet. Das Spiel hat die Funktion einer vorsprachlichen, sympathetischen und selbstvergessenen Verbundenheit zwischen Selbst und (verlorener) Welt. Es darf auch nicht mit Regression, d. h. mit einer Flucht vor Konflikten in frühkindliche Verhaltensmodi, verwechselt werden: Im Spiel konstituiert sich vielmehr der Mensch überhaupt erst, und zwar als aktiv und spontan auf die (verlorene) Welt antwortendes Selbst (ebd., S. 51).

Maldiney kritisiert in diesem Zusammenhang auch den psychoanalytischen Objektbegriff, der für ihn eine unangemessene Vergegenständlichung dessen, was verloren geht, darstellt (ebd., S. 51 f.). Dies sei eben kein Objekt (und auch nicht »die Mutter«), das man besitzen, über das man verfügen oder dem man in seiner Gegen-ständlichkeit gegenübertreten könne. Verloren gehe viel umfassender der responsi-

---

60 Zum kritischen Verhältnis Lacans und Maldineys, das sich vor allem an Lacans Begriff von Subjekt und Sprache festmacht, siehe Lacan und Maldiney (1967/2008)

61 Maldiney (2019, S. 25 f.) bezieht sich mit seiner Theorie des Spiels auf Fichte und Schiller.

ve Kontakt zum grundlegenden *Ereignis der Welt*. Die melancholische Klage stellt den Versuch dar, diesen Kontakt wiederherzustellen.

Doch wie gezeigt, scheitert dieser Versuch: In der Klage wird das responsive Verhältnis der Betroffenen zu einem Ereignis lediglich hypothetisch in der Vergangenheit vorgestellt (»hätte ich doch früher dies oder jenes getan/nicht getan ... so wäre/wäre nicht ...«, s. o., S. 91 f.), ohne dadurch je in der Gegenwart und dem gegenwärtigen Ereignis anzukommen. Im hypothetischen Spiel mit der Vergangenheit und dem Versuch eines lebendigen Kontakts mit einem früheren Ereignis bleibt den Betroffenen der Bezug zur Gegenwart verwehrt.[62]

Manie als Kehrseite der Melancholie

Entsprechend der traditionellen Rahmung der Melancholie als »folie circulaire« (Falret, 1854) bzw. als »manisch-depressives Irresein« (Kraepelin, 1913) geht auch Maldiney davon aus, dass die Manie das Vexierbild der Melancholie darstellt. In den heutigen Diagnosema-

---

62 Trotz der Vorbehalte Maldineys gegenüber einigen psychoanalytischen Konzepten besteht eine interessante Analogie zwischen Maldineys Thesen und der Melancholietheorie Julia Kristevas (*1941), welche die Autorin in »Soleil noir« (1987, dt.: »Schwarze Sonne«, 2007) formuliert. In kritischer Auseinandersetzung mit Lacan definiert Kristeva (1974, S. 40) das »Semiotische« als erste, zeichenhafte und »strukturierende Anordnung der Triebe«, die sich in der Sprache durch Prosodien, Melodien und Rhythmen zeige (vgl. Kristeva, 1980, S. 195 ff.). Das Semiotische sei weder ungeordneter Trieb noch von ihm losgelöste, sprachliche Repräsentation, die intentional verfügbar wäre und die bei Lacan dem Bereich der »symbolischen Ordnung« entspricht. Analog zu Maldiney drückt sich für Kristeva in der melancholischen Klage ein ursprünglicherer, vorsprachlicher bzw. protosprachlicher Bezug zum verlorenen Objekt aus, wobei sich Kristeva ähnlich wie Maldiney vor allem für das pathische Moment des Sprechens, d. h. der Parole, interessiert. Dieses pathische Moment drückt sich nicht im Inhalt, sondern in der Rhythmik und im Gestammel der Klage aus (Kristeva, 1987, S. 52–78). Auch Kristeva hinterfragt dabei den psychoanalytischen Objektbegriff und stellt diesem die Rede vom (vorgegenständlichen) »Ding« entgegen (Kristeva, 1987, S. 20–25; vgl. Freud, 1895/1975). Ausgehend von diesen Analogien wäre eine tiefergehende Vergleichsstudie zwischen Maldiney und Kristeva vielversprechend.

nualen wird eine manische Episode (F30.- bzw. F31.-) als ein Zustand mit deutlicher Antriebssteigerung, gehobener bis gereizter Stimmung, beschleunigtem bis ideenflüchtigem Denken sowie selbstüberschätzendem und distanzlosem Sozialverhalten beschrieben. Neben der abgeschwächten Form der Hypomanie (F30.0/F31.0), in der meist noch ein soziales Funktionsniveau erhalten ist, kann es auch zu im engeren Sinn psychotischen Symptomen (F30.2/F31.2) mit Wahn (insbesondere Größenwahn) und Halluzinationen (kommentierende Stimmen) kommen.

Maldineys Manieverständnis speist sich neben eigenen klinischen Beobachtungen vor allem aus Binswangers (1994d, 1994c) Analysen. Maldiney interessiert sich dabei vor allem für den deutlich gesteigerten Antrieb und die gehobene Stimmung in der Manie – Phänomene, die Binswanger (1994d, S. 41) mit dem Ausdruck des »Festlichen« charakterisiert, in der die Betroffenen eine fraglose »Einheit von Ich und Welt« erlebten (Binswanger, 1994c). Maldiney (2018c) sieht hierin die »Produktivität ohne Widerstand« und die »Volatilität« eines Daseins, das sich von seiner Umwelt bzw. seinem »Grund« losgesagt habe. Dies zeige sich etwa darin, dass es den Betroffenen nicht gelinge, in einen aufmerksamen und echten Austausch mit ihrer Umwelt und ihren Mitmenschen zu treten. Sie seien in diesem Zustand der eigentlichen Begegnung nicht fähig (Maldiney, 2004, S. 153). Dies versucht Maldiney anhand des Zeiterlebens in der Manie zu verdeutlichen: Während in der Melancholie die Vergangenheit als unabänderliche und unerträgliche Last erscheine, trete die Manie als eine erlösende Befreiung von allen Bindungen an die Vergangenheit und Gegenwart in Erscheinung, als Sprung in die Zukunft, welche ohne Widerstand und Mühe im Moment, da sie vorgestellt werde, unmittelbar da und erfüllt sei. Alles Gewünschte und Ersehnte scheine mit einem mal möglich, ganz im Hier und Jetzt. Die Deutung der Manie als fluchtartiger Sprung in die Zukunft bzw. als Dominanz der Zukunft über das Zeiterleben ist in klassischen wie aktuellen anthropologischen Studien zur Manie weit verbreitet (Binswanger, 1994c, 1994d; Fuchs, 2009; Kupke, 2009). Maldiney sieht jedoch das eigentliche Problem nicht im Überhandnehmen der Zukunft, sondern in einem gestörten Verhältnis zur Gegenwart, das die Manie letztlich mit der Melancholie verbinde:

> »In Wirklichkeit sind aber sowohl im einen wie im anderen Fall [in der Melancholie wie in der Manie, Anm. S. T.] Vergangenheit und Zukunft mangels einer Gegenwart illusionär. Der Melancholiker und der Maniker haben keine wahrhaftige Gegenwart und sind daher vom Ereignis ausgeschlossen.« (Maldiney, 2018c, S. 230)

Was also für Maldiney in der Manie eigentlich versagt, ist ein offenes und responsives Verhältnis zur Gegenwart bzw. zum gegenwärtigen Ereignis. Auf das Ereignis, das die Grundlage des Daseins darstellt, könne weder in der Melancholie noch in der Manie geantwortet werden.

Abschließend muss angemerkt werden, dass Maldiney in der Melancholie und in der Manie nicht allein einen eingeschränkten Verlust des Antwortvermögens sieht. Melancholie und Manie sind für ihn vielmehr *verfehlte* Antworten auf das Ereignis: In der Melancholie wird das Ereignis durch das Herbeisehnen einer anderen Vergangenheit beantwortet, in der Manie hingegen durch die Flucht in eine andere Zukunft, in der eine Antwort auf das Ereignis in der Gegenwart vermeintlich möglich ist. Vielleicht noch deutlicher als in der Melancholie zeigt sich dies in der Manie, denn ein manischer Mensch glaubt ja, so scheint es, wie niemand anders auf die gegenwärtige Umwelt zu antworten, ihr zu entsprechen und beispielsweise im Größenwahn seine Mitmenschen von deren Leiden zu erlösen und ihr Retter zu sein.

Suizid als Rückkehr zum »Grund«

Wenn schließlich auch die Klage eines Menschen mit melancholischer Depression versagt und der manische Gegenentwurf ebenfalls den eigentlichen, responsiven Kontakt mit dem Ereignis verfehlt, kann nach Maldiney die scheinbar einzige Handlung, die dem Betroffenen noch offensteht, darin bestehen, selbst Teil jenes vergangenen und für ihn nicht beantwortbaren Ereignisses zu werden, d. h., Suizid zu begehen:

»Seine allerletzte und einzige Handlung ist, sich der Vergangenheit anzuschließen […], indem er qua Involution zurückkehrt in den vorgeburtlichen Schoß, zur anonymen Matrize, zur Erde, zum Ozean aus dem man entsprungen ist, zu einem allzu verschlossenen Boden. Im Unbegonnenen zu enden …« (Maldiney, 2013a, S. 42 f.)

Um die Semantik dieser Formulierungen besser zu begreifen, ist es notwendig, noch einmal grundsätzlich auf die Bedeutung der Melancholie und insbesondere der melancholischen Stimmung einzugehen. So weist Maldiney unter Verweis auf Friedrich Wilhelm Joseph Schelling (1775–1854) auf den inneren Zusammenhang des Dunklen, Engen und Schweren hin, der in der melancholischen Stimmung erfahren werde:

»Das Dunkle, die Enge, die Schwere sind in phänomenologischer Hinsicht miteinander verwandt – im Einbruch der Nacht verengt sich die Welt selbst. Es ist diese sich in ein und demselben Pathos konstituierende sinnliche und intermodale Einheit des Dunklen und des Schweren, welche Schelling in der Melancholie zu erleiden hat (deren Schwelle er 1808/1809 überschreitet), als er in der Freiheitsschrift vom ›Schleier der Schwermuth, der über die ganze Natur verbreitet ist, die tiefe unzerstörliche Melancholie alles Lebens‹ spricht.« (Maldiney, 2018c, S. 39; Schelling, 1860/1907, S. 494)

Diese melancholische Stimmung werde im Deutschen treffend mit dem Begriff »Schwermut« bezeichnet. Das Gefühl der Schwere drücke sich in der depressiven Müdigkeit, der Bedrückung, den verlangsamten Denk- und Bewegungsabläufen und der Unfähigkeit aus, sich zu entscheiden und zu freuen (ebd.). Mit Schelling (1860/1907) deutet Maldiney diese Phänomene als »Streben zum Grund« bzw. als »Begehren des Grundes«.[63] Die Doppelbedeutung des Schwermuts sieht Maldiney in der Formulierung »zu Grunde gehen« auf den Punkt gebracht: Zu Grunde zu gehen bedeute sowohl, in einem passiven Sinn

63 So stamme das Wort »Mut« vom Alt- und Mitteldeutschen »mout«, womit Strebungen im Sinne des Desiderativs, Optativs und Volitivs bezeichnet worden seien (so auch im Altgriechischen »maiomai« als »sehnsüchtig begehren«, siehe ebd., S. 39).

unterzugehen, zu verfallen, als auch, in einem aktiven Sinn auf den Grund zuzusteuern und mit dem Grund der Dinge eins zu werden und sich in ihm festzumachen (ebd., S. 40, 42).

Der Grund ist ein Schlüsselbegriff in Schellings Philosophie. Schelling bezeichnet damit eine aller Subjektivität vorgeordnete und unvordenkliche Instanz, die trotz allen Erkenntnisfortschritts der Vernunft nicht weiter be-gründet, d. h., mit Sinn versehen werden könne, und die zugleich den sich immer wieder geltend machenden Ursprung und Ausgangspunkt der Vernunft darstelle – womit Schelling insbesondere an Hegels geistesgeschichtlichem Fortschrittsglauben Kritik übt. Der Grund ist bei Schelling ein mystisches Konzept, das sich aufgrund seiner Definition als unbestimmbarer und unbegründbarer Kategorie einem präziseren Verständnis entzieht (vgl. Bowie, 2016). Auch wenn das Konzept des Grundes damit philosophisch bei Schelling schwer greifbar ist – auf existenzieller Ebene lässt es sich dennoch veranschaulichen: So ist Schelling der Auffassung, dass der Grund im Leben eines Menschen durch den Verlust gewohnter Sinnbezüge und auch sozialer Zugehörigkeit erfahren werden könne und zum Zwecke des philosophischen Denkens auch erfahren werden *müsse*:

> »Nur derjenige ist auf den Grund seiner selbst gekommen und hat die ganze Tiefe des Lebens erkannt, der einmal alles verlassen hat und selbst von allen verlassen war [...], ein großer Schritt, den Plato mit dem Tode verglichen.« (Schelling, 1821/1965, S. 217 f., 379 f.; nach Billmeier, 2010)

Diesen Verlust erkennt Schelling in der Melancholie.

Maldiney eignet sich Schellings Theorem des Grundes im Rahmen seiner Existenzphilosophie an. Maldiney versteht den Grund als »Bedingung in uns, die nicht von uns abhängt« und als *»reine Alterität«* (2017, S. 447, kursiv i. O.). In einem weiteren Sinn deckt sich der Begriff des Grundes mit anderen Begriffen wie Ereignis, Sein und Alterität, die Maldiney definitorisch kaum voneinander abgrenzt. Versuchsweise ließe sich das Ereignis als das Sich-Zeigen bzw. Aufbrechen des Grundes deuten. Es verweist somit auf die Dynamik des Grundes.

Nach Maldiney besteht ein Wechselverhältnis zwischen Grund und Existenz: Den Grund könne es nur für einen Menschen geben, der existiere, und wiederum könne es eine Existenz nur geben, indem sie den Grund existiere, da sie sonst nur einen ideellen Status habe (ebd.). »Existieren« meint dabei bei Maldiney – wie schon im Verhältnis zum Ereignis und der Alterität beschrieben (siehe 3.4) – sowohl, den Grund passiv zu empfangen, als auch, ihn aktiv zu beantworten, d. h., ihm Sinn zu verleihen (ebd., S. 448 f.).

Im Zugrundegehen der melancholischen Schwermut macht sich daher letztlich das Unvermögen des Menschen geltend, auf den Grund zu antworten, ihn zu gestalten bzw. etwas aus ihm zu machen. Nach der Klage erscheint der Suizid gewissermaßen als »letzte Antwort« eines Subjekts, das, aller Antworten, allen Sinns und aller Schöpfungskraft beraubt, sich nicht mehr anders zu helfen weiß, als in »den vorgeburtlichen Schoß, zur anonymen Matrize, zur Erde, zum Ozean« (Maldiney, 2013a, S. 43) zurückzukehren, womit Maldiney die mystische Bedeutung des schellingschen Grundes umschreibt.

Schizophrenie

Abgesehen von Maldineys biographischen Beschreibungen finden sich bei ihm wenige Hinweise darauf, um welche Ereignisse es sich konkret handeln könnte, auf die in der Melancholie nicht geantwortet werden kann und durch die es zu einem Zusammenbruch der Offenheit kommt. Im Falle der Schizophrenie nimmt sich Maldineys Analyse hierzu anschaulicher aus. Die Schizophrenie ist ebenfalls eine Daseinsgestalt, in der es nach Maldiney zum Zusammenbruch der Offenheit im Angesicht des Ereignisses kommt. Allerdings ist es hier nicht die Responsivität, sondern die Rezeptivität gegenüber dem Ereignis, die Maldiney zufolge betroffen ist. Sein Grundgedanke ist, dass in der Schizophrenie ein Ereignis erlitten wird, auf das durch einen fundamentalen und anhaltenden Verschluss der Rezeptivität reagiert wird und zwar nicht nur gegenüber dem jeweiligen Ereignis, sondern auch gegenüber jedem weiteren Ereignis und der Welt insgesamt. Diese

Verschlossenheit macht für Maldiney das Wesen schizophrener Symptome wie etwa der Apathie und des schizophrenen Autismus aus. Doch diese Verschlossenheit kann Maldiney zufolge auch zu einem Überhandnehmen aktiver und gewissermaßen »erfinderischer« bzw. produktiver Aspekte der menschlichen Existenz führen, die schließlich in schizophrenen Wahnsystemen kulminieren können. Wahnüberzeugungen lassen sich demnach als ein idiosynkratischer Weltentwurf ohne rezeptive Empfindung der Welt und von Alterität begreifen (Maldiney, 2017, S. 448 f.).

Als Beispiel des Zusammenbruchs rezeptiver Offenheit im Angesicht des Ereignisses greift Maldiney eine Fallstudie Binswangers (1957/1994b) auf.[64] In dieser Studie gibt Binswanger die Krankengeschichte von Suzanne Urban wieder, die nach dem Bekanntwerden der Blasenkrebserkrankung ihres Ehemanns an einer Schizophrenie erkrankt. Kurz vor Ausbruch der Psychose kommt es für die Patientin zu folgendem Schlüsselerlebnis:

> »Ich ging mit ihm [ihrem Ehemann] zum Arzt, wartete [...] und hörte, zitternd und weinend, sein furchtbares Stöhnen. Der Arzt sagte ihm, es sei in der Blase eine verwundete Stelle, machte aber indem er ihm den Rücken wandte, mir eine so furchtbar hoffnungslose Miene, daß ich ganz starr wurde, den Mund nur vor Schreck aufmachte, so daß der Arzt mich schnell an der Hand griff, um mir zu zeigen, daß ich nichts von meinen Empfindungen ihm beweisen soll. Diese Pantomime war was Schreckliches!« (ebd., S. 216)

Das Schreckliche der Situation wird von Urban dabei vor allem im Gesichtsausdruck des Arztes ausgemacht, der ihr den möglichen Verlust ihres Mannes vermittelt. Und wiederum erleidet die Patientin diesen möglichen Verlust nicht als gedankliche Erkenntnis, sondern als leibliches Ausdrucksgeschehen. Maldiney kommentiert entsprechend zur »Pantomime« des Arztes:

64 Siehe diesbezüglich die Betrachtung in Thoma (2018, S. 101–105), die ich im Folgenden in überarbeiteter Form wiedergebe

> »Schon unter gewöhnlichen Umständen ist ein Ausdruck nicht bloß in der Welt, sondern von ihm her öffnet sich die Welt. Wir erliegen förmlich der Transzendenz des Gesichts anderer Menschen. Wenn er aber solch eine faszinierende Macht ausübt, wie Suzanne Urban sie verspürte, so wird der Ausdruck *zur* Welt selbst. Der Ausdruck legt sich in einer absoluten Nähe auf uns, wie der eines der Nacht entsteigenden Gesichts, das sich gegen das Fenster drückt und dabei den gesamten Raum zum Verschwinden bringt. Im Verlust des Abstands lastet dieser Ausdruck auf uns.« (Maldiney, 2018b, S. 227, kursiv i. O.)

Diese nicht allein durch den Verweis auf den Tod, sondern auch durch die Blockade des Schreis gekennzeichnete Ausdruckserfahrung hat Maldiney zufolge schließlich vollkommen den Welthorizont Suzanne Urbans erfasst und bestimmt so den weiteren Verlauf ihrer Verrückung. Nur wenige Wochen später, wie Binswanger berichtet, manifestiert sich Urbans Schizophrenie in dem Wahn, selbst die Mörderin ihrer Familie zu sein, aber auch darin, selbst nun an Krebs sterben zu müssen (Binswanger, 1957/1994b, S. 215–228).

Wie kam es hierzu? Maldiney stellt fest, dass sich häufig traumatische Ereignisse am Anfang einer Schizophrenie fänden. So verweist er (ebd., S. 228) etwa auf einen ähnlichen Fall bei Roland Kuhn (1963a), in dem dieser die Geschichte einer jungen Frau beschreibt, die mit ihrer Familie gefrühstückt habe, als plötzlich vom ersten Stock ein Gewehrschuss erhallt sei, mit dem sich der Bruder der Patientin das Leben genommen habe. Rückblickend habe die Betroffene den auslösenden Schreckensmoment ihrer Verrückung nicht im Anblick ihres blutüberströmten Bruders, sondern im sprachlosen Gesichtsausdruck ihres Vaters am Esstisch im Moment des Knalls ausgemacht.[65]

Freilich ist die traumatische Wirkung eines Ereignisses höchst relativ. Im Falle Suzanne Urbans beispielsweise würde Maldiney nicht

65 Kuhn gibt in seinem veröffentlichen Artikel nicht die gesamte Geschichte der Patientin und auch nicht das auslösende Ereignis ihrer Schizophrenie wieder. Ich berufe mich daher auf die Darstellung des Falls durch Maldiney, der Zugang zu einem unveröffentlichten Manuskript Kuhns hatte.

behaupten, dass jede Person, die eine Krebsdiagnose erhält – oder deren Angehörige –, schizophren wird. Doch für Suzanne Urban, die von Binswanger (1957/1994b, S. 228–233) als besonders abhängig von ihrem Ehemann beschrieben wird, wird die Krebsdiagnose zu jenem Ereignis, das ihr gesamtes Leben infrage stellt. Selbst wenn Urban sich den Tod ihres Mannes vorgestellt hätte, würde dies nicht vorwegnehmen können, was es hieße, die sich ankündigende Wirklichkeit des Todes und all dessen, was der Tod mit sich bringt, auch *tatsächlich zu erleiden.* Erst die *Wirklichkeit* – und nicht hypothetische Möglichkeit – des Todes eines geliebten Mitmenschen stellt den bisherigen Raum des Möglichen unserer Welt eigentlich und grundlegend infrage (vgl. Romano, 2010a, S. 31 f.). In diesem Krisenmoment scheint Urban folglich zu etwas Unmöglichem gezwungen, das den bisherigen Möglichkeitsraum übersteigt. Darüber hinaus scheint sie gezwungen, sich in diesem unmöglichen Moment im Griff zu haben, eben so, wie sie der Arzt an der Hand greift. Die Antwort der Patientin auf dieses Ereignis wäre ein *Schrei* gewesen, der ihr – offensichtlich durch die moralische Verpflichtung gegenüber ihrem Mann – untersagt wird. In der Folge verstummt Urbans pathische Kommunikation mit der Welt während sich zugleich ihr Schrei nach Innen richtet. Maldiney kommentiert:

> »Die verstummte Rede, wie etwa der nach innen gekehrte Schrei Suzanne Urbans, markiert den Moment, in dem die Kommunikation in der Mit-Welt durch den Kontakt ersetzt wird. Ein in die Welt geworfener Schrei hätte Suzanne Urban von der unbeweglichen Starre befreit, in der sie an Ort und Stelle dem Ausdruck unterworfen wurde. Dieser Ausdruck ist schließlich zum unüberwindbaren Ereignis geworden, demgegenüber der Patientin nichts anderes mehr bleibt, als es unendlich zu wiederholen. Im Vorhinein absorbiert es die Möglichkeit eines jeden weiteren Ereignisses. Die Angst vor dem Krebs verunendlicht sich und lässt keinen Platz mehr für die Anrufe vonseiten der Welt.« (Maldiney, 2018b, S. 228)

Wie schon Binswanger spricht Maldiney (ebd.) hierbei von einer »Atmosphärisierung« des traumatischen Ereignisses, das die Welt der

Patientin infiltriert und zwar in Form dessen, was in der klassischen Psychopathologie als »Wahnstimmung« bezeichnet wird.[66] Maldiney merkt zur Verbindung zwischen dem traumatischen Ereignis und Urbans Wahnstimmung an:

> »Die Enthüllungsphase des Wahns, die den Wahn im Zeichen des Schreckens bestimmte [...], steht in enger Beziehung und [...] in Resonanz mit der Urszene. Die ganze Welt ist für Suzanne Urban Atmosphäre geworden. Überall witterte sie, wie ihre Angehörigen sagten, Gefahr. Wie die Seelen im Hades, oder wie als ob die Welt Rauch geworden wäre. Der Geruchssinn steht dem Tastsinn nahe. In einem dichten Nebel [...] lastet alles unmittelbar auf uns. Unser Bezug zur Umgebung ist Kontakt, ohne dabei Kommunikation zu sein, weil er des Spielraums ermangelt.« (Maldiney, 2018b, S. 227)

Die Atmosphärisierung und »unendliche Wiederholung« (ebd., S. 228) des unheimlichen Ereignisses drückt sich schließlich in Wahnüberzeugungen der Betroffenen aus. Sie sind gewissermaßen die Vollendung des »nach innen gekehrten Schreis« (ebd.) und damit des Versuchs Urbans, auf das Ereignis zu antworten, nachdem ihr die ursprüngliche, pathische Antwort unmöglich war.

Wahn wird von Jaspers bekanntermaßen als eine absolut gewisse, unkorrigierbare und unmögliche Überzeugung bestimmt (Jaspers, 1913/1946, S. 80). Für Maldiney (2018b, S. 234) stellt diese Überzeugung einen Reparationsversuch dar, eine »Brandung der Normalität [...] – die defensive Gegenmanifestation der Transzendenz –, durch die jemand überhaupt noch existieren kann«. Doch dieser Reparationsversuch ist für Maldiney sowohl verspätet, da er der pathischen Antwort hinterherhinkt, als auch rein kognitiv und intentional – er vermag daher nach Maldiney nicht, die rezeptive Offenheit Urbans auf der Empfindungsebene wiederherzustellen. Der Reparationsversuch spielt sich lediglich im Bereich des Denkens und der Überzeugungen ab. Die durch ihn geschaffene gedankliche Kohärenz und die

---

66 Siehe Binswanger (1957/1994b, S. 235 ff.); vgl. Tellenbach (1968, S. 106 ff.); siehe ferner Jaspers (1913/1946, S. 82 ff.)

absolute Gewissheit des Wahnsystems lässt keine Verunsicherungen durch weitere eintreffende, fremde Ereignisse mehr zu. Maldiney (2018c, S. 120) bezeichnet diesen Vorgang auch als »schizophrene Hyperbegründung«. Eine »hyperbegründete« und über-gewisse Welt, d. h. eine geschlossene Welt, die außer der Überzeugung, selbst die Mörderin ihrer Familie zu sein, nichts mehr zulässt, ist im Falle Suzanne Urbans letztlich doch bewohnbarer als eine solche, die noch offen für jene mögliche Bedrohung ist, die die Betroffene im Untersuchungszimmer des Arztes erfuhr (Binswanger, 1994a, S. 222). Um sich selbst zu retten, muss Urban demnach die Verbindungen mit der Welt wie auch mit jedem weiteren Ereignis kappen.[67]

An Maldineys Wahnverständnis wird deutlich, dass er wahnhafte Überzeugungen nicht als das Grundproblem der Schizophrenie ansieht. Auch in der klassischen Psychopathologie wird davon ausgegangen, dass dem Wahn als gedanklichem System bestimmte »primäre Wahnerlebnisse« zugrunde liegen (Jaspers, 1913/1946, S. 82 f.; vgl. Kraus, 2014). Der Wahn ist demnach, wie schon Jaspers (1913/1946, S. 164) erklärte, »keine Denkstörung«. Ihm liegt eine diffuse Wahnstimmung zugrunde, aus dem sich schließlich ein Überzeugungssystem beispielsweise in Form des Verfolgungswahns herausbildet, was klassischerweise als »Wahnarbeit« bezeichnet wird. Diese Entstehung eines paranoiden Wahnsystems hat wiederum als Übergang von der »Unheimlichkeit der Welt zur Heimlichkeit der Verfolger« (Blankenburg, 2007a, S. 54) ebenfalls Ereignischarakter im maldineyschen Sinne. Doch basiert die Wahnarbeit nach Maldiney auf einer noch grundlegenderen Veränderung. Das Ereignis des Wahns verdecke ein anderes, vorgelagertes Ereignis (Maldiney, 2018b, S. 222). Dieses andere Ereignis ist eben jenes des erlittenen Traumas, wie es Suzanne

67 Eben dieser Umstand macht das Ereignis des ärztlichen Blicks im Untersuchungszimmer erst zu einem Trauma. Ein Trauma ist demnach, wie Romano (2010b, S. 39) erläutert, eigentlich ein »Anti-Ereignis«, das uns nicht mehr loslässt und »das nicht aufs Neue das Mögliche erschließt, sondern dieses vielmehr von vornherein verschließt, und zwar im selben Zug, wie es jede Möglichkeit neuer Ereignisse verwirft«.

Urban im Blick des Arztes widerfährt und woraufhin sie selbst keine weiteren Ereignisse mehr zulassen kann. Vor diesem anderen, traumatischen Ereignis kann ihre Offenheit nicht standhalten, es kann nicht in den Rhythmus ihrer Existenz integriert werden. Die Existenz kommt zum Stehen. Der Wahn wird zum Schutzwall gegen die Offenheit der Erfahrung.

Zusammenfassend macht Maldineys Betrachtung der Schizophrenie Suzanne Urbans deutlich, dass die Entwicklung einer Schizophrenie nicht abgetrennt von der jeweiligen, krisenhaften Auslösesituation verstanden werden kann. Diese unheimliche Situation breitet sich im gesamten Empfinden und schließlich Denken der Patientin aus, die sich daraufhin der Welt verschließt. Folgt man Maldiney Zugang zur Schizophrenie, muss somit hinter deren offensichtliche Symptome wie etwa Wahn oder Stimmenhören zurückgefragt werden. Und auch die »*Infragestellung der eigenen Existenz*«, die Conrad (1958/2013, S. 85, kursiv i. O.) in seinem gestaltpsychologischen Ansatz für die Wahnstimmung beschreibt, würde für Maldiney den Ursprung der Schizophrenie nicht erfassen: Diese wahnhafte Infragestellung wurzelt selbst in traumatischen Erfahrungen existenzieller Infragestellung. »Schizophrenes Selbst« und schizophrenogenes Ereignis lassen sich nicht voneinander trennen.[68]

---

[68] Wie schon bei Maldineys Melancholie-Theorie lassen sich Parallelen zu psychoanalytischen Deutungen ausmachen. Maldineys These vom schizophrenen Verlust von Offenheit bzw. Rezeptivität gegenüber der Wirklichkeit entspricht die psychoanalytische Deutung der Schizophrenie als Verwerfung oder Löschung einer unerträglichen Realität, an deren Stelle der Wahn tritt, dem damit zugleich eine Stabilisierungsfunktion gegenüber fragilisierten Ich-Strukturen zukommt (vgl. zusammenfassend Lempa et al., 2017, S. 57–66; mit Bezug zu Lacan s. Grohmann, 2018). Auch die von Maldiney beschriebenen Schwierigkeiten Betroffener, sich zwischen den Polen (traumatischer) Nähe und Verschmelzung einerseits sowie schützender wie lebloser Distanz und Selbstidentität zu ihren Mitmenschen andererseits zu bewegen, ließen sich gut mit Mentzos' Dilemma-Konzept der Schizophrenien verbinden (Mentzos, 2002). Da Maldiney selbst entsprechende Bezüge aber nicht herstellt, erlaube ich mir, dies in meiner Darstellung zu übergehen und auf zukünftige Forschungen zu verweisen.

Schizophrenie selbst als Ereignis

Ein Aspekt, der in Maldineys Theorie der Schizophrenie erwähnt, aber nicht weiter vertieft wird, ist die Ereignishaftigkeit der Schizophrenie selbst: Zwar sieht Maldiney (2018b, S. 222), wie eben erläutert, im schizophrenen Wahn ebenso ein Ereignis, das ein vorgelagertes, traumatisierendes Ereignis verdeckt, doch wäre zu fragen, ob das Ereignis der Schizophrenie nicht ebenfalls eine traumatisierende Wirkung zu entfalten vermag. Die Möglichkeit des Menschen, psychotisch auf ein bestimmtes Ereignis zu reagieren, kann ebenso verängstigend und schrecklich sein, wie dieses Ereignis selbst. Hier ließe sich an das bekannte Zitat aus Hölderlins Sophokles-Übersetzung der »Antigone« anschließen, das auch Maldiney (2018c, S. 36) anführt, wenn er vom »Anderen« unserer selbst spricht:

> »Ungeheuer ist viel. Doch nichts
> Ungeheurer, als der Mensch.« (Hölderlin, 1826/1952, S. 219)

Die Begegnung mit einem unheimlichen Ereignis wäre demnach mehr noch eine Begegnung mit uns selbst, mit unserem eigenen, ungeheuren Grund: dem Vermögen, im Angesicht der Welt wahnhaft zu werden, Stimmen zu hören und uns der Welt zu verschließen. Wiederum kann dieser Einbruch des Grundes nicht nur von den Betroffenen selbst, sondern auch von ihrem Umfeld miterlitten werden. Zu denken wäre etwa an Syd Barrett, Bandmitglied von Pink Floyd, der eine Psychose entwickelte und sich daraufhin offenbar vollkommen in sich zurückzog.[69] Dies wurde zu einem einschneidenden Ereignis für die anderen Bandmitglieder, die Barretts Wesensveränderung in vielen ihrer Lieder zu verarbeiten suchten. So etwa in »Shine on you crazy diamond«:

> »Remember when you were young, you shone like the sun. [...]
> Now there's a look in your eyes, like black holes in the sky. [...]
> Nobody knows where you are, how near or how far. [...]
> You reached for the secret too soon, you cried for the moon.

---

69 Siehe zu folgenden Ausführungen die ARTE-Dokumentation zur Entstehungsgeschichte des Pink-Floyd-Albums »Wish you were here«: https://www.youtube.com/watch?v=dOyHnuVS9Yk (abgerufen am 23.07.2021)

Shine on you crazy diamond.«[70]

Das Beispiel Pink Floyd macht zudem deutlich, dass die Verarbeitung einer Psychose für Umstehende, aber natürlich auch für die Betroffenen selbst ein schöpferisches und produktives Potenzial birgt und damit erneut nicht auf einen defizitären Krankheitsbegriff reduziert werden kann.[71]

4.3 DISKUSSION DER PSYCHOSENTHEORIE

Für Maldiney bestehen Psychosen im Zusammenbruch der Offenheit im Angesicht des Ereignisses. Dabei kommt es im Fall der affektiven Psychose (Melancholie, Manie) zu einem Verlust von Responsivität und im Fall der schizophrenen Psychose zu einem Verlust von Rezeptivität. Sind dies nun für Maldiney kategoriale oder dimensionale Unterscheidungen, die ggf. auch Übergänge und Zwischenformen etwa im Sinne einer schizoaffektiven Psychose oder auch zwischen Krankheit und Gesundheit zulassen?

Diese Fragen betreffen nicht nur Maldineys Theorie, sondern ziehen sich nahezu durch die gesamte Geschichte der Psychopathologie. Paradigmatisch ist in diesem Zusammenhang etwa Jaspers' Behauptung, dass das »Reden von den Übergängen das Faulbett des Denkens und Beobachtens« sei (Jaspers, 1913/1946, S. 33), womit

70 Es ist im Übrigen möglich, in diesen Textzeilen eine latente Psychosentheorie zu sehen: Zum einen bringt der Text den Gedanken zum Ausdruck, dass der Einbruch des Grundes in eine Existenz, deren Offenheit für ihn noch nicht ausreichend vorbereitet ist und den Barrett mutmaßlich durch psychedelische Drogen selbst herbeizwang, zum Wahnsinn führen kann (»You reached for the secret too soon«). Zum anderen deckt sich die Formulierung »nobody knows where you are, how near or how far« mit Maldineys Vorstellung eines Verlusts räumlicher Dimensionen in der Psychose: Eine Präsenz, die ihren Ort in der Welt verloren hat, lässt sich auch durch andere nicht mehr verorten – die Dimensionen von Nähe und Distanz kommen abhanden (Maldiney, 2018c; Binswanger, 1930/1994).

71 So nahm auch Syd Barrett nach seinem krisenbedingten Austritt aus der Band noch Soloalben wie »The Madcap Laughs« auf. Siehe https://de.wikipedia.org/wiki/The_Madcap_Laughs, abgerufen am 06.10.2021

sich der Autor für eine mit eindeutigen Kategorien operierende und unterscheidende Psychopathologie aussprach. In aktuellen Debatten wird hingegen zunehmend für ein dimensionales Krankheitsverständnis plädiert, wobei von einer graduellen Verteilung von Krankheitssymptomen (etwa von Negativ- und Positivsymptomen der Psychose) in der Bevölkerung ausgegangen wird (vgl. Jäger et al., 2012).

Bezogen speziell auf die Unterscheidung verschiedener (affektiver und schizophrener) Psychoseformen finden sich diesbezüglich bei Maldiney keine expliziten Hinweise. Dennoch lässt sich seine Theorie am ehesten der klassischen Tradition der »Einheitspsychose« zuordnen (Janzarik, 1959, S. 26 ff.; Dörner, 1969/1975, S. 297, 315–318): Maldiney (2009a, S. 31) geht von einer einheitlichen »Struktur der psychotischen Existenz« aus, die sich sowohl in der depressiven Klage als auch der manischen Ideenflucht sowie im schizophrenen Wahn ausdrücke und die im Kern durch eine »Umwandlung von Präsenz in Vorstellung« (2018c, S. 47) charakterisiert sei. Diese Umwandlung kann also bedeuten, dass es im Angesicht eines überwältigenden Ereignisses sowohl zu einem depressiven Verlust des Antwortvermögens kommen kann als auch zu einem schizophrenen Verlust der Rezeptivität, also des Vermögens, die Welt zu empfangen. Wiederum wäre anzunehmen, dass Übergänge innerhalb dieses Offenheitsverlusts möglich sind, dass sich beispielsweise die melancholische Klage in schizophrene Apathie verwandeln kann und umgekehrt. Dies sind freilich Überlegungen, die der empirischen Überprüfung bedürfen.

Mit Bezug auf das Verhältnis von psychotischer und nicht-psychotischer Existenz ist Maldineys Unterscheidung jedoch eindeutig kategorial. Er geht davon aus, dass eine Psychoseerfahrung sich prinzipiell von der selbstverständlichen und sozial geteilten Alltagserfahrung unterscheidet, auf die sich die Betroffenen grundsätzlich nicht mehr verstehen. Allerdings ist Maldineys kategorische Unterscheidung nicht *dichotom*, sondern *trichotom*: Maldiney unterscheidet nicht zwischen Krankheit (Psychose) und Gesundheit (Normalität), sondern zwischen »pathologisch«, »pathisch« und »normal«.

Bevor jedoch die genaueren Implikationen und Konsequenzen dieser Unterscheidung erläutert werden können, muss Maldineys Psychosentheorie zunächst im Kontext anderer phänomenologischer Psychosenkonzepte verortet werden.

Maldineys Psychosentheorie im Kontext der phänomenologischen Psychiatrie

Die zuletzt genannte Schwierigkeit der Betroffenen, in der Psychose »das Spiel nicht mehr spielen« zu können, lässt sich vor allem an Debatten über Konstitution und Verlust des Common Sense in der Psychose anschließen. So steht etwa der Verlust der natürlichen Selbstverständlichkeit des Alltags und des sozialen Umgangs im Zentrum von Wolfgang Blankenburgs (1971/2012) Schizophreniekonzept, das er in seiner Fallstudie über die an einer hebephrenen Schizophrenie erkrankte Anne Rau entwickelt. Blankenburg zeigt, dass dieser Verlust sich nicht nur auf der Ebene des intentionalen Common-Sense-Denkens abspielt, sondern auch im Bereich der zwischenleiblichen und intuitiven Interaktion. Die Betroffenen haben, so scheint es, Schwierigkeiten, spontan zwischen den Zeilen der Äußerungen des Gegenübers zu lesen (vgl. Fuchs, 2002). Maldineys Thesen von der »Umwandlung von Präsenz in Vorstellung« (2018c, S. 47) und eines Überwiegens der kognitiven und repräsentativen Dimension der Erfahrung stimmen mit dieser Darstellung ebenso überein wie mit dem von Minkowski (1933/1995, S. 259–265) beschriebenem »morbiden Rationalismus« und dem »affaiblissement pragmatique« sowie mit der von Sass und Parnas (2003) festgestellten »Hyperreflexivität« im Rahmen schizophrener Zustände. All diese Konzepte kreisen um das Herausgeworfensein des Subjekts aus dem praktisch-sozialen Lebensvollzug, demgegenüber die Betroffenen in einer reflexiven und distanzierten Position verharren. Des Weiteren weisen Sass (2001) und Stanghellini (2004) aber auch darauf hin, dass Störungen in diesem praktischen und alltäglichen Lebensvollzug in einer noch tiefer gehenden Störung der Selbst-Affektion, d. h. des grundlegenden, vorintentionalen und vitalen Selbstempfindens des Subjekts, verwurzelt seien. Eben jenes vorreflexive und leibliche Selbst ist auch für Maldiney sowohl in der affektiven wie in der schizophrenen Psychose betroffen. Jedoch geht Maldiney wie bereits erläutert davon aus, dass es kein Selbst ohne radikale Offenheit zur Welt geben kann und dass Selbst- und Weltaffektion immerzu ineinander verwoben sind. Beide Aspekte müssen daher in die Analyse miteinbezogen werden.

Ob dies durch gegenwärtige phänomenologische Analysen von veränderter Selbst- und Welt-Erfahrung (Sass & Parnas, 2003; Sass u. a., 2017) angemessen geschieht, ist jedoch zu bezweifeln: Diese Analysen fragen stets nur nach der *Weltoffenheit des Selbst*, nicht aber danach, wie die Welt beschaffen ist, aus der dieses Selbst hervorgeht, d. h., dialektisch formuliert, nach der *Selbstoffenheit der Welt.* Eine eigentlich *prozessuale Offenheit zwischen Selbst und Welt* fällt damit unter den Tisch. Dieser Vorwurf lässt sich auch gegenüber aktuellen phänomenologisch-psychiatrischen Konzepten wie etwa Kyselos »offenem Selbst« (2016) und Van Duppens »offener Intersubjektivität« (2017) formulieren, die Maldineys Begriff der Offenheit auf den ersten Blick sehr ähnlich sind. Es scheint, dass auch diese jüngeren Konzepte letztlich in einer individualistischen Position verbleiben, da eine »offene Intersubjektivität« (Van Duppen) nicht im dynamischen Bezug zur »offenen Welt« gedacht wird. Es müsste mit Maldiney demnach darum gehen, die »offene (Inter-)Subjektivität« von dem her zu denken, was ihr widerfährt, d. h. vom Ereignis der Welt, das ihre Offenheit beschädigt.

Im Kontext heutiger Debatten entsprechen Maldineys Überlegungen folglich einem traumatologischen Konzept der Psychosen: Das »Verschwinden des Subjekts« und dessen kognitive »Hyperrepräsentation« der Welt sind keine primären oder statischen Züge (*traits*), sondern defensive – möglicherweise nur vorübergehende – Reaktionen (*states*) auf ein unerträgliches Ereignis.[72] Allerdings wäre hier zu

---

72 Bezüglich der aktuellen Debatten um die traumatische Genese von Psychosen siehe u. a. Bock und Heinz (2016, S. 49 ff.); Beards u. a. (2013); Larsson u. a. (2013). Innerhalb des heutigen phänomenologischen Theorie-

fragen, warum es bei manchen Personen zu einer solchen defensiven Reaktion kommt bzw. was ein Ereignis für die eine zu einem Trauma macht und für die andere nicht.

Eine Antwort hierauf ließe sich in der Biographie der Betroffenen suchen. Die Gründe für die Brüchigkeit der Existenz lägen dann in der Vergangenheit: Psychotische Reaktionen wären als Resultat eines lebensgeschichtlichen und dynamischen Verhältnisses von Selbst und Welt zu begreifen, in dem sich eine sozial geteilte Selbstverständlichkeit letztlich nur bedingt einstellen konnte (vgl. Thoma, 2015, S. 194). In dieser Argumentationslinie fragt Blankenburg am Ende seiner Studie nach den lebensgeschichtlichen Umständen des Selbstverständlichkeitsverlusts. Blankenburg führt hierzu biologische und psychodynamische Theorien als letztliche Erklärungen für einen Mangel an »basic trust« der Betroffenen an (Blankenburg, 1971/2012, S. 148–150). Interessanterweise greift Maldiney in seiner Psychosentheorie jedoch kaum auf biographische Analysen der Betroffenen zurück. Er scheint sich überhaupt nicht für die lebensgeschichtlichen Bedingungen der Traumatogenität von Ereignissen bzw. für eine irgend geartete Vulnerabilität der Betroffenen zu interessieren. Das Kernargument für dieses scheinbare Desinteresse Maldineys besteht darin, dass es Maldineys philosophischer Grundüberzeugung widerspräche, nach den Bedingungen zu fragen, die ein Ereignis traumatisch oder nicht-traumatisch machen: Für Maldiney gibt es keine Bedingung der Möglichkeit für ein Ereignis bzw. die Alterität, es gibt kein heideggersches Existenzial oder transzendentales Apriori, das dem Ereignis (strukturell wie biographisch) vorangeht.[73] Die Radikalität des Ereig-

---

diskurses bezeichnen Sass et al. (2018) traumatische Erfahrungen als »secondary factors« für Selbststörungen – womit freilich insinuiert wird, dass das Selbst schon primär gestört ist und die Selbststörung dann erneut etwas phänomenologisch Letztes wäre.

73 So behauptet Maldiney: »Das Ereignis ist ein Existenzial.« (2018b, S. 244) Erst mit dem Eintreffen des Ereignisses existiere die Präsenz als ein Selbst. Allerdings bedarf es hierfür einer Offenheit für das Ereignis (im Sinne der Transpassibilität und Transpossibilität). Aber ob diese überhaupt gegeben ist, zeigt sich für Maldiney erst im Moment, da das Ereignis geschieht.

nisses besteht darin, dass es durch unser Wissen nicht vorweggenommen werden kann. Und so können wir auch uns selbst im Angesicht des Ereignisses nicht kennen und nicht wissen, ob es uns traumatisieren und uns unserer Offenheit berauben wird. Maldineys Theorie wendet sich damit grundsätzlich gegen die Debatte um die Entstehung bzw. um die Erkrankungsrisiken von Psychosen. Er tritt hier gewissermaßen als überzeugter Existenzphilosoph in Erscheinung, indem er beschreibt, wie das Ereignis in die Existenz einbricht, ohne dabei – weder methodisch noch existenziell – auf vorgefertigte Schemata oder Determinierungsmuster zurückzugreifen, selbst wenn diese bio-psychosoziale Dimensionen berücksichtigen.[74]

Dies hat freilich Vor- und Nachteile. Der Vorteil besteht darin, dass es Maldiney gelingt, die Brüchigkeit der Existenz in der gelebten Erfahrung selbst auszuweisen: Für Maldiney ist die Erfahrung gewissermaßen konstitutiv brüchig und zwar aufgrund ihrer Offenheit für das Ereignis bzw. den Grund. Maldiney hinterfragt daher die Gültigkeit der natürlichen Selbstverständlichkeit und ihre Grundlage im »transzendental leistenden Leben« (Blankenburg, 1971/2012, S. 27), von der Blankenburg in seiner Studie nach wie vor ausgeht (vgl. Landazuri, 2012; Van Eynde, 2000). Blankenburg ließe sich hier der Vorwurf machen, dass er den Verlust der Selbstverständlichkeit lediglich phänomenologisch feststellt und die Ermittlung seiner Entstehungsweise in der Biographie dann anderen (entwicklungspsychologischen und biologischen) Theorien zuweist. Der Verweis auf die Biographie verschiebt aber nur das Problem auf die Vergangenheit, in der sich eine Selbstverständlichkeit der Erfahrung nicht einstellen konnte, ohne aufzuzeigen, welche tieferen Strukturen Selbstverständlichkeit in der Erfahrung selbst noch fundieren bzw. fragilisieren.[75]

Offenheit kann also nicht gewusst oder durch einen Entwurf vorweggenommen werden.

74 Vgl. hierzu auch die Kritik Cabestans (2021, S. 65), derzufolge Maldiney nicht nach der Persönlichkeitsstruktur von Betroffenen fragt, die eine schizophrene Verarbeitung von Ereignissen begünstigen.

75 Ähnlich geht Blankenburg auch in seinem Aufsatz »Die Verselbständigung eines Themas zum Wahn« (1965/2007) vor, in dem die letztlichen Ausgangsbe-

Wie gezeigt kann sich für Maldiney die natürliche Einstellung des Alltags nur dadurch vollziehen, dass das Selbst ständig mit unvorhersehbaren Veränderungen konfrontiert wird, auf die es zu reagieren hat. Selbst und Welt befinden sich in einer permanenten, rhythmischen und offenen Transformation, die jederzeit scheitern kann. Mit dem Begriff der rezeptiv-responsiven Offenheit kann dieses Scheitern, diese Möglichkeit des Verlusts der natürlichen Selbstverständlichkeit, damit einer phänomenologischen Struktur – nämlich der radikalen Offenheit unserer Erfahrung – zugewiesen werden. Die Möglichkeit des Verlusts wird dadurch phänomenologisch, d. h. auf der Erfahrungsebene selbst, greifbar. Maldineys Konzept der Offenheit ermöglicht es einer phänomenologischen Psychopathologin somit, für das Verständnis dieses Verlusts weiterhin im Bereich der phänomenologischen Erfahrungsanalyse zu verweilen, ohne dafür auf entwicklungspsychologische oder biologische Theorien zurückgreifen zu müssen (wie es Blankenburg schließlich tut).

Der Vorteil der existenzialistischen Betrachtung der Psychose (bzw. Psychosenentstehung) ist zugleich ihr Nachteil: Maldiney kann hierdurch weder wissenschaftliche noch therapeutische Wege aufzeigen, um Risikofaktoren für Psychosen in den Blick zu nehmen, geschweige denn in den therapeutischen Fokus zu rücken. Auf die mögliche Frage einer Betroffenen: »Warum wurde ich in dieser Situation psychotisch und meine Geschwister nicht?«, bliebe für Maldiney allein das Staunen über die Unerklärbarkeit und Unverfügbarkeit des Ereignisses. Dies ist aber vor allem im therapeutischen Dialog eine unzureichende Antwort.

Ein weiterer Nachteil ist methodischer Art: Wenn die Psychose im Einbruch des Ereignisses in die Existenz besteht, das deren Offenheit unterbricht, wird der phänomenologischen Methode, die diese Existenz beschreibt, letztlich ein methodischer Alleingültigkeitsstatus zum Erforschen von Psychosen zugesprochen. Dies läuft nicht nur dem prinzipiellen Desiderat des Methodenpluralismus zuwider, son-

---

dingungen für die Wahnentwicklung phänomenologisch nicht weiter verfolgt bzw. begründet werden, als wären sie phänomenologisch etwas Letztes.

dern führt letztlich auch zu einer Verarmung der phänomenologischen Beschreibung selbst, denn das erlittene Ereignis findet doch immer vor einem komplexen Hintergrund von individueller Lebensgeschichte, biologischer Konstitution und soziokulturellem Kontext statt, der die konkrete Bedeutung des Ereignisses mitbestimmt. Das Ereignis kann daher nur dann ausreichend phänomenologisch erfasst werden, wenn man sich unterschiedlicher (bspw. biologischer, entwicklungspsychologischer und soziologischer) Methoden zur Beschreibung dieses Hintergrunds bedient. Erst ein solcher methodenpluraler Ansatz würde folglich eine gesättigte phänomenologische Beschreibung des Geschehens und schließlich auch der Entstehung der Psychose ermöglichen. So wären für das Beispiel Suzanne Urbans im Untersuchungszimmer etwa entwicklungspsychologische, aber auch gendertheoretische Ansätze nötig, um das abhängige Verhältnis der Patientin von ihrem kranken Ehemann verständlich zu machen. Das folgenreiche Verbot des Arztes gegenüber Urban, zu schreien, ist wiederum eine kulturelle Norm, die mikrosoziologisch-interaktionell untersucht werden könnte (als Verstoß gegen den kulturellen Verhaltenscode innerhalb des Rahmens »Arztzimmer«).

Der soeben genannte Kritikpunkt läuft jedoch selbst wieder auf eine Gefahr hinaus. Wenn eine Psychose gänzlich aus ihren Entstehungsfaktoren beschrieben und verstanden werden kann, droht sie als Zwangsläufigkeit zu erscheinen: Es musste zur Psychose kommen, weil alle bedingenden Faktoren zusammenkamen. Damit verlöre die Psychose das, was Maldiney in ihrem Zentrum sieht: die Unerklärbarkeit und Unverstehbarkeit des Ereignisses. Ziel müsste demnach eine sowohl verstehend-erklärende wie staunende Herangehensweise sein, die Raum für Unbestimmtes und Überraschung lässt – und zwar nicht zuletzt deshalb, weil die Unvorwegnehmbarkeit des Ereignisses umgekehrt auch wieder für die Genesung und Genesungsbegleitung der Betroffenen von entscheidender Bedeutung ist. Bevor ich hierauf eingehe, ist es jedoch zunächst im folgenden Abschnitt nötig, Maldineys Krankheitsverständnis klarer zu definieren und sich kritisch mit seinen methodischen Prämissen auseinanderzusetzen.

5 Betrachtung von Maldineys Krankheitsbegriff und methodologische Kritik

In der bisherigen Darstellung von Maldineys Psychosentheorie wurde immer wieder die Frage gestreift, ob und inwieweit Psychosen von Maldiney als Erkrankung verstanden werden. In diesem Kapitel möchte ich Maldineys Überlegungen hierzu noch einmal systematisch entfalten und in Bezug zu anderen Krankheitskonzepten setzen. Dies ermöglicht es mir, noch einmal die Besonderheit von Maldineys Psychosentheorie herauszuarbeiten, sie zugleich aber kritisch zu hinterfragen und damit das nachfolgende Kapitel vorzubereiten, in dem ich über Maldineys Theorie hinaus denken möchte.

Im Anschluss an eine kurze Definition des hier verwendeten Normalitätsbegriffs nehme ich ausgehend von Andreas Heinz eine theorieübergreifende Bestimmung psychischer Krankheit vor, in die ich dann die anthropologisch-psychiatrischen Krankheitsbestimmungen des Common-Sense-Theorems nach Blankenburg und des Offenheitstheorems Boss' und Heideggers einordne. Als Gegenthese stelle ich dann ein antipsychiatrisches Modell psychischer Krankheit vor, um schließlich Maldineys Modell als Synthese anzubieten, die ich dann noch einmal kritisch diskutiere.

Normalitätsbegriff

Mehrfach wurde bereits der Begriff der Normalität verwendet, den ich an dieser Stelle kurz definieren möchte. Ich verstehe unter Normalität keine inhaltlich festgesetzte Größe oder Norm, wie etwa bestimmte Eigenschaften oder Präferenzen, die sich statistisch am häufigsten in der Bevölkerung wiederfinden. Normalität wird von mir vielmehr als eine bestimmte *Erfahrungsqualität* im Sinne *sozial geteilter Selbstver-*

ständlichkeit und *Alltäglichkeit* verstanden. Diese Qualität fußt auf dem Prozess der *Normalisierung*. Damit ist gemeint, dass die Differenzen zwischen dem, was wir konkret erfahren, und der Regel, nach der wir darauf immer und immer wieder reagieren, verschwinden.[76] Die Erfahrung verliert dadurch ihr Überraschungsmoment und macht uns handlungsfähig gemäß unseres Common Sense (Thoma, 2018, S. 156 f.). Zugleich wohnt dieser Normalisierung aber die Tendenz inne, Konkretes, das unseren Regeln widerspricht, als ungültig oder gar irreal zu stempeln. Normalität wohnt damit ein Konstitutionsprozess inne, der sich immer wieder neu etabliert, auf Fremdes antwortet und dieses dabei zugleich verdeckt. Der Normalitätsgedanke wird in den folgenden Ausführungen zum Krankheitsbegriff eine wichtige Rolle spielen.

5.1 KONVENTIONELLES KRANKHEITSMODELL

Psychische Krankheit wird typischerweise als der Verlust einer psychischen Funktion begriffen, die für den menschlichen Lebensvollzug notwendig ist. Dieser Lebensvollzug wird als Gesundheit bestimmt. Krankheit ist folglich gemäß der Definition Boss' und Heideggers eine *abkünftige* Weise der Gesundheit, sie ist ein Privationsphänomen: Den Betroffenen *fehlt* es an Gesundheit (Boss, 1971/1975, S. 441; Heidegger, 2006, S. 59). Freilich ist damit noch nicht gesagt, was unter Gesundheit zu verstehen ist. Prinzipiell lässt sich Gesundheit – und im Besonderen psychische Gesundheit – als *Vermögen zur überlebenssichernden Bewältigung des eigenen Alltags und als soziale Teilhabe* bestimmen. Hiervon geht Andreas Heinz in seiner Bestimmung des psychischen Krankheitsbegriffs aus, die ich im Folgenden als »etablierte« bzw. »konventionelle« Krankheitsdefinition bezeichne (2014, S. 117 ff.; vgl. Iwer, 2016).[77]

---

76 Waldenfels drückt dies so aus, dass die »Differenz zwischen dem Was und dem Worauf des Antwortens zum Verschwinden« gebracht werde (Waldenfels, 1998, S. 141; vgl. Rolf, 1999).

77 Etabliert und konventionell ist Heinz' Bestimmung unter anderem auch,

Heinz (2014, S. 135) behauptet, es müsse zu einem Versagen »lebenswichtiger Funktionen« kommen. Heinz orientiert sich dabei an klassischen schizophrenen Symptomen wie Ich-Störungen, Halluzinationen oder Wahnwahrnehmungen, die eine Bewältigung des Alltags (etwa Essen, sich Anziehen etc.) deutlich erschweren würden. Es müsse außerdem ein *Verlust von sozialer Teilhabe* an der jeweiligen Gesellschaft vorliegen. Diese beiden Punkte müssten für die Betroffenen mit *Leid* verbunden sein.

Für Heinz haben alle drei Aspekte zugleich vorzuliegen, um hinreichend von psychischer Krankheit sprechen zu können. Besonders der letzte Punkt des Leids ist entscheidend, da er die subjektive Erfahrung der Betroffenen miteinbezieht. Wäre dem nicht so, hätte zum Beispiel die Wiederherstellung von sozialer Teilhabe, deren Verlust von Betroffenen gar nicht als leidvoll erlebt wird, weniger den Charakter einer Sozialtherapie denn jenen einer Zwangseingliederung. Heinz' Darstellung verbindet folglich den Blick auf die Subjektivität der Betroffenen mit der Betrachtung des sozialen Kontexts.[78]

In welchem Zusammenhang steht nun diese Bestimmung psychischer Krankheit mit anthropologisch-psychiatrischen Beschreibungen der Psychose?[79] Ich beschränke mich zur Beantwortung dieser Frage

weil der Autor auf die im englischsprachigen Raum gebräuchliche Unterscheidung von »disease« (objektive Krankheitssymptome), »illness« (subjektives Leiden) und »sickness« (Verlust von sozialer Teilhabe) zurückgreift. Ich beziehe mich im Folgenden auf frühere eigene Überlegungen (Thoma, 2018, S. 164–166).

78 Unterbelichtet bleibt in Heinz' Bestimmung die Frage der Freiheit der Betroffenen. Psychische Krankheit ließe sich beispielsweise auch als Verlust von Freiheitsgraden im Erleben und Handeln definieren, wie dies u. a. Blankenburg (2017) betont. Freiheit wäre dabei eine Bedingung sowohl für soziale Teilhabe als auch für das Überleben des Menschen. Umgekehrt kann aber Freiheit in der Entscheidung zum »Freitod« auch in Widerspruch zur sozialen Teilhabe und natürlich zum Überleben des Menschen treten, wobei jedoch abzuwägen ist, ob diese Entscheidung tatsächlich frei oder im Rahmen eines tiefgreifenden Verlusts von Freiheitsgraden gefällt wird.

79 Seidel (2016) kritisiert im Übrigen, dass Heinz in seiner Darstellung die anthropologische Psychiatrie nur bedingt berücksichtige.

auf das Common-Sense-Theorem (1) und das Offenheitstheorem (2) der Psychose.

Da der Common Sense ein Organ sozialer Interaktion ist, wäre durch seinen Verlust in der Psychose in erster Linie der Aspekt der *sozialen Teilhabe* betroffen. So etwa, wenn das spontane Verständnis gemeinsamer Verhaltensgewohnheiten abhandenkommt. Wenn sich Betroffene zudem durch den Verlust des Common Sense grundsätzlich nicht mehr auf selbstverständliche Handlungsvollzüge wie etwa Sich-Waschen oder Sich-Ernähren verstehen, ist offenbar auch die *überlebenssichernde Alltagsbewältigung* eingeschränkt.[80] Durch den Verlust des Common Sense wären also die ersten beiden Aspekte von Heinz' Krankheitsdefinition erfüllt. Schließlich finden sich in der phänomenologisch-anthropologischen Literatur zahlreiche Schilderungen, in denen der Verlust des Common Sense als zutiefst leidvoll beschrieben wird. Eines der bekanntesten Beispiele ist Anne Raus Klage, dass ihr »[s]o etwas *Kleines,* [...] etwas *Wichtiges,* ohne das man aber nicht leben kann«, fehle – gemeint war die natürliche Selbstverständlichkeit. Schließlich nahm sich die Patientin das Leben (Blankenburg, 1971/2012, S. 59 f., 65).

Boss' und Heideggers Bestimmung psychischer Krankheit als Verlust von Offenheit lässt sich auf den ersten Blick schwerlich in diese Bestimmung einordnen, da zunächst unklar ist, in welchem Zusammenhang das Konzept der Offenheit mit sozialer Teilhabe und vitalem Überleben steht. Der Zusammenhang erschließt sich dadurch, dass Boss und Heidegger die Offenheit für das »Anwesende« bzw. das »Sein« in einer derart fundamentalen Weise verstehen, dass durch diese Offenheit das Überleben wie auch das Leben des Menschen in der Gemeinschaft (d. h. soziale Teilhabe) überhaupt erst möglich sind. Indem der Mensch offen für das unmittelbare Sein etwa des ihn umgebenden Raums und seiner Mitmenschen ist, konstituiert sich für

80 Škodlar et al. (2008; 2010) weisen zudem darauf hin, dass der durch die Selbst- und Common-Sense-Störung der Betroffenen bedingte Verlust sozialer Teilhabe ein wesentlicher Grund für Suizidalität in der Schizophrenie ist und damit auch deren Leben gefährdet.

ihn überhaupt erst eine Realität, in der er handeln kann und die er mit anderen Menschen teilt. Die Offenheit für das Sein ist damit bei Boss und Heidegger Garantin für die sozial geteilte Selbstverständlichkeit des Alltags und damit auch für das Überleben und die Teilhabe eines Menschen in der Gesellschaft.

Die Offenheit für das Sein stellt damit für Boss und Heidegger ein gegenüber der Normalität validierendes Fundierungsverhältnis dar. Offenheit für das Sein, von beiden als Definition von Gesundheit begriffen, bestätigt und erhält tendenziell die Alltagserfahrung. Hieraus resultiert schlussendlich, dass sich, wie bereits kritisiert, Boss' und Heideggers Krankheitsbestimmung als eine bloße Reformulierung bestehender Krankheitsbegriffe ausnimmt: An die Stelle der Abweichung von Normalität tritt schlicht der Verlust von Offenheit, die diese Normalität ermöglicht.[81]

Die bisherige Darstellung verdeutlicht, dass die anthropologisch-psychiatrischen Thesen vom Common-Sense-Verlust (ausgehend von Blankenburg) sowie vom Offenheitsverlust (Boss und Heidegger) sich in weiten Teilen mit dem von Heinz formulierten konventionellen Krankheitsverständnis, d. h. Krankheit als Verlust der Fähigkeit zur Überlebenssicherung und sozialen Teilhabe, decken. Darüber hinaus bergen anthropologische Krankheitsdefinitionen, wie erwähnt, die Gefahr, nicht nur einzelne Funktionen der menschlichen Psyche, sondern den Menschen insgesamt als »krank« zu deklarieren, was wiederum zu bedenklichen ethischen und politischen Konsequenzen

81 Eine tiefere Begründung für diesen Umstand lässt sich in Heideggers späterem Seins-Denken (nach der sogenannten »Kehre« der 1930er-Jahre) ausmachen. Dabei ist besonders Heideggers Vortrag »Zeit und Sein« (1962/2007) von Relevanz, da er hierin einen Ereignisbegriff formuliert, der jenem Maldineys diametral entgegensteht. In seinem Vortrag begreift Heidegger das Ereignis als das, was das menschliche Dasein erhält und stabilisiert, indem es ihm das Sein zueignet (ebd. S. 25 f.; vgl. Romano, 2010b, S. 26–28). Heidegger versteht das Ereignis daher weder seinsgeschichtlich noch existenziell als radikalen Umbruch. Daraus lässt sich schließen, dass ein Verlust von Offenheit vonseiten des menschlichen Daseins mit einem Verlust von Stabilität und Normalität einhergeht.

führen kann. Zu fragen ist nun, ob ein anthropologisches Krankheitsverständnis auch ein kritisches Potenzial gegenüber dem konventionellen Begriff psychischer Krankheit beinhaltet.

5.2 ANTIPSYCHIATRISCHE GEGENTHESE

Anstatt die Alltagsbewältigung und die soziale Teilhabe als Gesundheit und den Verlust von Alltagsbewältgung und sozialer Teilhabe als Krankheit zu definieren, bietet sich eine Gegenthese an: Gerade der Verlust von sozialem Normalitätsbezug – mag dieser Verlust auch leidvoll sein – ist die eigentliche Norm von Gesundheit. Psychische Krankheit wäre demnach, wie es Blankenburg (2007b, S. 159) formuliert, »eine gleichsam gesunde Reaktion auf eine pathologische Gesellschaftsstruktur« – eine Gesellschaftsstruktur, an der, so lässt sich hinzufügen, teilzuhaben schlechthin nicht erstrebenswert wäre. Diese Sichtweise rückt die Psychiatrie tendenziell als Herrschaftsorgan der krank machenden Gesellschaft in den Fokus, da sie deren eigentlich ja gesunde »Abweichler«, die nicht mehr an ihr teilhaben bzw. teilhaben wollen, fälschlicherweise als »krank« deklariert. Eine solche Sichtweise lässt sich typischerweise als »antipsychiatrisch« bezeichnen.[82]

Am deutlichsten wird diese Position bei Ronald D. Laing formuliert.[83] Er geht davon aus, dass die Schizophrenie ein befreiender und im Grunde heilsamer Ausbruch aus der gesellschaftlichen Normalität sei. Nach Laing sind schizophrene Symptome eine »*special strategy that a person invents in order to live in an unlivable situation*« (Laing, 1967, S. 114, kursiv i. O.). Diese »Strategie« wiederum wird von Laing gegen Ende seines Buchs als eine ekstatische Reise in einen »in-

---

82 Zur Bestimmung und Geschichte des Antipsychiatriebegriffs vgl. Barberi (2011); Bopp (1982)

83 Ich erhebe an dieser Stelle keinen Anspruch darauf, die Argumentation der Antipsychiatrie angemessen wiederzugeben. Ich verwende lediglich eine mögliche antipsychiatrische These als »Strohmann« für meine eigene Argumentation. Ich orientiere mich dabei an Angela Woods' (2011, S. 125–144) Darstellung. Die Laing-Zitate dieses Abschnitts wurden Woods (ebd., S. 140 f.) entnommen.

neren Raum« gepriesen (Laing, 1967, S. 127). Spätere Generationen würden, so Laing, erkennen, dass

> »[...] what we call ›schizophrenia‹ was one of the forms in which, often through quite ordinary people, the light began to break through the cracks in our all-too-closed minds« (Laing, 1967, S. 129).

Laing geht noch weiter und behauptet schließlich, dass die von ihm beschriebene Reise nicht das sei, wovon wir geheilt werden müssten, sie sei »*a natural way of healing our own appalling state of alienation called normality*« (Laing, 1967, S. 136 kursiv i. O.).

Ein Fortsetzung dieses Gedankens findet sich in Gilles Deleuze' und Félix Guattaris »Anti-Ödipus« (1977): In ihrer »Schizoanalyse« entwerfen die Autoren den »Schizo« als emanzipatorische Gegenfigur zum kapitalistischen System. Der Schizo, durchströmt von Libido, befreit sich von der sozialen Unterdrückung durch Familie und Gesellschaft (ebd., S. 7–23; 374–381). Er bringt eine Wahrheit der menschlichen Existenz zum Ausdruck, die der Kapitalismus verdrängt, welcher den Schizo als kranken »Schizophrenen« abstempelt und in die psychiatrische Anstalt aussondert.[84] Die gesellschaftlich-kapitalistisch anerkannte Wahrheit ist demnach der eigentliche Wahn und der vermeintliche Wahn des Schizos die eigentliche Wahrheit.[85]

Zusammenfassend besteht das antipsychiatrische Krankheitsverständnis in einer »Umwertung der Werte«, in der das vermeintlich Kranke als eigentliche Gesundheit und die gesellschaftlich definierte Gesundheit als eigentliche Krankheit fungieren. Die Gefahr dieser Umwertung besteht darin, die Erfahrung der Psychose zu ideologisie-

---

84 Vgl. den Kommentar Woods' (2011, S. 159): »The potency, agency and oppositionality assigned to the ›schizo‹ by Deleuze and Guattari testifies to the influence of Laing's account of schizophrenia as a form of emancipation, a mode of being closer to the truth of human existence (or desire) than so-called normality, and a subjective state which contains within it the potential to dismantle the codes of capitalism.«

85 Ganz im Sinne Deleuze' und Guattaris ließe sich dem ein Ausruf Suzanne Urbans anfügen: »Das sind aber nicht Wah*n*ideen, das sind Wah*r*ideen!« (Binswanger, 1957/1994b, S. 222, kursiv i. O.)

ren und zu romantisieren. Eine Ideologisierung besteht darin, Psychoseerfahrungen und Psychoseerfahrene in den Dienst eines militanten politischen Programms zu stellen, ganz nach dem bekannten Ausruf des *Sozialistischen Patientenkollektivs* (SPK) in Heidelberg (1972): »Aus der Krankheit eine Waffe machen«. Dieser Ideologisierung ist entgegenzuhalten, dass jeder psychoseerfahrenen Person selbst zu überlassen ist, welchen – politischen oder unpolitischen – Sinn sie in ihrer Psychose sieht und wie sie politisch handelt. Die Gefahr der Romantisierung besteht darin, die Psychose, wie Laing dies tut, als eine befreiende, erlösende, ja beneidenswerte mystische Erleuchtung zu verklären. Dem steht entgegen, dass Psychosen von vielen Betroffenen (und deren Angehörigen) als tiefgreifender und zerstörerischer Zustand erlebt werden, der einen Riss in ihr soziales und berufliches Leben zieht und der für sie mit einem zumindest zeitweiligen Verlust wichtiger sozialer Fähigkeiten verbunden ist.[86] Gegen die Ideologisierung und Romatisierung psychischer Krankheit hat Karl Peter Kisker (1979a, S. 820) seine bekannte These vom »factum brutum psychopathologicum« formuliert, also von psychischer Krankheit als leidvollem Verlust von Fähigkeiten im Alltag der Betroffenen, der sich durch keine dialektische Umwertung aufheben lässt. Dennoch enthält das antipsychiatrische Krankheitsverständnis wichtige Aspekte, die ich nun anhand von Maldineys Krankheitsmodell aufgreifen möchte.

5.3 MALDINEYS KRANKHEITSMODELL ALS DRITTE OPTION

Trotz der problematischen Aspekte des hier dargestellten antipsychiatrischen Krankheitsverständnisses beinhaltet dieses doch eine entscheidende Annahme: Psychische Krankheit ist kein bloßer Rückfall hinter die soziale Normalität, kein einfacher Verlust menschlicher Fä-

86 Ich berufe mich hier auf eigene Erfahrungen aus meiner klinisch-psychiatrischen Tätigkeit und aus meinem persönlichen Umfeld. Anschaulich wird dieser Umstand auch in der ständigen Rubrik »Lebenslagen« der Fachzeitschrift »Sozialpsychiatrische Informationen«.

higkeiten und kein Abfall vom Menschsein. Psychische Krankheiten und Psychosen im Besonderen bezeugen vielmehr eine anthropologische und gesellschaftliche Wahrheit, die im konventionellen Krankheitsverständnis kaum zu Wort kommt. Im Folgenden möchte ich zeigen, dass Maldineys Psychosentheorie diese Wahrheit anerkennt, ohne dabei Gefahr zu laufen, das damit verbundene Leid und Verlusterleben zu verklären.

Maldineys Begriffe der Offenheit und des Ereignisses stellen die natürliche Selbstverständlichkeit und die normalisierende Funktion des Common Sense fundamental infrage. Im Gegensatz zu Boss und Heidegger ist Offenheit daher für Maldiney auch keine dem Common Sense gegenüber validierende Instanz – vielmehr fragilisiert die Offenheit die Alltagserfahrung und das menschliche Selbst-Welt-Verhältnis.[87] Damit geht einher, dass sich Maldiney in seinen Analysen kaum mit der Konstitution alltäglicher Erfahrung auseinandersetzt. Er scheint nahezu ausschließlich an der philosophischen, psychopathologischen und künstlerischen Dimension existenzieller Extremzustände interessiert zu sein.

Wenn nun aber unsere Offenheit für das Ereignis, das die Normalität des Alltags aufbricht, uns als Menschen auszeichnet und sich gerade diese Offenheit in der Psychose geltend macht, führt nicht auch dies zu einer bloßen Umkehr der bestehenden Kategorien? Psychotisch zu sein wäre nun menschlich, wohingegen das vom Common Sense strukturierte Alltagsleben einem Verlust des Menschseins bzw. einem Abfall ihm gegenüber entspräche. Wahnsinn würde, wie in der antipsychiatrischen Argumentation, schlichtweg als neue Norm etabliert und die bestehende Normalität als Ab-Norm bzw. als eigentliche psychische Krankheit.

In der Tat spricht Maldiney (2001, S. 31, 1945/2013, 2017, 2018c, S. 29) wiederholt von der »Normopathie« des Alltagsmen-

---

87 Entsprechend grenzt Maldiney seinen Daseinsbegriff in einem Interview auch von jenem Heideggers ab, wobei er sich besonders auf den Daseinsbegriff von »Sein und Zeit« bezieht (Maldiney, 2007, S. 200, 204–207; Heidegger, 1927/2006).

schen und kritisiert ähnlich wie Heidegger (1927/2006, S. 114–130) das Gerede und die Existenzvergessenheit der Massengesellschaft – doch geht diese Kritik nie so weit, dass Maldiney hierbei psychopathologische Kategorien verwendet. Er versteht die Normalität nicht als krank, aber auch nicht als gesund. Vielmehr verortet sich seine Unterscheidung zwischen Krankheit und Gesundheit außerhalb des Begriffs der Normalität. Sie vollzieht sich im Verhältnis zum Ereignis, das selbst außerhalb der Normalität liegt so wie auch das von ihm erfasste Individuum. Hier, außerhalb des Wechselverhältnisses von Normalität und Common Sense, vom Ereignis erfasst, vermag der Mensch für Maldiney *pathisch* und *pathologisch* zu reagieren, wobei beide Reaktionen einander nahestehen. Maldiney widersetzt sich also der Dichotomie von Normalität und Pathologie. Dieser Dichotomie stellt er das Zusammenspiel von Pathischem und Pathologischem entgegen (2014, S. 221): Ein pathisches Verhältnis liegt da vor, wo das Ereignis empfangen und beantwortet werden kann, ein pathologisches Verhältnis dort, wo dies nicht (mehr) möglich ist. Maldiney vertritt damit ein *trichotomes* Krankheitskonzept, das sich folgendermaßen veranschaulichen lässt:

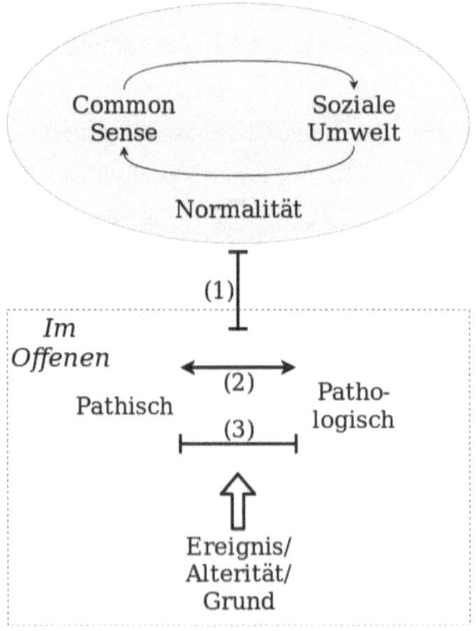

Erläuterung: Im blauen Kreis soll die Normalität, d. h. die natürliche, sozial vermittelte Selbstverständlichkeit der Erfahrung, als Produkt des Austauschs von Common Sense und sozialer Umwelt dargestellt werden. Der Bezug zum Ereignis bzw. zur Alterität und dem Grund sowie das Wechselverhältnis von Pathischem und Pathologischem liegen für Maldiney prinzipiell außerhalb der Konstitution von Normalität. Dieser außer-ordentliche Bereich liegt *im Offenen.*

Anhand des Schaubilds und seiner Bestandteile lassen sich weitere Aspekte von Maldineys Psychosentheorie verdeutlichen:

(1) *Ausbruch aus der Common-Sense-vermittelten Normalität*:

Maldiney geht von einer kategorialen Differenz zwischen psychotischer und nicht-psychotischer Existenz aus. Dieser Bruch mit der Normalität gilt aber nicht allein für Psychosen, sondern für *alle Erfahrungen*, die sich im Bereich des Offenen vollziehen: Diese unterscheiden sich prinzipiell und radikal von der sozial geteilten Alltagserfahrung der restlichen Gesellschaft. Während der Alltagsmensch scheinbar mit Leichtigkeit »das Spiel spielt« (Maldiney, 2018c, S. 29 f.), werden die Regeln dieses Spiels, die Normalität ermöglichen, im Offenen außer Kraft gesetzt. Im Offenen kann der Mensch von einem Ereignis, einer Alterität bzw. dem Grund seiner Existenz in Beschlag genommen sein. Seine Common-Sense-Überzeugungen und sein Bezug zur gemeinsamen Lebenswelt können untergraben und aufgelöst werden (ebd.).

Bezogen auf die heutige Diskussion um die Abgrenzbarkeit der Psychosen liest sich Maldineys Theorie wie ein Plädoyer gegen Normalisierungsversuche über psychotische Erfahrung (vgl. Vauth, Hohagen & Lotz-Rambaldi, 2012; Mehl & Lincoln, 2014). Insbesondere in verhaltenstherapeutischen Ansätzen besteht eine Tendenz zur Normalisierung, beispielsweise in der Behauptung, dass alle Menschen hin und wieder einer falschen, vermeintlich wahnhaften Überzeugung erliegen oder eine Wahnwahrnehmung machen könnten. Auch wenn solche Behauptungen gewissermaßen als »Türöffner« im therapeutischen Dialog einen gewissen Zweck zu erfüllen vermögen, bleibt es ausgehend von Maldineys Theorie doch sehr fraglich, ob dieses Verständnis der radikalen Erfahrung der Betroffenen gerecht wird. Mit anderen Worten: Wenn »Irren« tatsächlich menschlich sein soll, dann, weil das Menschliche selbst offen und außer sich ist und sich im »Irren« verändert. Es vermag sich in eine fremde Welt zu verwandeln, die sich von jener des Alltagsmenschen grundlegend unterscheidet und in der Alltäglichkeit und selbstverständliche soziale Übereinkünfte verloren gehen. Irren bedeutet damit mehr, als die gewöhnlichen Fehlgriffe des Alltagsmenschen. Irren ist menschlich, weil das Menschliche selbst außer sich (bzw. seiner Normalität) ist.

Die These von der Offenheit des Menschlichen bezieht sich aber auch auf die Betrachterin des Menschen im Offenen: Erst durch ihre Bereitschaft zum Eintritt in diese fremde Welt des Gegenübers und zum Austritt aus der Normalität lassen sich einzelne Krankheitssymptome umfassend verstehen, nämlich im Rahmen der umfassenden Welterfahrung des Menschen im Offenen. So wenig, wie sich für Maldiney dabei psychotische Symptome normalisieren lassen, so wenig lassen sich das Ereignis und die Welt im Offenen, aus der diese Symptome hervorgehen, normalisieren. Anstatt die Erfahrung des Gegenübers also therapeutisch zu normalisieren, ist es für den Therapeuten sinnvoller, seine eigene Erfahrung zu »ent-normalisieren« und sich in Komplizenschaft mit dem Gegenüber im Offenen zu begeben.

(2) *Strukturelle Nähe von Pathischem und Pathologischem*:

Aus dem vorigen Punkt geht hervor, dass Pathisches und Pathologisches im Offenen ein exzentrisches Verhältnis gegenüber der Common-Sense-vermittelten Normalität miteinander teilen. Wenn Maldiney (2014, S. 221) behauptet, dass das Pathologische eine scheiternde Form des Pathischen ist, und er diese zugleich als Möglichkeit in das Pathische eingeschrieben sieht, dann ergibt sich diese Möglichkeit des Scheiterns für ihn erst aus dem Bezug zum bedrohlichen Ereignis, das *jedes* Dasein zerbrechlich und verrückbar macht. Aus der Beschäftigung mit dem Ereignis und mit unserer Offenheit entwickelt Maldiney eine Art philosophischer Sympathie für Außenseiter des Common Sense.[88]

---

88 Wobei die Kehrseite dieser Sympathie Maldineys sicherlich ein gewisser

Man stößt hier auf einen wichtigen Aspekt im Verhältnis von Philosophie und Psychiatrie, der bereits zu Beginn dieser Arbeit (Kapitel 2) angedeutet wurde: Die Strukturanalogie von philosophischer und psychotischer Erfahrung in der Infragestellung der natürlichen Selbstverständlichkeit. So erklären Heinze und Kupke:

> »Insofern nämlich die Philosophie [...] in ihrer Grundhaltung gerade die bewusste Problematisierung und Infragestellung natürlicher Selbstverständlichkeiten darstellt, d. h. diese Infragestellung ausdrücklich praktiziert, kann sie den im psychotischen Erleben unmittelbar und weitgehend passiv erfahrenen Verlust auf die in der Philosophie schon von je her thematisierten Grundbedingungen und Konstituentien menschlicher Existenz durchsichtig machen.« (2006, S. 348)

Zu denken ist hier besonders an die Idee Blankenburgs (1991, S. 274, 1971/2012), dass die Einklammerung der natürlichen Selbstverständlichkeit, wie sie in der phänomenologischen Methode der Epoché vollzogen wird (»phänomenologische Reduktion« bzw. »Epoché«; s. Husserl, 1913/1976; Zahavi, 2009, S. 48), Parallelen zur schizophrenen Erfahrung aufweist und Wulff (2007, S. 14) zufolge eine »Komplizenschaft« mit den Betroffenen ermöglicht.

Heinze und Kupke weisen jedoch im Zitat zu Recht darauf hin, dass der Verlust von Selbstverständlichkeit in der philosophischen Einstellung eher aktiv herbeigeführt, denn wie in der Psychose passiv – und außerdem umfassender – erlitten wird.[89] Der Analogisierungsversuch mit dem philosophischen Zweifel trägt daher nur bedingt, da alles bewusste und aktive philosophische Hinterfragen letztlich doch das bestätigt, was es zu hinterfragen versucht: die natürliche Selbstverständlichkeit, also jene »Weltverfangenheit« (Blankenburg, 1971/2012, S. 97), die in der Psychose gerade abhandenkommt. Die

---

philosophischer Hochmut gegenüber dem Common Sense und der Normalität der Alltagsmenschen bildet.

89 Siehe auch Summa (2012); Schlimme & Brückner (2014); Thoma (2014b)

Differenz zur Psychose tritt damit eigentlich sogar noch stärker hervor.

Maldineys philosophische Annäherung an die Psychose stellt demgegenüber eine vielversprechende Alternative dar, weil Maldiney die reflexive Selbstverfügbarkeit des philosophischen Zweifels vorn vornherein für beschränkt erklärt. Der Verlust natürlicher Selbstverständlichkeit vollzieht sich bei Maldiney niemals absichtlich, sondern passiv bzw. pathisch.[90]

Freilich darf man von Maldiney erwarten, dass er über den Zugang zu seinen Erfahrungen Rechenschaft ablegt, also zum Beispiel darüber, wie eine »pathische Haltung« einzunehmen ist. Das Scharnier hierzu und damit auch zur Komplizenschaft mit der Psychose stellt die *Kunst* bzw. das *Ästhetische* dar. Das Ästhetische tritt somit an die Stelle des aktiven philosophischen Zweifels. *Nach Maldiney werden wir nicht durch einen Zweifel unserer vertrauten Welt entrissen, sondern durch ästhetische Erfahrungen.* Pathisches und Pathologisches sind über die Ästhetik miteinander verbunden.[91]

5.4 EXKURS ZUM VERHÄLTNIS VON KUNST, WAHNSINN UND KULTUR

Maldineys Ästhetikbegriff speist sich zunächst aus dem antiken griechischen Konzept der *aísthēsis* (vgl. Welsch, 1999). Hierunter ist im Gegensatz zum neuzeitlichen Verständnis von »Wahrnehmung« als einem eher aktiven und erkennenden Zugriff des Subjekts auf die Welt ein passives Erleiden der Welt zu verstehen, woraus sich folg-

90 Die einzige Aktivität in Maldineys eigener Philosophie besteht wohl darin, sich in den Modus des Pathischen zu begeben und diesen dann zu beschreiben. Doch auch dann hängt der eigentliche Verlust von Selbstverständlichkeit im Offenen nicht vom erfahrenden Selbst ab, sondern von einem Ereignis – das eintritt oder nicht eintritt.

91 Die komplexe Frage nach dem Verhältnis von Kunst und Philosophie, die sich aus der Fundierung philosophischer Analysen im Ästhetischen ergibt, übergehe ich an dieser Stelle. Mir sind keine Passagen im Werk Maldineys bekannt, in denen er sich hierüber aussprechen würde.

lich Analogien zum Konzept des *Empfindens* (Straus, 1935/1956) bzw. des *Pathischen* (von Weizsäcker, 1940/1950) ergeben.[92] Kunst im engeren Sinn versteht Maldiney (2012a, S. 208) wiederum als die »Wahrheit des Empfindens«, wobei das Bindeglied zwischen Kunst und Empfinden für Maldiney der *Rhythmus* ist: Rhythmus ermöglicht die Lebendigkeit unseres Empfindens bzw. des Pathischen, das sich dem Offenen aussetzt, ohne sich im Chaos zu verlieren oder in einem festen Schema zu erstarren. Ebendieser Rhythmus findet Ausdruck in der Gestalt eines Kunstwerks, etwa in der dynamischen Anordnung von Farben oder Strichen in der Malerei oder in der variierten Abfolge von Klängen in der Musik. Kunst und pathische Erfahrung bedingen sich für Maldiney gegenseitig: Kunst drückt ästhetische Erfahrungen aus – und kann ebenso ästhetische Erfahrungen auslösen, indem wir durch den Rhythmus eines Kunstwerks berührt und in Bewegung versetzt werden.[93] Eben hier, in der rhythmischen Eigenbewegung der Formen, sieht Maldiney die Nähe zwischen Wahnsinn und Kunst. So erklärt er über ihre Verbindung:

> »Beide überschreiten die Grenzen jener Realität, deren Norm vom Wahrnehmungsglauben [foi perceptive] des Alltagsmenschen festgelegt ist. […] Kunst und Wahnsinn entziehen sich der Beherrschung des Menschen. Hier wie dort […] führt die Überfülle einer unkontrollierbaren Erfahrung zum Zusammenbruch. Ob Verrückter oder Künstler, der Mensch geht auf den Grund [va au fond].« (Maldiney, 2009b, S. 2 f.)

Kunst und Wahnsinn können nach Maldiney in einer Person eng miteinander verknüpft sein, wofür er bekannte Beispiele wie etwa van Gogh oder Wölfli anführt (ebd.). An dieser Stelle bietet sich aber auch der Verweis auf einen Erfahrungsbericht der Künstlerin, Psychoseerfahrenen und Euthanasieüberlebenden Dorothea Buck (1917–2019)

---

92 So spricht beispielsweise Aristoteles von der *aísthēsis* als »Bewegtwerden und Erleiden« (Aristoteles, an., 416b33; vgl. Thoma, 2018, S. 64–70).

93 Es würde den gegebenen Rahmen sprengen, Maldineys Ästhetikbegriff hier ausführlich zu thematisieren. Ich beschränke mich auf eine kurze Zusammenfassung.

an, die nach einer Lebenskrise eine Art Weltverwandlung erlebt und Einsicht in die Rhythmen des Lebens nimmt:

> »Am vierten Morgen folgte der Rhythmus der Entwicklung: Einheit – Reihung – zentrale Zusammenfassung in eine größere Einheit – zentrale Stufung. Zuerst ging er mir bei der einzelnen Pflanze auf. [...] Am fünften Morgen ging mir derselbe Rhythmus in der Entwicklungsgeschichte der gesamten Natur auf. In der Urzeit reihten sich gleiche und ähnliche Formelemente aneinander und aufeinander, wie wir sie in den Farnen und Schachtelhalmen, im Tierreich bei den Gliedertieren wie Regen- und Bandwürmern, den Gliederfüßlern und anderen kennen. [...] Am sechsten Morgen gingen mir die Grundbewegungen auf, aus denen der Entwicklungsrhythmus hervorgeht: Ausdehnen, Zusammenziehen, Kreisen. [...] Ich gewann einen Eindruck davon, daß allem Lebendigen, aller körperlichen und geistigen Entwicklung ein ständiger Wechsel der Bewegungsrichtung wie beim Atmen zugrunde liegt – angefangen vom Pendeln zwischen Schlaf (Zusammenziehen) und Wachsein (Ausdehnung) bis zu den Zeitströmungen auch in den Stilrichtungen der Kunst, wo mehr nach innen gewandte Ausdrucksformen mit mehr nach außen gerichteten abwechseln.« (Buck, 2012, S. 106–108)

Dabei muß betont werden, dass Buck ihre ästhetischen Einsichten über die Rhythmik des Lebens nicht als Krankheitssymptome auffasst, sondern als Erkenntnis über die Verbundenheit des Ichs mit dem Weltall:

> »Daß wir durch die überall wiederkehrenden und alles bewegenden Kräfte des atomaren Aufbaus der Materie ganz elementar mit dem Ganzen verbunden sind, liegt eigentlich nahe. Vielleicht wird diese Verbundenheit aber nur dann wahrgenommen, wenn die Abgegrenztheit des Ich-Bewusstseins sich lockert und die Kräfte des eigenen Willens zurücktreten, wie das in der Psychose geschieht. Viele Schizophrene erleben eine viel unmittelbarere Verbindung zum Ganzen als im normalen Sein.« (ebd., S. 111)

Die Nähe von ästhetischen und psychotischen Erfahrungen, wie sie Maldiney und Buck beschreiben, wirft aber auch die Frage auf, wie weit psychotische Erfahrungen selbst überhaupt von der Normalität entfernt sind, und zwar dann, wenn ein bestimmter ästhetischer Erfahrungsmodus selbst zum Merkmal einer bestimmten Kultur wird. So weisen Theoretiker wie Louis Sass, Jean Baudrillard und Fredric Jameson auf Analogien zwischen der modernen bzw. postmodernen Kultur und der Schizophrenie hin und betonen dabei besonders Aspekte der Nähe, Offenheit und der Ortlosigkeit, die unsere Kultur mit der Schizophrenie verbinde.[94]

In seinem Hauptwerk »Madness and Modernism« (1992) fasst Sass die Schizophrenie nicht als Gegenpol zur Normalität auf, wie dies oft angenommen werde, sondern als den intimen Ausdruck des zeitgenössischen Subjekts selbst. So ist für Sass etwa der Verfolgungswahn Daniel Paul Schrebers ein Beispiel für die moderne, panoptische Überwachungsgesellschaft, in der alle Intimität des Ichs der vollkommenen Sichtbarkeit gegenüber der Öffentlichkeit exponiert sei. Entsprechend sind Menschen mit Schizophrenie Sass zufolge die »Ausrufer des modernen Bewusstseins« (ebd.), da ihr Zustand eine alle betreffende, gesamtgesellschaftliche Situation anzeige.

Auch Baudrillard und Jameson heben die besondere Sichtbarkeit und den Verlust von Intimität des Subjekts hervor, sehen diesen Zustand allerdings im Rahmen der digitalen und postmodernen Gesellschaft noch verschärft: Nach Baudrillard (1987, S. 11 ff.) lebt der zeitgenössische Mensch in einer »Extase der Kommunikation«, in der, so kommentiert die Kulturtheoretikerin Woods, »Fleisch zu *Code* wird und sich in Information dematerialisiert« (2011, S. 188). Alles sei in dieser digitalen Extase nach Baudrillard erreichbar, nah, gegenwärtig und verflüssigt – es gebe offensichtlich keine Grenzen mehr und kein Ich, das sich von einer Umgebung noch unterscheiden könnte. Es liege gar eine »Über-Nähe aller Dinge« vor, »die ihn [den Schizophrenen] heimsuchen und durchdringen, ohne Widerstand [...], nicht einmal die Aura seines eigenen Körpers beschützt ihn. Entgegen seiner selbst

94 Zur Vertiefung des Folgenden siehe Thoma (2017)

ist der Schizophrene für alles offen und lebt in der aller äußersten Verwirrung« (Baudrillard, 1987, S. 24; vgl. Jameson, 1984).

Allerdings kann man sich fragen, ob entsprechende kulturtheoretische Krisendiagnosen nicht den eigentlichen Phänomenbestand des psychotischen Erlebens verfehlen und zugleich bestimmte Aspekte unserer Kultur und insbesondere der virtuell-digitalen Kommunikation zu stark hervorheben. Auch wenn sich Maldineys Beschreibung der Psychose als »Umwandlung von Präsenz in Vorstellung« (2018c, S. 47) treffend mit Sass' Charakterisierung der Avantgardekunst des frühen 20. Jahrhunderts und der Schizophrenie deckt,[95] würde Maldiney vermutlich einwenden, dass sich künstlerische und psychotische Erfahrungen des Offenen von der postmodernen Kultur gerade dadurch unterscheiden, dass sie des jeweiligen kulturellen Modus der Selbstverständlichkeit ermangeln. Das bedeutet: Auch in unserem digitalen Zeitalter hat sich in der Verwendung »neuer Medien« eine bestimmte Erfahrungsnormalität etabliert, die in ästhetischen und psychotischen Zuständen verloren geht.[96] Auch wenn Maldiney sich nicht auf die soeben genannten Autoren bezieht, würde er ihnen gegenüber vermutlich weiterhin an der strukturellen Differenz von Normalität auf der einen Seite und pathischer sowie pathologischer Erfahrung auf der anderen Seite festhalten.

(3) *Strukturelle Differenz von Pathischem und Pathologischem*:

Dass Maldiney trotz der Nähe von Pathischem und Pathologischem an einer Trennung beider Begriffe festhält, birgt wiederum Vor- und Nachteile:

Der Vorteil gegenüber einer antipsychiatrischen Argumentation besteht darin, dass Psychosen nicht zum gesunden Gegenpart einer kranken gesellschaftlichen Normalität stilisiert werden, sondern in der psychotischen Abweichung von dieser Normalität auch das Mo-

95 Ich danke Louis Sass für diesen Hinweis.

96 Dennoch bliebe freilich die Frage, ob unser digitales Zeitalter zum Verlust von Selbstverständlichkeit und Erfahrungen des Offenen, aber auch zu einer Art »Sympathie mit der Schizophrenie« (Leferink, 1997) eher tendiert als andere.

ment des Scheiterns und des Verlusts von Fähigkeiten beachtet wird. Der Vorteil gegenüber dem konventionellen Krankheitsmodell und insbesondere gegenüber Boss' und Heideggers Argumentation liegt wiederum darin, dass die Psychose *mehr* ist, als nur der leidvolle Verlust von Fähigkeiten, die in der Normalität noch vorausgesetzt werden. Der »Kranke« ist eben nicht nur, wie Heidegger behauptet, »*nicht gesund*« (2006, S. 58, kursiv i. O.), sondern legt in seinem Zustand Rechenschaft von einer Offenheit ab, die dem menschlichen Alltag verborgen ist. Psychosen zeigen damit eine Wahrheit des Menschen – nämlich seine Ereignisoffenheit und Zerbrechlichkeit – an, die außerhalb der jeweiligen kulturellen Normalität liegt – eine Wahrheit, an der die Betroffenen aber zugleich scheitern.

Wie Maldiney jedoch dieses Scheitern auffasst und beschreibt, wird zu einem weitreichenden Problem seiner Theorie. Nachteilig ist hier weniger der Umstand, *dass* Maldiney von einem Scheitern in der Psychose spricht, als vielmehr, *wie* er dies tut, nämlich *einseitig*, *absolut* und *entkontextualisiert*. Bei näherer Betrachtung handelt es sich dabei allerdings nicht um ein konzeptuelles, sondern um ein *methodisches* Problem. Um dies näher zu begründen, gehe ich zum Abschluss dieses Kapitels auf Maldineys im engeren Sinn »psychiatrische« Methodik ein. Die Kritik an ihr bereitet meine über Maldineys Werk hinausgehenden Überlegungen vor, die ich im letzten Kapitel dieser Untersuchung ausführe.

5.5 METHODOLOGISCHE KRITIK

Grundsätzlich lässt sich Maldineys wissenschaftliches Vorgehen, durch das er seine theoretischen Erkenntnisse gewinnt, als »idiographisch« bezeichnen. Gemeint ist hiermit bei Wilhelm Windelband (1904), auf den diese Kennzeichnung zurückgeht, dass sich die theoretische Begriffsbildung auf Grundlage einer möglichst genauen Auseinandersetzung mit dem individuellen Fall vollzieht, wohingegen ein »nomothetisches« Vorgehen eher auf die Abstraktion vom einzelnen Fall zu allgemeingültigen Konzepten abzielt, ohne dem einzelnen Fall zwingend und in Gänze gerecht zu werden (vgl. Blankenburg, 1981). Ähnlich stellt Karl Jaspers (1913/1946, S. 469) in seiner »Allgemeinen Psychopathologie« der statistischen Bildung von »Durchschnittstypen« (durch hohe Fallzahl) ein idealtypisches, am Einzelfall orientiertes Vorgehen gegenüber. Veranschaulichend betont Kuhn in seinen Kolloquien, dass

> »[...] die Psychopathologie mit jedem Schizophrenen wieder von vorne anfängt und wieder ein wenig anderswohin führt, falls es tatsächlich darum geht, *ihn in seiner individuellen Eigenart* zu erfassen« (2014b, S. 147, kursiv i. O.).

Allerdings vollzieht sich in vielen von Maldineys Analysen genau das Gegenteil: Maldiney übt hier einen kategorisierenden Zugriff auf die Erfahrung der Betroffenen aus, indem er versucht, anhand ihrer Erlebnisse ein allgemeines Wesen der Krankheit abzulesen, von der sie beherrscht werden. Die Betroffenen wirken so häufig, als wären sie allein durch das an ihnen abgelesene Wesen definiert, als hätten sie darin keinen Handlungsspielraum und keine Individualität, als wären sie nichts anderes als *ein* Schizophrener, *eine* Melancholikerin, d. h. ein Fall des allgemeinen Begriffs »Psychose«. Deutlich wird dies etwa in Maldineys Kommentaren zu Kuhns Falldarstellung über den Patienten Georg (Maldiney, 2018b; vgl. Kuhn, 1946): Maldiney deutet Georgs Genesung, die unter anderem in der Aufnahme einer Tätigkeit als Umzugsverwalter besteht, als Teil seiner Krankheit, die es Georg unmöglich mache, sich dem lebendigen Raum zu öffnen. Maldineys kategorisierender Zugriff zeigt sich zudem in seiner Beurteilung von Kunstwerken, die er auf apodiktische Weise entweder dem Wahnsinn oder der Kunst zuweist – oder denen er überhaupt ihren Werkcharakter abspricht.[97]

---

[97] Hier ist zum einen erneut Maldineys Kommentar zum Fall Georg zu erwähnen, in dem Maldiney Georgs Zeichnungen als Ausdruck seiner Psychose deutet (Maldiney, 2018b, S. 242 f.). Zum anderen ist Maldineys Einschätzung der Kunstwerke von Henry Dunant (1828–1910) zu erwähnen. Die Werke des Gründers des Roten Kreuzes hätten nichts mit »*ce que l'art*

Es geschieht damit genau das, was Maldiney in seinem idiographischen Vorgehen und seiner wiederholten Betonung der Einzigartigkeit einer menschlichen Existenz gerade zu vermeiden sucht: Die Individualität der Betroffenen jenseits (oder diesseits) des allgemeinen Begriffs wird verdeckt und negiert (vgl. Maldiney, 2013a, S. 64).[98] Hinter diesem kategorisierenden Vorgehen, das ich an anderer Stelle als »wesenswissenschaftlichen Totalitarismus« bezeichnet habe (Thoma, 2015), schimmert ein gewisser philosophischer Hochmut durch: Man meint, durch den philosophischen Tiefenblick auf den Grund eines – eigentlich doch stets fremden und sich entziehenden – Gegenübers blicken und dieses in einer »totalitären Erkenntnis«, wie es analog bei Sartre (1947/1986, S. 114) heißt, vollkommen erfassen zu können. Durch dieses »penetrative« Vorgehen wird die gewalttätige Dimension dessen deutlich, was Minkowski (1927/1997, S. 71) – freilich in affirmativer Weise – als »diagnostic par pénétration« der phänomenologischen Psychiatrie bezeichnet. Denn die durchschauende Erkenntnis (gr.: διά-γνωσις), die das Gegenüber vermeintlich vollständig erfasst und »penetriert«, entreißt diesem zugleich seine Intimität. Mehr noch bleibt dem Gegenüber von vornherein wenig Aussicht darauf, sich von dem in ihm entdeckten Wesen der Psychose zu emanzipieren, was immer auch bedeuten würde: zu genesen. Die Folgen, die bereits weiter oben angedeutet wurden, sind ein »totalitäres« Krankheitsverständnis, in dem das gesamte Individuum als krankhaft bzw. defizitär begriffen wird, sowie ein therapeutischer Fatalismus,

---

proprement est« zu tun, hingegen sehr viel mit der Psychiatrie (Maldiney, 2017, S. 464).

98 Diese kategorisierende Tendenz wohnt freilich schon dem idiographischen Ansatz selbst inne. So betont Jaspers (1913/1946, S. 48), dass »[d]ie eindringende Versenkung in den *einzelnen Fall* (…) phänomenologisch oft das Allgemeine für zahllose Fälle« lehrt. D. h.: Ist einmal ein einzelner Fall in seinem konkreten Wesen verstanden, so kann dieses Wesensverständnis wiederum auf andere Einzelfälle übertragen werden. Gemeint ist also ein hermeneutischer Zirkel, bei dem das Verständnis vom Einzelnen zum Allgemeinen und wieder zurück zum Einzelnen (als Fall eines Allgemeinen) führt. Aus dieser Verallgemeinerungstendenz erwächst die Gefahr, die Individualität des Gegenübers zu verfehlen.

der dem Individuum keinerlei Aussicht auf Genesung und Autonomie einräumt. Hierzu scheint es letztlich auch bei Maldiney zu kommen – trotz der Originalität seines Krankheits- und Offenheitsbegriffs.

Mit diesem problematischen Vorgehen verbindet sich darüber hinaus eine Tendenz Maldineys, die Betroffenen aus dem lebensweltlichen und familiären Kontext herauszulösen und damit ihre psychische Erkrankung weder in ihrer Entstehung noch Therapie sozial denken zu können. Es scheint hier eine Kritik Erich Wulffs zuzutreffen: Die Daseinsanalyse betrachte psychische Erkrankungen allein auf »transzendenter Ebene« und entziehe sich damit

> »[...] dem Konflikt mit etwaigen pathogenen Faktoren im familiären oder gesellschaftlichen Umfeld [...], aber auch dem Konflikt mit krankheitsreproduzierenden Institutionen, wie den psychiatrischen Großkrankenhäusern« (Wulff, 1972a, S. 4).

Kritisch erklärt Wulff weiter:

> »[D]er Schein des Wesens blendet die gesellschaftliche und naturhafte Wirklichkeit aus und macht dadurch jeden, der sich so blenden lässt, handlungsunfähig.« (Wulff, 1972a, S. 5).

Vor dem Hintergrund von Wulffs Kritik wäre somit auch zu fragen, ob nicht Maldineys wesenswissenschaftliche Heransgehensweise und seine Ausklammerung des sozialen Kontexts zu einer therapeutischen Handlungsunfähigkeit führen. Diese wäre dann nicht eigentlich in der Erkrankung der Betroffenen begründet, sondern im methodischen Zugriff auf sie: Bei aller Betonung der Offenheit der menschlichen Erfahrung, der Überraschungsfähigkeit und Unvoreingenommenheit gegenüber dem Fremden wirkt Maldineys Vorgehen eigentümlich verschlossen und voreingenommen, gewissermaßen außerstande, im Gegenüber anderes zu sehen als den alleinigen Verlust von Offenheit. Der postulierte Verlust von Offenheit in der Psychose ist in vorerst ungeklärter Weise mit dem Verlust von Offenheit in dessen Beschreibung durch Maldiney korreliert.

Damit ist freilich nicht Maldineys trichotomes Krankheitskonzept selbst verworfen. Vielmehr wäre zu fragen, wie ausgehend von diesem Konzept und noch grundlegender von Maldineys Idee der Offenheit ein diagnostischer und therapeutischer Zugang zu psychoseerfahrenen Menschen gedacht werden kann, der die zuletzt kritisierten Punkte aufhebt. Dieser Frage möchte ich nun im folgenden Kapitel nachgehen.

6 Mit Maldiney über Maldiney hinaus

In diesem letzten Kapitel werde ich Maldineys Psychosentheorie in den aktuellen sozialpsychiatrischen Kontext setzen und nach den Denkanstößen fragen, die seine Theorie für die heutige Psychiatrie zu geben vermag. Dies ist jedoch nur auf Grundlage einer konsequenten Auseinandersetzung mit den problematischen Aspekten seines Werks möglich. Im ersten Abschnitt dieses Kapitels fasse ich daher zunächst meine bisher geäußerte Kritik noch einmal zusammen und ziehe hieraus einige Schlussfolgerungen (5.1). Zentral wird es mir hier um eine *Fokusverschiebung von der Erfahrung der Patientinnen zur Erfahrung der Professionellen* gehen. Dies führt unweigerlich zur Frage der *Haltung*, auf deren Grundlage sich die Erfahrung der Professionellen abspielt (5.2). Die Haltungsfrage bildet den Basso continuo des vorliegenden Kapitels. Nach einer kurzen Grundsatzreflexion über den Haltungsbegriff erprobe ich eine erste Verbindung von Maldineys Begriff der Offenheit mit jenem der Haltung – eine Verbindung, auf die ich im weiteren Verlauf wiederholt zurückkomme. Die so erfasste offene professionelle Haltung formt sich dann in den klassischen medizinischen Kategorien von Diagnostik, Ätiologie und Therapie aus, die ich in den darauffolgenden Abschnitten in den Mittelpunkt der Darstellung rücke, indem ich frage: Wie könnte ausgehend von Maldiney eine offene *diagnostische Haltung* gedacht werden (5.3)? Wie ließe sich mit Maldiney eine auf dem Konzept der Offenheit fußende *Entstehungstheorie der Psychosen* im Ansatz formulieren, die die Dimension des Sozialen miteinbezieht (5.4)? Welches Verhältnis besteht zwischen der Offenheit der Professionellen und der *Genesung der Betroffenen* (5.5)? An diese drei Fragen knüpfen sich weiterführende Überlegungen zur Offenheit psychiatrischer Institutionen (5.6) und schließlich des sozialen Raums (5.7 und 5.8).

6.1 ZUSAMMENFASSUNG DER BISHERIGEN KRITIK

Im Zentrum von Maldineys gesamtem Denken steht das offene, ereignishafte und rhythmische Verhältnis zwischen Selbst und Welt. Die sich hieraus ableitende Psychosentheorie Maldineys weist den Psychosen einen ambivalenten Status zu: Sie stellen sowohl eine Emphase wie auch ein Scheitern dieses Selbst-Welt-Verhältnisses dar, womit Maldineys Theorie antipsychiatrische ebenso wie konventionelle Modellvorstellungen über die Psychose verbindet. Trotz dieser integrativen Stärke erwiesen sich mehrere Punkte als problematisch in Maldineys Psychosenverständnis: Zum einen verortet Maldiney das Scheitern der Offenheit zwischen Selbst und Welt einseitig, kategorisierend und entkontextualisiert aufseiten des Selbst. Das Selbst verliert seine Offenheit, vermag in der Depression nicht mehr auf die Welt zu antworten oder verschließt sich ihr im schizophrenen Wahn. Das Selbst unterliegt so der allgemeinen Kategorie »Depression« oder »Schizophrenie«, hat ihr gegenüber keinen Spielraum, verliert seine Individualität, aber auch Intimität im Angesicht eines »penetrativen« diagnostischen Blicks. Neben dieser Kategorisierung wurde von mir kritisiert, dass der Verlust der Weltoffenheit des Selbst nicht in Verbindung mit dem Verlust der *Selbstoffenheit der Welt* gedacht wird. Es wird nicht die Welt befragt, aus der die jeweilige Verfassung des Selbst entspringt. Diese Welt aber ist eine inhärent soziale, sie ist die geteilte Lebenswelt, aus der jede individuelle Erfahrung hervorgeht (Husserl, 2008; Luft, 2011). Ein radikaler Begriff von Offenheit kann demnach nur ein sozialer sein, da er auf die (offene) soziale Lebenswelt des (offenen) Selbst zurückgehen muss.[99]

Das Versäumnis der phänomenologischen Psychiatrie, die Lebenswelt in der Erfahrungskonstitution von »Wahnwelten« bisher nicht analysiert zu haben, ist freilich kein Automatismus der phänomenologischen Methode per se. Schütz' (1979, 1984) sowie Bergers und Luckmanns (1966/2003) oder auch Waldenfels' (1985/2016)

---

99 Ich erlaube mir im Folgenden die Gleichsetzung der Begriffe »Welt« und »Lebenswelt«.

Untersuchungen machen deutlich, welchen Gewinn der phänomenologische Ansatz zum Verständnis der sozialen Welt und ihrer konstitutiven Funktion für das Subjekt bringen kann. Auch in einer eigenen Studie (2018) habe ich versucht, die phänomenologische Methode für dieses Verständnis zu nutzen.

Die soziale Welt des Selbst zu analysieren, aus der dessen im weitesten Sinn »verrückte« Erfahrung hervorgeht, ist einerseits eine theoretische Aufgabe, für die ich im Folgenden (siehe 5.4) einige auf Maldiney aufbauende Ansätze skizziere, es bedeutet andererseits aber auch und vor allem, die Rolle der Professionellen und schließlich der Psychiatrie als Teil dieser Welt im Rahmen der Diagnose und Therapie psychischer Erkrankungen zu reflektieren (siehe 5.2, 5.3, 5.5): Wenn Professionelle das psychotische Selbst als nicht mehr offen beschreiben, wie offen sind sie dann selbst noch? Wie hängen Offenheit des psychotischen Selbst und Offenheit der Professionellen miteinander zusammen? Auf eben diese Fragen stieß die bisherige Darstellung. Hierzu passend behauptet Kuhn, dass es der Daseinsanalyse

> »[...] überhaupt nicht um das [geht], was sich im Kranken abspielt, sondern es *geht um den Psychiater*, der etwas ›wahrnimmt, überlegt und tut‹, und das heisst um den Psychiater *als Menschen.*« (1963a, S. 856, kursiv i. O.)

Nach mehr als 100 Jahren phänomenologisch-psychiatrischer Tradition muss ein dieser Behauptung entgegenstehendes eklatantes Missverhältnis zwischen einem auf der einen Seite nahezu überbordenden Textkorpus an phänomenologischen Beschreibungen »verrückter« Erfahrung durch Professionelle und auf der anderen Seite nur einigen verstreuten Anmerkungen zur Erfahrung dieser Professionellen selbst konstatiert werden. All diese Beschreibungen (fremder und eigener Erfahrung) stammen wiederum in der überwiegenden Mehrheit von Professionellen – sie sind gewissermaßen von Professionellen für Professionelle angefertigt.[100] Dieses Missverhältnis ist umso verwunder-

[100] Eine eindrucksvolle Ausnahme stellen die Untersuchungen Kusters' (2014, 2016, 2020) dar.

licher, als die *philosophische* Phänomenologie von Husserl mit dem Anspruch formuliert wurde, die *eigene* und nicht die Erfahrung des Gegenübers als Grundlage aller Begriffsarbeit herauszustellen. Während der Zugang zur Erfahrung Anderer in der phänomenologischen Psychiatrie nur an wenigen Stellen thematisiert wird (vgl. Jaspers, 1913/1946; Tatossian, 1979/2002; Blankenburg, 1984), zieht sich die Frage, ob und wie dieser Zugang überhaupt möglich ist, durch nahezu das gesamte Werk Husserls (Zahavi, 2009, S. 114–130).

Sholokhova (2018) nimmt in ihrer Studie über Binswangers Daseinsanalyse diesen Widerspruch zum Ausgangspunkt einer Grundsatzkritik an der phänomenologisch-psychiatrischen Tradition. Der Autorin zufolge werde trotz der wiederholten Rede von »Begegnung«, »Verstehen« und »Subjektivität« die eigentliche Erfahrung der Professionellen selbst in der Begegnung mit dem Gegenüber durchgängig übersprungen und unvermittelt zur Beschreibung von Fremderfahrung übergegangen. Wenn bei Binswanger etwa aufgrund des sogenannten »Praecox-Gefühls« (Rümke, 1967, S. 199) behauptet werde, dass eine Begegnung mit einer Person mit Psychose nicht möglich sei, wird diese Unmöglichkeit einseitig der veränderten Erfahrungsweise des anderen zugeschrieben, nicht aber der Erfahrung der Professionellen oder dem Dialog zwischen Professionellen und Betroffenen. Sholokhova wirft Binswanger und in der Folge der phänomenologisch-psychiatrischen Tradition insgesamt vor, die eigentlich von den Professionellen empfundene *Malaise* eines scheiternden Beziehungsaufbaus unter den Tisch fallen zu lassen. Phänomenologisch wäre aber zunächst geboten, das Gefühl der Professionellen, ihren Patientinnen nicht begegnen zu können, zu beschreiben. Sholokhova beruft sich für ein ebensolches Projekt auf Theorien Maldineys und vor allem Lévinas' (Sholokhova, 2016, 2018): Sie fragt danach, wie sich Offenheit der Professionellen in der prinzipiell verunsichernden Begegnung mit Betroffenen geltend mache und wie sich Professionelle im Kontakt mit dem unbegreiflichen Anderen überhaupt erst als Professionelle, die ein fachliches Wissen über diesen anderen zu haben glauben, *konstituieren*.

Es ist also phänomenologisch geboten, die Erfahrung der Professionellen in der Begegnung zu analysieren. Dem möchte ich im Folgenden aufbauend auf Maldineys Theorie weiter nachgehen und mich hierzu mit dem Haltungsbegriff auseinandersetzen, den ich als Grundlage der psychiatrischen Begegnung verstehe.

6.2 PSYCHIATRISCHE HALTUNG UND OFFENHEIT

In der deutschsprachigen psychiatrischen Literatur findet sich ein längerer Diskurs über den Haltungsbegriff, insbesondere in der Sozialpsychiatrie. So begreifen einige Autoren die Sozialpsychiatrie nicht als eine Teildisziplin der Psychiatrie, die sich mit eigener Methodik, eigenem Forschungsthema und Therapie von anderen Disziplinen unterscheidet, sondern vor allem als *Haltung* und *Betrachtungshorizont* (Dörner, 2003; Elgeti, 2010; Keupp, 2003; Narr, 1991; Pfefferer-Wolf, 1999). Für diese Autoren besteht Sozialpsychiatrie demnach in einer bestimmten Art und Weise des psychiatrischen Handelns, sowohl was die psychiatrische Versorgung wie auch Forschung und Gesundheitspolitik anbelangt, und zwar in einem sozialen, unhierarchischen und partizipativen – d. h. die Betroffenen als aktiv Gestaltende miteinbeziehenden – Sinne. In diesen Beschreibungen wird jedoch nicht definiert, was unter Haltung überhaupt zu verstehen ist.

Zunächst scheint es sinnvoll, sich die verschiedenen Bedeutungsdimensionen des Haltungsbegriffs zu vergegenwärtigen: Zum einen hat Haltung eine körperliche Dimension. Als Körperhaltung ist sie Ausdruck unserer Stimmungen und unseres Charakters. Haltung hat jedoch auch eine geistige Bedeutung im Sinne einer »innere[n] Grundeinstellung, die jemandes Denken und Handeln prägt« (Duden, 2019). Haltung zeigt hier also die Überzeugungen und Werte eines Menschen, insbesondere im Bereich des Ethischen, Religiösen und Politischen. Haltung beschränkt sich aber nicht auf die innere Einstellung, sondern meint auch das Verhalten und Handeln einer Person gegenüber einer Sache oder einer Person oder eine Gruppe. Dies kann im deutschen Sprachverständnis mit dem ständigen, aktiven Zutun des Menschen verbunden sein – etwa wenn jemand in einer Situation »Haltung beweist«, d. h., standhaft bleibt, oder genau dies unterlässt, »einknickt« und seine »Haltung verliert«.[101]

Zusammenfassend sind Personen durch ihre Haltung auf praktische Weise in die soziale Welt eingebunden. Ihre Haltung ist von dieser Einbindung geformt, doch ebenso bestimmt ihre Haltung ihr praktisches Handeln, formt die soziale Welt und ermöglicht kritische

---

101 Aus philosophischer Sicht lässt sich aufbauend auf Frauke Kurbachers (2017) umfassender Studie Haltung als eine Disposition verstehen, die sowohl rationale und ethische Einstellungen als auch eine emotionale Empfindsamkeit umfasst und die sich schließlich auch leiblich in der Körperhaltung einer Person ausdrücken kann. Für Kurbacher ist Haltung dabei eine Dimension einer Person, sich sowohl aktiv wie passiv, sowohl bewusst wie unbewusst auf etwas zu beziehen. Haltung beschreibt damit das dynamische Verhältnis, das wir zu etwas bzw. zur Welt einnehmen. Wir haben eine Haltung *zu* etwas und diese Haltung drückt sich immer wieder neu in unserem Verhalten aus. Haltung ist dabei ein holistisches Phänomen, das Kategorien miteinander verbindet, die in der westlichen Kultur über lange Zeit voneinander losgelöst betrachtet wurden, wie etwa Geist und Körper, Bewusstsein und Unbewusstes, Theorie und Praxis. Wie Kurbacher weiter erläutert, wird die individuelle Haltung wesentlich durch das soziale Milieu und entsprechende kollektive Praxisformen, d. h. als Teil einer kollektiven Haltung, geprägt. Haltung impliziert jedoch ebenso das Vermögen, sich selbst von diesen sozialen Bedingungen zu emanzipieren, auf sie einzuwirken und sie zu verändern, indem wir unsere eigene, kritische Haltung ausbilden. In diesem Sinne ist Haltung nicht nur soziales Produkt, sondern ebenso Grundlage individuellen Handelns und Reflektierens.

Im Bereich der Sozialwissenschaften muss vor allem auf Pierre Bourdieus Begriff des *Habitus* hingewiesen werden (Bourdieu, 1987, 1993). Der Habitus bildet Bourdieu zufolge eine vom sozialen Kontext in die Körper sozialer Akteure eingeschriebene Disposition zu »sinnvolle[r] Praxis und sinnstiftende[r] Wahrnehmung« (1987, S. 278). Eine Schlüsselrolle hat also auch für ihn der Körper, durch den wir uns in der Welt zu Hause fühlen würden, »weil die Welt in Form des Habitus auch in ihm zu Hause ist« (2001, S. 183). Nach Bourdieu ist es möglich, einen sozialen Akteur qua seines Habitus als Teil einer bestimmten sozialen Klasse zuzuordnen. Bourdieu betont demnach besonders stark die soziale Prägung der Haltung durch den sozialen Raum und scheint umgekehrt die kreative und emanzipatorische Kraft der Haltung sowie ihr Vermögen zur kritischen Reflexion unter den Tisch fallen zu lassen (vgl. de Certeau, 1990, S. 82–96).

Reflexion über die Welt und sich selbst. Wie lässt sich ein so gefasster Haltungsbegriff mit Maldineys Gedanken der Offenheit verbinden? Worin könnte eine offene psychiatrische Haltung im maldineyschen Sinn bestehen?

Wie bereits ausgeführt, ist Offenheit für Maldiney kein der menschlichen Willkür unterliegender Zustand. Es ist uns nicht möglich, uns von einem Moment zum anderen zu entscheiden, offen oder verschlossen zu sein. Ebenso wenig ist Offenheit für Maldiney jedoch eine dem Menschen lediglich passiv und äußerlich zukommende Eigenschaft. Vielmehr bezeichnet Offenheit für Maldiney den Wesenskern des Menschen, sie macht ihn zu dem, was er ist. Wir sind demgemäß immer schon offen, ob wir wollen oder nicht, und zwar offen im Sinne radikaler Rezeptivität und Responsivität. Sofern sich jede menschliche Haltung im Austausch mit der Welt vollzieht, dieser Austausch jedoch nach Maldiney nur auf Grundlage unserer Offenheit für die Welt möglich ist, ist diese pathische Offenheit auch Bedingung der Möglichkeit für die Ausbildung unserer Haltung. Jede Haltung fußt auf einer vorgängigen Offenheit für die Welt, einer Welt, die diese Haltung wiederum formt und die auch wir durch unser Handeln formen. Zugleich aber können wir uns zu dieser Offenheit verhalten, stehen wir in einem Verhältnis zu ihr.[102] Wir nehmen also eine Haltung *zu* unserer Offenheit ein. Wir können uns unserer Offenheit verschließen und uns einer vorgegebenen kulturellen Selbstverständlichkeit anpassen. Wir können uns jedoch auch unserer Offenheit stellen, sie künstlerisch ausdrücken und zugleich der mit der Offenheit verbundenen Möglichkeit des Wahnsinns ins Auge sehen. Offenheit wird folglich auch dadurch bedingt, wie sich ein Mensch zu sich selbst verhält – was wiederum bedeutet, dass Offenheit in gewissen Grenzen auch ge- oder unter Umständen verlernt werden kann.

---

102 Zwar thematisiert Maldiney ein solches Selbstverhältnis, das u. a. bei Kierkegaard und Heidegger zentral für die Definition des Selbstbegriffs ist, kaum – dennoch kommt es in Maldineys Bestimmung von Normalität, Kunst und Verrücktheit mehrfach zum Ausdruck.

Offenheit ist also sowohl eine wesensmäßige Eigenschaft des Menschen, d. h. Grundlage seiner Haltung, wie auch Produkt seiner Haltung. Eine offene Haltung im engeren Sinn ist dabei eine solche Haltung, die sich ihrer eigenen Offenheit bewusst ist und sich dieser und der damit verbundenen Konsequenzen immer wieder stellt. Offenheit aus psychiatrisch-praktischer Sicht bedeutet zunächst einmal Offenheit für das Gegenüber und für die Erfahrungswelt dieses Gegenübers. Da aber die Offenheit nach Maldiney Grundlage jeder Erfahrung ist und somit des Bezugs der Professionellen zu den Betroffenen, wäre eine offene Haltung im eigentlichen Sinn eine solche, die ebendieser Offenheit nachgeht und sich hierdurch entschieden und vorbehaltlos auf die Erfahrungswelt der Betroffenen einlässt. Da diese Offenheit für Maldiney eine Frage des leiblichen Empfindens und nicht des Denkens oder Wissens ist, besteht die offene psychiatrische Haltung dabei weniger in einer Offenheit psychiatrischer Erkenntnis bzw. psychiatrischen Wissens als vielmehr in einer Offenheit der leiblichen Beziehung der Professionellen zu Betroffenen. Damit einher geht die Bereitschaft, psychiatrisches Wissen hinter sich zu lassen und sich auf das Gegenüber als »Daseinspartner« (Binswanger) und Gefährte einzulassen. Dies hat von vornherein bereits eine therapeutische Bedeutung: Da es sich nach Maldiney bei der Psychose um eine defensive »Umwandlung von Präsenz in Vorstellung« (2018c, S. 47) handelt und damit um ein Überhandnehmen der kognitiven und repräsentativen Dimension des Subjekts, ist in der Beziehung mit Betroffenen gerade die leibliche Präsenz der Therapeutin gefragt, um die Offenheit der Betroffenen wiederherzustellen. Gemäß der beiden Dimensionen von Offenheit besteht eine offene professionelle Haltung nun im Genaueren darin, dass Psychiater in der Beziehungsgestaltung möglichst bewusst sowohl rezeptiv wie responsiv gegenüber ihren Patientinnen sind.

Im Sinne von Rezeptivität bedeutet dies die Bereitschaft, sich von Betroffenen und ihren Erfahrungen überraschen oder gar verstören zu lassen. Es meint auch, jedes Phänomen und schließlich das Gegenüber insgesamt für sich sprechen und so erscheinen zu lassen, wie es sich zeigt. Eine rezeptive professionelle Haltung bedeutet also, sich immer wieder zu vergegenwärtigen, dass es uns nicht möglich ist, den Anderen zu erfinden oder Bedingungen für die Begegnung mit ihm aufzuerlegen (Maldiney, 2004).

Doch selbst wenn es gelingt, dem Anderen gegenüber rezeptiv zu sein, muss ihm auch geantwortet werden. Denn wenn Professionelle lediglich die Erfahrungen der Betroffenen miterlebten und miterlitten, verlören sich diese Erfahrungen gewissermaßen im Offenen und kämen einem letztlich einsamen, weil unbeantworteten Monolog gleich. Offenheit ist für Maldiney jedoch wie gesagt keine Mimikry: Offen zu sein bedeutet immer auch, spontan und aktiv auf das zu antworten, was erlebt und erlitten wird. Bliebe dies aus, gäbe es zu diesem Leid nichts hinzuzufügen, es fehlte jede rhythmische Gestaltung des Ereignisses und es entstünde kein dialogischer Prozess. Folglich bedeutet eine offene psychiatrische Haltung, dass Professionelle dazu bereit sind, spontan und kreativ auf die unerwarteten Erfahrungen der Betroffenen zu antworten. Spontan und kreativ muss dieses Antworten sein, weil ein zu beantwortendes unvorhersehbares Ereignis nur dann unvorhersehbar sein kann, wenn auch unsere Antworten hierauf nicht bereits vorgefertigt und vorhersehbar sind. Das heißt also, dass Professionelle sich nach Maldiney nicht hinter bereits vorgegebenen Lehrbuchsätzen und -antworten verstecken können, sondern vielmehr authentisch als jene, die sie im Begegnungsmoment sind, antworten sollten. Nur so kann ein dialogischer Gestaltungsprozess in der Beziehung zu den Betroffenen entstehen. Jedoch bedeutet dies nicht, dass Professionelle ihre Position und Rolle als Professionelle aufgeben sollten. Sie sollten nicht versuchen, jemand anders zu sein: In einer offenen Haltung lassen sich Professionelle von ihrem Gegenüber berühren und antworten ihm als jene, die sie sind und nicht beispielsweise als Freund oder Familienmitglied. Dies kann durchaus bedeuten, eine gewisse therapeutische Distanz zum Gegenüber zu wahren, oder aber auch, sich – wenn erforderlich oder erbeten – auf professionelles Wissen zu beziehen.

Mit dieser rezeptiv-responsiven Haltung der Professionellen gegenüber Betroffenen geht schließlich auch ein Psychosenverständnis einher, das sich auf die Professionellen selbst rückbezieht, indem sie die Psychose als Möglichkeit ihrer eigenen Existenz wahrnehmen. Während die Vorstellung der Psychose als einer sowohl Betroffenen wie Professionellen offenstehenden und sie miteinander verbindenden Möglichkeit in der phänomenologischen Psychiatrie weit verbreitet ist, wird dieser Anspruch in Maldineys Denken jedoch radikalisiert, da mit der allen Menschen zukommenden Offenheit eine konkrete Sollbruchstelle ausgemacht ist, an der jeder Mensch psychotisch werden kann – eine Möglichkeit, die folglich auch Professionelle in der Begegnung mit einem psychotischen Gegenüber erfahren können. Hierzu passend formuliert Kisker:

> »Ich bin Adventist einer Psychopathologie, die mich in dem durchsichtiger macht und korrigiert, worin mir alltäglich kein Weg vorbei geht, eine Psychopathologie, die mir die Bedingungen der Möglichkeit jener wechselseitigen Wandlung klärt, die ich an mir selbst dunkel genug wahrnehme: Vorgänge, denen Theunissen den plastisch-transitiven Titel ›Veranderung‹ gegeben hat und die für mich eine Psychopathologie allererst rechtfertigen.« (Kisker, 1979b, S. 130)

Die Bedingung dieser Möglichkeit ist, so lässt sich mit Maldiney hinzufügen, ebenjene Offenheit für ein überwältigendes Ereignis, aus der eine Psychose entstehen kann und die schließlich auch für die Psychiaterin in der Begegnung als Möglichkeit erfahren wird. Theunissens Begriff der »Veranderung« (Theunissen, 1977) bezeichnet dabei den Umstand, dass wir uns als ein anderer in der Welt einer anderen Person erfahren, d. h., uns selbst aus der Sicht dieser anderen Person und in diesem Fall aus ihrer psychotischen Erfahrungsperspektive erleben. Wir treten damit in ihre Welt ein, übernehmen spontan ihre Perspektive. Sich auf diese wechselseitige Wandlung einlassen zu können und zu wollen, hängt von der Haltung ab, die Professionelle zur Psychose und zu sich selbst einnehmen. Wenn Kisker schließlich ausführt, dass diese Vorgänge eine Psychopathologie »allererst rechtfertigen«, meint dies: Erst wenn Professionelle bereit sind, sich auf diesen Dialog einzulassen, und es ihnen gelingt, sich als Teil der Welt des Gegenübers zu erfahren, ist auch eine Psychopathologie möglich, die verrückte Erfahrungen angemessen, d. h. als aus dem Dialog geboren, beschreibt. Dem ist schließlich hinzuzufügen, dass diese Vorgänge auch eine Ätiologie und eine Therapie »allererst rechtfertigen«. Diese unterschiedlichen Aspekte werde ich nun ausführen.

6.3 OFFENE DIAGNOSTIK

Ausgehend von Kiskers Bemerkungen zur Psychopathologie ließe sich vereinfacht das Axiom »Dialogik vor Diagnostik« formulieren. Die Begriffe stehen jedoch in Widerspruch zueinander: Im Dialog stehen sich die Dialogpartner in einem idealerweise rezeptiv-responsiven Verhältnis gegenüber. Sie erkennen einander als Dialogpartner an und entziehen sich einander zugleich in ihrer jeweiligen Alterität. Im Falle der Diagnose wird dieses Verhältnis gebrochen: Eine Dialogpartnerin hat die qua Ausbildung und Institution zuerkannte Aufgabe und Macht, ihren Partner zu erkennen, d. h., ihn gemäß eines objektiven Schemas und diagnostischen Algorithmus einem bestimmten Störungsbild zuzuordnen. Im Moment der Zuordnung entscheidet nach Zusammenschau aller Beobachtungen und Befunde sie allein über die Diagnose. Es handelt sich dann nicht mehr um einen wechselseitigen dialogischen, sondern einseitigen Prozess, der allenfalls dadurch geöffnet werden kann, dass der von der Diagnostikerin vollzogene Entscheidungsprozess dem Gegenüber transparent kommuniziert und eventuell mit ihm verhandelt wird, beispielsweise durch die Erläuterung der ICD-Kriterien für diese oder jene Diagnose. Wie sollte demnach eine tatsächlich *dialogische Diagnose* möglich sein, wenn eine Diagnose letztlich nur von einer Person *über* die andere gestellt wird?[103]

---

103 Dieser Widerspruch wird m. E. besonders in Johann Glatzels *interaktionaler Psychopathologie* (1978, 1981) deutlich: Psychopathologische Phänomene werden hier zwar *aus* der Interaktion heraus begriffen, dann aber doch

Wie bereits erläutert, verschärft sich diese Problematik im Falle der phänomenologischen Psychiatrie und im Besonderen bei Maldiney, da hier Störungen als umfassende Veränderung des In-der-Welt-Seins bzw. Menschseins verstanden werden. Der gesamte Mensch droht, zum Störungsbild kategorisiert zu werden. So wurde auf den eigentümlichen Widerspruch zwischen Maldineys Kategorisierung von Patienten und seiner scharfen Kritik an jeglicher Kategorisierung der menschlichen Existenz, ja überhaupt am erkennenden Zugriff auf die Welt hingewiesen. Emphatisch heißt es bei Maldiney:

> »Die Klassifikation ist eine tödliche Krankheit: Indem sie den Dialog verhindert, sterilisiert sie all unsere Begegnungen, sie tötet den Menschen zwischen uns. Der Nächste ist ein Abstraktum, ein noch nicht einmal nötiges Zeichen.« (Maldiney, 1945/2013, S. 58)

Wie ließe sich dieser Widerspruch in Maldineys Denken auflösen? Es ist fraglich, ob es eine Psychiatrie ohne Diagnosen oder gar ohne psychiatrische Erkenntnis geben kann, und der Umstand, dass Maldiney selbst, ohne dies zu problematisieren, Diagnosen stellte, scheint dies zu bestätigen. Aber wie lässt sich der Status dieser Diagnosen angesichts seiner Kritik an Objektivierungen verorten?

Grundsätzlich gilt: Dass eine Person an etwas leidet und deshalb Hilfe bedarf, rechtfertigt eine zumindest vorläufige Erkenntnis und Einordnung ihres Zustands, woraus sich weitere Handlungsschritte ergeben. In diesem Verständnis haben Diagnosen oder auch psychopathologische Zuschreibungen, auf denen Diagnosen aufbauen, eine prozessuale Funktion. Es sind Momente des einseitigen Verstehens und Erkennens der Psychiaterin mit Blick auf den Zustand des Patienten innerhalb eines dialogischen Verständigungsprozesses zwischen beiden (vgl. Brücher, 2010). Dabei ließe sich an neuere Ansätze zur gemeinsamen Diagnosefindung und der geteilten Erfassung klinischer Informationen über und mit Patienten anschließen, in denen diese auf Augenhöhe miteinbezogen werden (vgl. Davoody et al., 2014;

---

von den Professionellen den Betroffenen zugewiesen und Letztere damit gemäß nosologischer Einheiten kategorisiert.

Hägglund et al., 2019). Der hiermit verbundene prozessuale und dialogische Status von Diagnosen lässt sich mit Maldineys Theorie der Offenheit verbinden: Dass eine Person im Angesicht eines Ereignisses ihre Offenheit verliert und sich der Welt verschließt, erfordert eine vorübergehende Feststellung ihres Zustands, um im nächsten Schritt an dieser Offenheit und dem bedrängenden Ereignis therapeutisch arbeiten zu können. Die Feststellung verläuft bei Maldiney anhand der Kategorien: Verlust von Rezeptivität (schizophrene Psychosen) und Verlust von Responsivität (affektive Psychosen). Es ist jedoch einzuwenden, dass diese Feststellung des Verlusts von Offenheit durch die Psychiaterin eine grundlegende Offenheit des Patienten gegenüber der Psychiaterin erfordert, damit es dem Patienten überhaupt möglich ist, seinen Zustand der Psychiaterin gegenüber zu vermitteln. In gewisser Weise muss auch die Verschlossenheit bzw. der Verlust von Offenheit offen kommuniziert werden können. Und wiederum ist dies nur möglich, wenn auch das Gegenüber, in diesem Fall die Psychiaterin, sich dieser Verschlossenheit öffnet – und damit ebenso dem Gegenüber eine Öffnung ermöglicht. Um diese Verklammerung deutlich zu machen, sei noch einmal auf ein bereits angeführtes Zitat Maldineys aus dem Aufsatz »Begegnung und Psychose (rencontre et psychose)« verwiesen, das auch auf die diagnostische Situation bezogen werden muss:

> »Selbst ein Gesicht, das sich verschließt, drückt in dunklem Licht seine eigene Verschlossenheit aus, die auch mich schmerzvoll in dunklem Licht erhellt. Aber wenn der andere offen bleibt, lässt sein Gesicht den Raum erstrahlen, in dem sich auch mein Blick öffnet. In diesem Blick, den ich auf den anderen richte und der sich in dieser Offenheit aufhält, begegne ich dem anderen nur insoweit, wie ich mich selbst dort befinde. Die Offenbarung [epiphanie] eines Existierenden im Blick eines anderen erfordert dessen Selbstoffenbarung [autophanie] in diesem selbigen Blick.« (Maldiney, 2003a, S. 16)

Zunächst beschreibt Maldiney hier, wie sich auch die Verschlossenheit – und hier ist gerade auch an den schizophrenen Rückzug aus dem sympathetischen Kontakt mit der Welt zu denken – dem Gegenüber vermittelt, ja auch von diesem schmerzvoll mit-erlitten wird. Er geht dann dazu über, von einem Raum zu sprechen, der einerseits durch die Offenheit des Gegenübers selbst geöffnet werde, der aber auch die eigene Offenheit bedinge. Auf die psychiatrische Begegnungssituation übertragen lässt sich schlussfolgern, dass eine Psychiaterin, die sich öffnet, damit zugleich einen Raum für das Gegenüber eröffnet, in dem sich dieses Gegenüber selbst öffnen kann. Diesen Raum vermag sie bereits durch ihren Blick zu eröffnen, in dem sie sich jedoch für Maldiney selbst befinden und offenbaren müsste. In diesem Zitat wird somit ein besonderes Verständnis des Blicks deutlich, das offensichtlich der gängigen Vorstellung des »diagnostischen Blicks« oder auch des »medizinischen Blicks« entgegensteht, der sein Gegenüber vergegenständlicht und dabei selbst unberührt und distanziert bleibt (vgl. Iwer, 2014). Maldiney geht von einem *sich selbst offenbarenden Blick* aus, den er in einer Begegnungssituation verankert sieht. Ein solcher Blick wäre ein nackter Blick, getragen von der Bereitschaft, sich in der Schwäche und Verwundung des Gegenübers wiederzuerkennen bzw. sich von ihr affizieren zu lassen und dabei zugleich die eigene Schwäche und Verwundbarkeit offenzulegen.

Es wäre zu fragen, wie ein solcher sich selbst offenbarender Blick auf den Wahnsinn des Gegenübers aussehen könnte. Leider lässt sich dies aus Maldineys Werk nur erahnen. Ein Hinweis findet sich in Maldineys Bezugnahme auf die antike Tragödie »Aias« von Sophokles (Binswanger, 1957/1994b, S. 289; Maldiney, 2018c, S. 35). Sophokles erzählt die Geschichte des wahnsinnigen Aias', der als Kriegsheld nach dem Tod des von ihm verehrten Achill in einem Rededuell mit Odysseus um Achills Rüstung stritt. Nach der Niederlage im Rededuell schlachtet Aias in einem Anfall von Raserei die Viehherde Odysseus' in dem Irrglauben, damit seinen Gegner selbst zu töten. Sophokles lässt Odysseus zu Aias' Wahnsinn kommentieren:

> »Mitleid fühle ich (...) mit ihm, dem Unglückseligen, trotzdem, obwohl er noch feindselig ist, weil er in schlimmem Unheil festgebunden ist, wobei ich nicht sein Schicksal mehr als meins beachten will.

Ich sehe nämlich, daß wir anderes nicht sind als Bilder oder Schatten ohn' Gewicht, wir, die wir leben hier.« (Sophokles, 1990, S. 23)[104]

In diesem Zitat drückt sich einerseits eine mitfühlende Haltung gegenüber dem Wahnsinn des anderen aus, wobei »Mitleid« hier nicht im paternalistischen Sinn des »Bemitleidens«, sondern im Sinne des Affiziertwerdens und Zuteilwerdens eines leidvollen Zustands zu verstehen ist (vgl. Dörner, 2002). Schließlich aber scheint Odysseus die Verrücktheit des Aias' und die eigene Klarheit des Verstandes als gleichwertig angesichts des gemeinsamen Schicksals umfassender Nichtigkeit der eigenen Existenz zu bewerten (»Bilder oder Schatten ohn' Gewicht«). Im so geschilderten Blick des Odysseus auf den Wahnsinn Aias' findet sich also sowohl der Aspekt des Affiziertwerdens und des Mitleidens gegenüber Aias' Wahnsinn wie auch das Eingeständnis eigener Endlichkeit und Zerbrechlichkeit angesichts eines geteilten Schicksals wieder. Ein zeitgenössisches Beispiel dafür, wie sowohl ein sich öffnender und offenbarender psychiatrischer Blick als auch ein sich verschließender von einer psychiatrieerfahrenen Person erlebt wird, gibt wiederum Gwen Schulz, die im folgenden Zitat als Psychiatrieerfahrene und als Genesungsbegleiterin[105] spricht:

»How do I feel if the professional fail[s] to open up? He isn't present as a human being. He isn't available. He isn't palpable. He isn't an

---

[104] Sophokles spricht hier eigentlich von ate (Ἄτη), was soviel wie »Verblendung« (statt Unheil) bedeutet. Die von Binswanger verwendete Übersetzung von Willige lautet entsprechend: »[...] [B]edauern muss ich ihn, den ganz Unseligen, wie sehr er mich auch hasst, weil er so schlimm verstrickt in der Verblendung ist. Hierin erkenn' ich sein Geschick so gut wie meins [...].« (Sophokles, 1966, V. 124)

[105] Hierunter werden Personen verstanden, die ihre therapeutische Expertise in erster Linie dadurch erworben haben, selbst eine schwere psychische Krise sowie eine Behandlung im psychiatrischen Hilfesystem durchlebt zu haben. Genesungsbegleiterinnen werden zunehmend im psychiatrischen Hilfesystem angestellt. Durch ihre Expertise qua eigener Erfahrung haben sie einen besonderen Zugang zu den Klienten/Patienten. Häufig, aber nicht zwingend durchlaufen Genesungsbegleiter hierfür eine besondere Ausbildung (sog. Experienced-Involvement-Ausbildung), in der sie ihre persönlichen Erfahrungen mit jenen anderer Krisenerfahrener abgleichen (vgl. Schmid, 2020).

example, that does give me hope, instead leaving me alone that makes my weakness more obvious, it humiliates me, it also keeps me small, it shames me in an already shameful situation, he hasn't made the effort to come to me, to recognize me in my different facets, [...]. For me, a good therapist doesn't have to speak about his ruptures, or tell me about his problems. It's important for me that I can feel that this person has experienced a lot. He knows ruptures, he knows crises, he doesn't stand apart from all that. And it's precisely from this experience that he understands or asks interested questions. He doesn't despise me because I'm sitting there as a person in need and our relationship is unbalanced. [...] As a recovery companion, I'm also the one who assumes this role. I never tell anyone my story. I never tell anyone anything without a reason. But I sit there as someone who is absolutely perceptible as a person with my own feelings. With ruptures. With the knowledge of my own survival, my strength. [...] [I]n a therapeutic relationship I find it helpful to convey that one doesn't have a solution for the other life, that one knows crises firsthand, that it's a part of life, [...] that the therapist is a person with feelings that I perceive.« (von Peter & Schulz, 2018, S. 1294)

Für Schulz zeigt sich die Offenheit des Therapeuten demnach nicht unbedingt darin, dass er über eigene Krisen ausdrücklich spricht, sondern darin, dass diese Krisenerfahrung des Therapeuten für sie spürbar ist. Die prinzipielle Möglichkeit, Krisen zu erleiden, scheint damit eine Brücke zwischen Patientin und Therapeuten zu bauen und die Beziehung symmetrischer zu machen. Trotz dieser solidarischen Offenbarung betont Schulz aber ausgehend von ihrer Tätigkeit als Genesungsbegleiterin auch, Abstand zum Leben des Gegenübers zu wahren und ihm keine Lösungen »überzustülpen«. Auch hier zeigt sich also eine gewisse Zweigliedrigkeit des psychiatrischen Blicks, in dem Professionelle sowohl in respektvollem Abstand vor dem Gegenüber und seiner Krise verharren wie auch sich selbst offenbaren und sich mit dem Gegenüber und seinem Leid solidarisieren. Unklar bleibt jedoch auf praktischer Ebene, wie ein solches Eingeständnis der eigenen Krisenerfahrungen und das Miterleiden der Psychoseerfahrung des Gegenübers sich konkret im Blick der Professionellen äußern.

Anknüpfend an die Schilderung Schulz' stellt dies ein wichtiges Forschungsdesiderat dar.[106]

Immer noch ist nun nicht geklärt, worin sich der prozessuale Charakter von Diagnosen innerhalb dieser Verständigungssituation genau manifestiert. Vor dem Hintergrund der bisherigen Argumentation lässt sich konstatieren: Es ist möglich, eine Diagnose zu stellen, dabei zugleich den Zustand des Gegenübers graduell mitzuerleiden und sich selbst in der eigenen möglichen Betroffenheit von diesem Zustand angesichts der eigenen Ereignisoffenheit zu offenbaren. Dieser Vorgang ist jedoch nur auf Grundlage eines gemeinsamen offenen Raums und der Offenheit des Gegenübers, das sich auch in seiner Verschlossenheit offenbart, möglich. Daraus folgt: *Der in einer Diagnose konstatierte Verlust von Offenheit kann nicht absolut sein, da er sich in und qua Offenheit zeigt.* Es muss also in der Diagnose über eine Krankheit immer die vorgängige Offenheit, und dem entspricht: die Gesundheit des Gegenübers, beachtet werden, ohne die die Diagnosestellung im Verständigungsprozess nicht möglich wäre. *Die Offenheit eines Menschen, durch die sich auch der Verlust von Offenheit noch kundtut, ist Bedingung des Dialogs und der Diagnostik.* Darüber hinaus ist sie auch *Bedingung des sich im Dialog entwickelnden Genesungsprozesses,* der diese Offenheit weiter vorantreibt. Krankheitsentitäten wie etwa »schizophrene Psychose« können damit immer nur einen graduellen Offenheitsverlust kennzeichnen. Die grundlegendere Offenheit, die einen Menschen als Person und Gegenüber ausmacht, ist nicht infrage gestellt.[107]

---

106 In einem aktuell laufenden Forschungsprojekt wurden hierzu erste Schritte unternommen (Galbusera & Thoma, 2021). Ziel ist es, anhand qualitativer Befragungen die Haltung Professioneller gegenüber Psychoseerfahrungen im Spannungsfeld von Nähe und Distanz sowie Identifikation und Abgrenzung zu ermitteln und in Zusammenhang mit theoretischen Vorannahmen über die Ursachen für Psychosen zu bringen.

107 Deshalb sollte, wie mittlerweile in der Psychiatrie etabliert, auch in der phänomenologischen Psychiatrie von »Menschen mit Schizophrenie« oder »Person mit Depression« und nicht von »Schizophrenen« oder »Depressiven« gesprochen werden. An der heutigen Formulierung (»Person mit Stö-

Die Formulierung »Mensch mit Psychoseerleben« unterstreicht entsprechend, dass das Urteil vom schizophrenen Offenheitsverlust *selbst offen* ist bzw. eine *offene Kategorie* darstellt, die niemals absolut, sondern vorläufig ist und damit immer auch Raum für Interpretation, Aneignung und Wandel durch Patientinnen und alle anderen Interagierenden lässt. Ein solches Diagnoseverständnis deutet sich bei Maldiney an, wenn er behauptet:

> »Im Abstand zwischen dem erkrankten Menschen und der Krankheit zeichnet sich mehr oder weniger undeutlich ein Möglichkeitsraum ab, in dem jemand existieren, d. h. sich im Offenen halten kann, und in dem nichts festgelegt ist, wohingegen die äußere Wirklichkeit und die psychische Wirklichkeit dazu tendieren, sich in geschlossenen Systemen zu kristallisieren.« (Maldiney, 2009b, S. 5)

Dieses Zitat macht deutlich, dass Maldiney sehr wohl zwischen dem Konzept der Krankheit und dem betroffenen Individuum unterscheidet. So spricht er etwa davon, dass in der Kunst »ein kranker Mensch unter der Krankheit hervorbricht« (ebd.). Das vorgenannte Zitat lässt sich des Weiteren als Aufforderung verstehen, Krankheitsbegriffe so zu formulieren, dass sie Möglichkeitsräume für die Betroffenen und anderen Beteiligten eröffnen und dabei deren Erleben (ihre »psychische Wirklichkeit«) in Verbindung mit ihrer Umwelt (ihrer »äußeren Wirklichkeit«) sehen. Konkret könnte dies etwa bedeuten, Krankheitsbegriffe so zu wählen, dass sie zur Sinnsuche und zum Dialog zwischen Betroffenen, Professionellen und Angehörigen anregen.

Veranschaulichend möchte ich hier meinen Versuch anführen, den Begriff der Schizophrenie durch jenen der »Verrücktheit« zu er-

---

rung ›xy‹«) wird von phänomenologischer Seite kritisiert, dass es sich bei den Betroffenen nicht um Personen mit einer beliebigen Störung handle, so wie man etwa einen Diabetes oder eine Oberarmfraktur habe, sondern um Personen mit Erkrankungen, die das Personsein selbst beträfen (Sass, 2007). In dieser Kritik wird allerdings übersehen, dass in der alternativen Formulierung »Schizophrener« eine Person mit ihrer Krankheit, ja mithin mit dem Verlust des Personseins vollständig identifiziert wird und damit der Adressat der psychiatrischen Therapie, welche ohnehin im phänomenologisch-psychiatrischen Kontext häufig unterbelichtet bleibt, verdeckt wird.

setzen (Thoma, 2018): Dieser Begriff verweist in meinen Augen weit mehr auf den lebensweltlichen, sozialen Umgang bzw. das Umgehen-Müssen mit entsprechenden, tiefgreifenden psychischen Veränderungen, als dies medizinische Bezeichnungen wie »schizophrene Psychose« oder »affektive Psychose« vermögen. Insbesondere ist die Verwendung dieses alltagssprachlichen Begriffs für psychische Erkrankungen eine Einladung zum Gespräch zwischen Betroffenen, Angehörigen und Professionellen über ihre außergewöhnlichen Erfahrungen, wie ich immer wieder in trialogischen Veranstaltungen, aber auch in therapeutischen Einzelgesprächen erlebe. Dieser und andere alltagssprachliche Begriffe bieten im Gegensatz zu klar definierten Diagnosen Spielräume für individuelle und sinngebende Aneignungen. Zudem widersetzt sich der Ausdruck »Verrücktheit« in meinen Augen der von Maldiney erwähnten Tendenz der »psychischen« und »äußeren Wirklichkeit«, sich »in geschlossenen Systemen zu kristallisieren« (Maldiney, 2009b, S. 5), da er immer auch eine dynamische und soziale Komponente hat: »Verrücktheit« als »Verrücken« bzw. als substantivierte Verbform »Verrückung« meint immer auch, eine vorgefundene Ordnung zu verändern und durcheinanderzubringen. Jemand schert oder rückt aus der sozialen Ordnung aus oder wird herausgerückt.

Durch den angesprochenen Möglichkeitsraum zwischen Krankheitseinheit und betroffenem Individuum zeichnet sich bereits die Frage nach der Genesung ab. Die Genesung vollzieht sich im Dialog. Dieser Dialog stellt die Antwort auf eine tiefe existenzielle Krise dar. Bevor ich mich der Frage der Genesung zuwende, möchte ich diese Krise im Folgenden noch einmal angelehnt an Maldiney, diesmal aber aus eine dezidiert sozialtheoretischen Perspektive heraus betrachten.

6.4 ANSÄTZE FÜR MALDINEYS SOZIALE THEORIE DER PSYCHOSEN

Die dialogische Begegnung ist Grundlage der Diagnostik. In dieser Begegnung kommt es auf eine besondere Rezeptivität bzw. Transpassibilität der Professionellen an und zwar sowohl gegenüber den Betroffenen selbst wie auch gegenüber dem, was diesen widerfährt. Gleichwohl kann sich die professionelle Haltung nicht hierauf beschränken. Zwar ist, wie Maldiney sagt, die »Transpassibilität die einzige Bedingung für den Zugang zum Anderen und zur Alterität im Allgemeinen« (2017, S. 523), doch gehört zur Offenheit und zur professionellen Offenheit im Besonderen auch, auf dieses Leid zu *antworten*, d. h., *responsiv* bzw. *transpossibel* zu sein. Diese professionelle Responsivität besteht unter anderem darin, für das Leid des Gegenübers ein Verständnismodell anzubieten. Ein solches Verständnismodell kann bestenfalls für die Betroffenen und Professionellen eine Erklärung oder auch Grundlage eines Narrativs bilden, warum es in einer bestimmten Situation für einen Menschen zu einer Psychose kam. Erneut muss ein solches Modell wie schon zuvor die diagnostischen Begriffe offen sein und Möglichkeiten zur Aneignung und Deutung durch die Betroffenen bieten. Es sollte letztlich immer im Dialog mit der Selbstdeutung und den Verständnismodellen der Betroffenen selbst stehen – so, wie dies schon für den Status der Diagnosen herausgearbeitet wurde.

Bliebe ein solches Verstehensangebot aus, würde sich die psychiatrische Haltung auf das Bestaunen der Fremdheit des Gegenübers, des Ereignisses und der Psychose beschränken. Ein mögliches Sinnbedürfnis Betroffener bliebe ohne Reaktion der Professionellen. Daher wurde im vorigen Kapitel eine sowohl staunende und ergriffene wie verstehend-erklärende Herangehensweise der Professionellen vorgeschlagen (s. o., Kapitel 4). Diese Aspekte entsprechen den beiden Offenheitsdimensionen der Rezeptivität und Responsivität in Maldineys Theorie und können nun im professionellen Haltungsbegriff verankert werden. Die folgenden Ausführungen zu einem sozialen Krankheitsmodell der Psychosen untermauern diesen responsiven Aspekt der Haltung. Sie müssen hier skizzenhaft bleiben und sollen lediglich den möglichen Beitrag von Maldineys Denken zu einem sozialen Verständnis der Psychosen im Rahmen zukünftiger Forschung andeuten.

Wie bereits ausgeführt und in Schaubild 1 auf Seite 126 dargestellt, versteht Maldiney das Ereignis bzw. den Grund als eine Instanz, die sich nicht in den Normalisierungs- und Habituationsprozess der Erfahrung integrieren lässt. Der Grund widersetzt sich der Erfahrung von Selbstverständlichkeit und fordert unseren sympathetischen Bezug zur Welt heraus. Dabei kann, wie ich im Folgenden anhand der Melancholie und der Schizophrenie zeigen will, das Soziale bzw. die Sozialisation sowohl den offenen Bezug zum Grund erschweren als auch selbst zum Grund werden, und zwar in Form unverständlicher Normen und ausgrenzender Interaktionen, an denen die Offenheit einer Existenz scheitert.

Melancholie

Wie in der vorangehenden Darstellung (siehe Kapitel 4) deutlich wurde, verhandelt Maldiney die Daseinsgestalt der Melancholie allein auf individueller Ebene. Dabei liegen gerade bei der Melancholie als Verlust des Antwort- und Sinnstiftungsvermögens des Menschen sozialtheoretische Bezüge auf der Hand. Hier ist insbesondere an jüngere Studien über das »erschöpfte Selbst« (Ehrenberg, 2004), die »Übermüdungsgesellschaft« (Han, 2010) und das »überforderte Subjekt« (Fuchs et al., 2018) zu denken. Wie anderenorts gezeigt (Heinze & Thoma, 2018), sind diese Beschreibungen nur im Rahmen eines dialektischen Prozesses von Subjekt und Gesellschaft zu begreifen, in dem subjektiver Sinn(-Verlust) immer schon ein vergesellschaftetes Phänomen ist.

Ein Ansatz innerhalb der phänomenologischen Psychiatrie, der zu diesem Verständnis den Weg bereitet, ist Hubertus Tellenbachs (1961) Konzept des *Typus melancholicus*, worunter der Autor eine Persönlichkeitsausprägung, die mit einem besonders hohen Risiko zu schweren, melancholischen Depressionen einhergeht, versteht. Im Folgenden beziehe ich mich auf die rollentheoretische Weiterentwicklung des Konzepts durch Alfred Kraus (1977). Kraus zufolge zeichnen sich Menschen mit einer Typus-melancholicus-Ausprägung durch eine Überidentifikation mit gesellschaftlich vorgegebenen Rollen und Normen aus, was Kraus auch als »Hypernomie« bezeichnet (ebd., S.

137 ff.). Gleichzeitig tendieren die Betroffenen jedoch zu dem Glauben, stets hinter den entsprechenden Rollenanforderungen zurückzubleiben (sog. »Remanenz«, siehe Tellenbach, 1961, S. 128–140).[108] In Krisenmomenten, da diese Rollen und Erwartungen nicht mehr ausgefüllt werden können, komme es zum depressiven Gefühl der Leere (Gefühl der Gefühllosigkeit), der Wertlosigkeit und Erschöpfung. Ebenso sieht Kraus aber auch die Manie bzw. insgesamt die manische Depression (bipolare Störung) als Ausdruck dieser Überidentifikation – der manische Überstieg der sozialen Rollenerwartungen, die rauschhafte Befreiung aus ihrem Korsett, ist für Kraus gewissermaßen nur ein Vexierbild der vorgängigen Überidentifikation der Betroffenen mit diesen Rollen.

Versteht man das, was Tellenbach als Typus melancholicus bestimmt, nicht als statische Persönlichkeitskategorie, sondern als Ergebnis der Interaktion von Individuum und Gesellschaft – mit anderen Worten: als *Modus* melancholicus –, so lassen sich mit diesem Konzept Schlüsse auf die soziokulturellen Entstehungsbedingungen von Depressionen ziehen. Beispielsweise wäre anzunehmen, dass die gegenwärtigen neoliberalen Leistungs-, Effizienz- und Performativitätsnormen unserer Gesellschaft Individuen hervorbringen, die sich besonders bzw. »hypernom« mit diesen Normen identifizieren und zugleich vom steten Zweifel verfolgt sind, im Sinne der »Remanenz« hinter diesen Normen zurückzubleiben und in ihrem Leisten nicht genug zu sein.

Hier lässt sich ein Bezug zu Maldineys Theorie des Grundes und der melancholischen Schwermut herstellen. Die Betroffenen befinden sich »am Grund«, sind gewissermaßen mit dem Grund verschmolzen und können sich kaum mehr durch eigenes und kreatives Handeln von ihm distanzieren. Sie können den Grund nicht aktiv gestalten (vgl. Maldiney, 2018c, S. 61 f.). Eine Bedingung für dieses Unvermö-

108 Ähnlich spricht auch Stanghellini (2004, S. 15) von der *Zentrizität* des melancholischen Typus, der sich immerzu in Übereinstimmung und Nähe zu den bestehenden Regeln und Normen der Gesellschaft verhalte und bewege.

gen liegt in einer Vereinnahmung des Selbst durch soziale Regeln und Rollenerwartungen. Wenn schon diese Rollenerwartungen, die sich im Sozialisationsprozess in das Selbst einschreiben, keinen Raum für soziale Sinnschöpfung zulassen, so ist auch gegenüber dem Einbruch eines fremden Grundes in das eigene Leben keine Responsivität mehr möglich.

Als Fallbeispiel sei eine Anfang 60-jährige Frau mit einer Typus-melancholicus-Persönlichkeitsstruktur genannt, die sich vor einigen Jahren in meiner Behandlung befand. Ihr Leben lang hatte sie gelernt, sich an den Regeln der Familie und des Arbeitsplatzes zu orientieren und durch Leistung zu glänzen. In ihrer Arbeit als Elektrikerin hatte sie sich vollkommen verausgabt. Ihre Ehe, in der sie seit vielen Jahren unglücklich war, wollte sie um jeden Preis erhalten, zugleich eine gute Mutter und Großmutter sein. Schließlich verliebte sie sich in einen Kollegen. Zum ersten Mal nach Jahrzehnten wurde ihr die intensive Liebe und Leidenschaft eines anderen Menschen zuteil. Diese Begegnung, dieser unerwartete Grund brach in ihre Existenz ein und forderte ihren auf Ordnung, Leistung und Rechtschaffenheit ausgerichteten Lebensentwurf heraus. Doch ihr gelang es nicht, sich zu entscheiden und auf dieses Ereignis zu antworten – sie blieb mit ihrem Ehemann zusammen, ertrug weiter die täglichen Streitereien mit ihm, konnte sich aber auch ihrem Kollegen nicht entsagen, der sich infolge ihrer Unentschlossenheit schließlich von ihr trennte. In der Folge fiel die Patientin in eine schwere Depression und klagte sich selbst täglich sowohl für ihren Ehebruch an wie auch dafür, sich nicht von ihrem Mann getrennt zu haben – schließlich aber auch dafür, aufgrund ihrer Depression nicht mehr arbeitsfähig zu sein.

Das Beispiel veranschaulicht, dass durch eine Sozialisation, in der sich Normen und Rollenerwartungen ohne Aneignungsspielraum in das Selbst einschreiben und gewissermaßen blind und unreflektiert als eigene Ziele und Normen ausgeführt werden, ein aktiver und bestenfalls kreativer Umgang mit unerwarteten Ereignissen, wie im Beispiel das Verlieben in einen anderen Menschen, nur schwer möglich ist. Die responsive Offenheit zum Grund ist bereits durch die Sozialisation des Typus melancholicus beschränkt. Mit anderen Worten: Eine Sozialisation, die selbst keine sinnstiftende Responsivität zulässt, prädisponiert im weiteren Lebensverlauf zu einer Krise der Responsivität im Angesicht eines Ereignisses. Diese These müsste freilich empirisch überprüft werden, zum Beispiel indem Maldineys Theorie der Responsivität und des Grundes in die bisherige Forschung zur Primärpersönlichkeit bei Menschen mit Depression integriert wird.[109]

Schizophrenie

Einerseits kann wie im Falle des Typus melancholicus eine responsive Offenheit gegenüber dem Grund bzw. der Umwelt insgesamt kaum mehr möglich sein. Andererseits ist es aber auch denkbar, dass überhaupt das Vermögen, der Welt rezeptiv zu begegnen und sie immer wieder neu zu empfangen, eingeschränkt ist, und zwar, weil diese Welt selbst einem Menschen nicht offen gegenübersteht. Dies lässt sich an der Schizophrenie veranschaulichen. Auch hier möchte ich also versuchsweise den Verlust von Offenheit des Selbst mit einem Verlust der sozialen Welt zusammendenken.

In Kapitel 4 wurde Maldineys Analyse von Suzanne Urban dargestellt, einer Patientin Binswangers, die den Moment, als sie in einem Untersuchungszimmer vom möglichen Krebs und Tod ihres Mannes erfährt, als Auslöser für ihre Psychose beschreibt. Vor diesem Ereignis kann ihre Offenheit nicht standhalten, ihre Existenz kann keine weiteren Ereignisse mehr empfangen und verschließt sich der Welt im Wahn. Hier wäre nun zu fragen: Ist es tatsächlich allein die Offenheit Urbans, die versagt, oder – sofern man Offenheit als dialektisches

---

109 Zur Übersicht dieser Forschung siehe Kraus (2016). Ein weiteres Forschungsdesiderat könnte es sein, zu erörtern, inwieweit das im Bereich des Pathischen und Leiblichen verortete Konzept der Responsivität (siehe auch Waldenfels, 2006a) mit dem im Bereich des intentionalen Bewusstseins liegenden Konzept der sozialen Freiheit zusammenhängt (vgl. Honneth, 2017). Dies scheint für die Depressionsforschung deshalb von Interesse, da an anderer Stelle gezeigt (Heinze & Thoma, 2018) werden konnte, dass die Depression als Verlust von »sozialer Freiheit« verstanden werden kann.

Phänomen begreift – ist es nicht die *Offenheit des Austauschs* der Betroffenen mit der Situation, die zusammenbricht? Geht man von Letzterem aus, so ist es ebenso die Offenheit des Arztes, seiner Rolle als Mensch und Mediziner, die versagt, wenn er Urban ihren Schrei verbietet und damit der von ihm selbst überbrachten, bedrückenden Botschaft der Erkrankung ihres Ehemanns keinen Raum gibt. Gelingen und Versagen der Offenheit betrifft hier also die Gestalt der vorliegenden sozialen Situation, nicht Urban allein.

Gleichwohl reagieren nur wenige Menschen auf die Krebsdiagnose eines Angehörigen mit einer Psychose. Warum also Urban? Wie erwähnt gibt Maldiney hierauf keine Antwort. Eine solche möchte ich nun versuchsweise skizzieren.[110] Es wäre verkürzt, eine schizophrene Episode allein auf eine einzelne traumatische Erfahrung zurückzuführen. Vielmehr müssen die spezifische Lebensgeschichte und der Lebenskontext einer Person analysiert werden, in denen sich eine Krise ereignet und aus denen sich gegebenenfalls eine schizophrene Entwicklung ergibt.[111] Kisker gab bereits 1960 zu bedenken, dass sich selten eine einzelne, ausweglose Situation für die Entstehung einer Schizophrenie ausmachen lasse, sondern dass es sich vielmehr häufig um krisenhafte »Daueranlässe« handle, die oftmals schon in die Kindheit der Betroffenen zurückreichten (1960, S. 56; Häfner & Wieser, 1953). Solche Daueranlässe ließen sich mit Maldiney als der ständige Einbruch eines fremden und bedrohlichen Grundes in die Selbstverständlichkeit des Alltags verstehen. Als eine solche abgründige Bedrohung kann unter Umständen bereits der Blick anderer Menschen erlebt werden, wie es nicht nur Suzanne Urban beim Urologen ihres Ehemanns beschreibt, sondern auch die Patientin Blankenburgs, Anne Rau:

»›Ich habe nie die Blicke der Andern aushalten können. Und wie! Das war eine Tortur. – So die Leute … furchtbar! Schon wenn ich

110 Im Folgenden greife ich Überlegungen aus Thoma (2018, S. 229–232) auf.

111 Vgl. hierzu von Baeyers Ausführungen zum Begriff der Situagenie (1966/1985)

sie am Horizont auftauchen sah, versuchte ich, an etwas Ernstes zu denken, um die Befangenheit nicht so zu zeigen.‹« (Blankenburg, 1971/2012, S. 135 f.)

Wie sich ein anhaltender Einbruch des Grundes sozialtheoretisch denken ließe, veranschaulichen gegenwärtige Studien über das erhöhte Schizophrenierisiko bei Personen mit Migrationshintergrund und insbesondere bei Geflüchteten.[112] Das-Munshi et al. (2012) weisen nach, dass das Auftreten psychotischer Erfahrungen wie etwa Stimmenhören oder Verfolgungswahn direkt mit dem Ausmaß von Diskriminierung und Rassismus sowie verschiedenen »chronic strains« (etwa Geld- oder Wohnungsproblemen) korrelierbar ist. Die Untersuchungen der Autorinnen und Autoren beziehen sich auf ein bestimmtes Wohnviertel, in dem die Betroffenen mit niedriger »own-group density«, d. h. als »Minderheitengruppe«, leben. Mit Maldiney ließe sich dies so interpretieren, dass den Betroffenen die implizite und vertraute Abstimmung mit den Mitgliedern der Mehrheitsgruppe im öffentlichen Raum nicht gelingt. Die sozialen Normen und Codes der Mehrheitsgruppe werden von ihnen offenbar als fremder und opaker Grund erlebt, als eine Alterität, zu der sie keinen Zugang, keine rezeptive Offenheit entwickeln können und von der sie in Form von Rassismus und Diskriminierung zurückgestoßen werden.

Eine klassische phänomenologische Untersuchung zur Forschung über Migration und Psychose findet sich hierzu passend bei Kulenkampff (1953), der von einer 1950/51 aus dem Sudetenland nach Frankfurt am Main geflüchteten Patientin berichtet, die in ihrem neuen sozialen Umfeld und der veränderten »Wohnordnung« eine Schizophrenie entwickelt. In seinen »Gedanken zur Bedeutung soziologischer Faktoren in der Genese endogener Psychosen« (1962) wiederum beschreibt Kulenkampff das »soziologische Phänomen der *Isolierung*« als »Schwund kommunikativer Verbundenheit« (ebd., S. 8, kursiv i. O.) und hebt besonders Umzüge im Sinne eines Verlusts

---

112 Vgl. Bourque et al. (2011), Tortelli et al. (2015) und Hollander et al. (2016)

der »Wohnordnung« und des »*sozialen Rang[s]*« als auslösende Faktoren für eine schizophrene Entwicklung hervor (ebd., S. 10, kursiv i. O.). Wie schon bezüglich der aktuellen Migrationsforschung lässt sich auch hier die Begegnung mit einem neuen sozialen Kontext als Einbruch von Alterität und als dauerhafte Fragilisierung der Existenz deuten. Die rezeptive Offenheit der Existenz für die Umwelt versagt daraufhin in der Psychose. Kulenkampffs Rede vom »Schwund kommunikativer Verbundenheit« (ebd., S. 8) macht an dieser Stelle erneut deutlich, dass es sich mit dem Offenheitsverlust um ein dialektisches Phänomen handelt: Ein geflüchteter Mensch und der ihn aufnehmende soziale Raum finden nicht zueinander. Der Verlust von Weltoffenheit des Selbst, wie er sich in der Schizophrenie zeigt, ist mit dem Verlust von Selbstoffenheit der Welt korreliert, der sich im erschwerten (oder auch verwehrten) Zugang zum jeweiligen soziokulturellen Raum manifestiert.

Die Forschungen über Migration und Schizophrenierisiko liefern natürlich keine Alleinerklärung für die Entstehung von Psychosen. Jedoch veranschaulichen sie die These vom Zusammenhang der Weltoffenheit des Selbst mit der Selbstoffenheit der Welt. Diese These lässt sich auf zahlreiche andere Situationen bzw. soziale Räume übertragen, denn prinzipiell gilt: Unsere Offenheit für die Welt ist nur möglich, wenn uns auch Offenheit der Welt zuteil wird. Es gilt also, die sozialen Räume und Teilräume zu analysieren, in denen Offenheit möglich, in denen sie aber auch gebrochen oder unmöglich wird, beispielsweise durch Gewalt- und Ausgrenzungserfahrungen etwa im familiären, bekanntschaftlichen oder öffentlichen Raum (Thoma, 2018, S. 187–224). Dies leitet schließlich zwangsläufig zum Thema der Genesung über. Die Möglichkeit der Genesung verschiebt sich somit vom einzelnen, leidenden Individuum zu seiner Welt und schlussendlich zum therapeutischen Kontext.

6.5 GENESUNG IM OFFENEN: DIE GESTALTUNG DES (AB-)GRUNDES

Zum Genesungsbegriff finden sich im psychiatrischen Diskurs unterschiedliche Definitionen. Im klassischen medizinischen Modell wird unter Genesung zuvorderst der Zustand von Symptomfreiheit bzw. die Beseitigung der die Symptome hervorbringenden Grundkrankheit verstanden. Von der Recovery-Bewegung (vgl. Amering & Schmolke, 2012; Davidson, 2003) wird diesem Modell entgegengehalten, dass die Beseitigung von Symptomen oft um den Preis lebenseinschränkender medikamentöser Nebenwirkungen erkauft werde und Symptomfreiheit noch nichts über die eigentliche Lebensqualität der Betroffenen aussage. Unter *Recovery* wird demgegenüber ein persönlicher Wandlungsprozess verstanden, in dem die eigene Erkrankung ggf. auch bei Fortbestehen der Symptome einen eigenen Sinn erlangt und durch den insgesamt wieder ein aktives Leben in sozialer Teilhabe geführt werden kann (Bock & Heinz, 2016, S. 94–96; von Peter et al., 2019, S. 21 f.). Dieser Vorstellung folgend beschreiben Klapheck et al. (2012) die Bedeutung des »subjektiven Sinns«, den viele Psychoseerfahrene sowohl in einer zurückliegenden Psychose wie auch in aktuellen Symptomen und den Auswirkungen der Psychose auf ihre Zukunft sehen. Schlimme und Brückner (2015, 2017) entwickeln schließlich ein umfassendes Modell der »abklingenden Psychose«, das sie durch einen therapeutischen Prozess dialogischer Begleitung gerahmt sehen. Auch hier steht eine Einordnung der Symptome und der psychotischen Krise in ein kohärentes Selbstverständnis der Betroffenen im Vordergrund. Ziel der Autoren ist dabei vor allem die Wiederherstellung oder auch Neuverhandlung von Normalität auch bei Fortbestehen psychotischer Symptome (etwa Stimmenhören oder Wahnwahrnehmungen) in Bezug zum sozialen Alltag. Erneut geht es also nicht primär um Symptomreduktion.[113]

---

113 So erklären Schlimme und Brückner: »Die Anerkennung der gemeinschaftlich üblichen Sicht der Dinge ist eben gerade nicht mit einer vollständigen (Selbst-)Kritik gleichzusetzen, sondern basiert lediglich auf der Fähigkeit,

Maldineys Vorstellung von Genesung steht diesen Recovery-Konzepten grundsätzlich nahe. Wie bereits erläutert (s. o., 4.2) begreift Maldiney Krankheitssymptome in einem holistischen Sinn als Ausdruck und als Verarbeitung (wie etwa den Wahn) einer krisenhaften Existenzverwandlung im Angesicht eines Ereignisses. Die therapeutische Beschäftigung mit diesen Symptomen und vermeintlichen Denkstörungen sowie ihrer Behebung, wie beispielsweise in der Verhaltenstherapie praktiziert, würde daher in Maldineys Augen zu kurz greifen. Ziel der Genesungsarbeit müssten vielmehr das fragilisierte Selbst und seine Offenheit für die Welt sein.

Mit Maldiney lassen sich bestimmte Grundsätze des Recovery-Ansatzes jedoch auch kritisch betrachten: Maldineys Vorstellung der Genesung hinterfragt die Idee eines Subjekts, das sein Leben aktiv gestaltet und sich in Selbstreflexion seine eigene und kohärente Geschichte erzählt bzw. sich einen Lebenssinn verleiht, wie dies häufig in Recovery-Ansätzen geschieht.[114] Wenngleich jede bewusste und narrative Konstitution von Sinn und jeder Lebensentwurf ein solches aktives Subjekt voraussetzen, so geht ihnen doch Maldiney zufolge ein die Welt empfangendes und erleidendes Selbst voran, das »für das nicht zu Erwartende offen steht« (Maldiney, 2018b, S. 244). Daraus leitet sich eine interessante Konsequenz ab: Nach Maldiney sollte es in der Therapie weniger darum gehen, psychotische Erfahrungen in irgendeiner Form – sei es durch kognitives Training, durch die Erzählung einer Lebensgeschichte oder durch das Teilen im Dialog – zu *normalisieren* oder in einen biographischen Zusammenhang zu integrieren. Im Offenen zu sein heißt, die Außergewöhnlichkeit des Ereignisses durch keine sprachliche oder symbolische Ordnung, durch

---

die sozial übliche Sicht der Dinge – und sei es auch nur phasenweise oder parallel – übernehmen zu können.« (2015, S. 881, vgl. 2017, S. 73 ff.)

114 So beschreiben etwa von Peter et al. (2019, S. 22) das Menschenbild des Recovery-Konzepts wie folgt: »(Auch) Menschen mit seelischen Krisenerfahrungen sind keine Opfer ihrer Umstände oder Symptome, sondern selbstbestimmte, aktiv handelnde, in sich vielfältige und in großen Teilen sehr gesunde Personen, die auf die Welt und ihr Befinden einwirken können und wollen. Sie können entscheiden, was gut für sie ist, wann und wann nicht.«

keine gedankliche Anstrengung und durch keine soziale Normalität – nicht einmal jene des therapeutischen Zwiegesprächs – einfangen zu können. Und dennoch heißt im Offenen zu sein, das Ereignis, den Einbruch des Abgrunds mit dem Rhythmus unserer Existenz zu verbinden, d. h., *dem Chaos des Abgrunds eine Form zu geben, ihn – und uns mit ihm – in eine sich gestaltende Gestalt zu verwandeln.* Ziel der Genesung ist demnach, das psychotische Erstarren vor dem Grund, die Verschlossenheit vor dem Ereignis zu überwinden und den Grund bzw. das Ereignis kreativ zu gestalten.

Es ließe sich einwenden, dass eine Gestaltung des Abgrunds, vor allem im Dialog, wie ich es gleich beschreiben werde, auch schon eine Normalisierung des Abgrunds ist. Sicherlich geht sowohl mit der Gestaltung als auch mit der Normalisierung eine gewisse Konsolidierung des Selbst einher. Dennoch liegt ein entscheidender Unterschied vor: *Normalisierung* in dem Sinne, dass sich eine Regel und ein Schema des Antwortens auf etwas ehemals Unbekanntes einspielen, vollzieht sich in der Gestaltung des Grundes für Maldiney nicht. Der Grund und unsere rhythmische Antwort auf ihn sind immer wieder neu und unvorhergesehen. Die rhythmische Gestaltung des Grunds entrinnt der Koagulation eingespielter Interaktionsstrukturen.

Aus psychodynamischer Sicht ließe sich wiederum fragen, ob eine Gestaltung des Abgrunds und die entsprechende Konsolidierung des Selbst nicht der Herstellung einer »primären Repräsentation« im Rahmen der »gelebten Interpersonalität der Psychotherapie« entsprechen (Lempa et al., 2017, S. 23–25; 127–141). Mit primärer Repräsentation ist dabei eine »präverbale Repräsentation der Realität« gemeint, durch die die Wirklichkeit eine Form bekommt (ebd., S. 23). Hieran schließen sich präverbale, körperliche Interaktionsschemata an, die zugleich eine Differenzierung und Habitualisierung zwischen Ich und Realität ermöglichen. Maldineys Konzept ist jedoch als noch radikaler zu verstehen: Er lehnt jede Form von Repräsentier- und Wiederholbarkeit des Abgrunds ab. Die Gestaltung des Abgrunds zielt damit auf ein noch höheres Maß an Kreativität und Responsivität gegenüber überraschenden Ereignissen. Demgegenüber scheint die psychodynamische Psychosentherapie darauf ausgelegt zu sein, die primäre (präverbale) Repräsentation in eine sekundäre, *verbale* Repräsentation des therapeutischen *Gesprächs* und damit in eine sprachliche Ordnung zu überführen, die die abgründigen Erfahrungen der Psychose letztlich sprachlich-reflexiv teilweise oder gänzlich bändigt und aufhebt (vgl. ebd., S. 141–146).[115]

Maldineys Andeutungen zur Therapie der Psychosen beziehen sich entsprechend auf eher nonverbale, künstlerische und kunsttherapeutische Ansätze. Kunst besteht für Maldiney wesentlich im rhythmischen Ausdruck unserer Existenz und da es genau diese Rhythmizität ist, die in Psychosen beschädigt wird, kann die Kunst als eine Rerhythmisierung der Erlebnisweise begriffen werden. Maldiney (2003b, S. 70–82, 2009b, S. 5) verweist dabei auf krisenerfahrene Künstler wie Sylvain Fusco (1903–1940), Adolf Wölffli (1864–1930) oder auch Vincent van Gogh (1853–1890), denen es nach Maldiney auf unterschiedliche Weise gelungen sei, dem erlebten Abgrund in ihrer Malerei eine dynamische Form zu geben. Neben diesem gewissermaßen selbsttherapeutischen Aspekt beschreibt Maldiney (2009b, S. 8) Psychosentherapie als einen gemeinsamen Prozess der Öffnung und kreativen Gestaltung des Ereignisses. Professionelle treten hier vor allem als Vertrauen und Hoffnung spendende Begleiterinnen in Erscheinung. Die vertrauenserweckende Anwesenheit des Therapeuten könne helfen, das Gestaltlose (»informe«) zuzulassen und freizusetzen (ebd., S. 8). Maldiney (ebd., S. 8.) führt hierzu ein Zitat Winnicotts an, demzufolge es für manche Patienten erforderlich sei,

> »[…] daß der Therapeut den ›Unsinn‹, der die Geistesverfassung eines Menschen in Ruhe kennzeichnet, von Zeit zu Zeit einfach zur Kenntnis nimmt. Dabei braucht der Patient diesen Unsinn nicht einmal mitzuteilen, d. h. zu ›organisieren‹. Organisierter Unsinn wäre ja bereits Abwehr (wie etwa organisiertes Chaos eine Verleugnung des Chaos darstellt). Ein Therapeut, der diese Art von Mitteilungen

115 Dass ein solcher Bändigungsversuch des psychotischen Abgrunds angesichts des psychotischen Leids aus therapeutischer Sicht mitunter durchaus sinnvoller sein könnte, sei hier als offene Vermutung dahingestellt.

> nicht annehmen kann, verwickelt sich in einen aussichtslosen Versuch, einen logischen Aufbau (eine ›Organisation‹) in diesem Unsinn zu finden, womit er den Patienten veranlaßt, den Bereich des ›Unsinns‹ zu verlassen, weil [...] [die Umwelt] damit das Gefühl des Vertrauens untergrub. Ohne es zu bemerken, hat der Therapeut seine professionelle Rolle aufgegeben, als er sich vergeblich bemühte, als begabter Analytiker Ordnung im Chaos zu sehen« (Winnicott, 1971/2006, S. 68).[116]

In diesem Zitat wird hervorgehoben, dass auch die Professionellen dazu aufgefordert sind, sich dem gestaltlosen Chaos, das die Betroffenen erleben oder in sich tragen, zu öffnen. Sie sollten nicht versuchen, diesen erlebten Abgrund zu strukturieren oder zu rationalisieren, was nach Winnicott und Maldiney zu einer Schwächung der Vertrauensbeziehung führe. Ebenso wenig solle der Widerstand der Betroffenen gegen diesen Abgrund verstärkt werden (Maldiney, 2009b, S. 8). Vielmehr muss es nach Maldiney um eine Öffnung der Betroffenen selbst gegenüber diesem Abgrund gehen. Dann wiederum werde auch dessen Gestaltung möglich. Offenheit bezeichnet damit in der Therapie wie auch generell einen *gemeinsamen Prozess der Öffnung*.

Übertragen auf den heutigen Diskurs um Genesungsbegleitung, lässt sich Hölderlins Aufforderung »Komm! ins Offene, Freund!« (Hölderlin, 1826/1946) als Grundmotiv einer Genesungsbegleitung im maldineyschen Sinn deuten: als eine Einladung von der einen Person an die andere, eine Einladung, die jedoch nur von jener ausgesprochen werden kann, die sich selbst ins Offene vorgewagt hat, und die sich an jene richtet, die sich dem Offenen verschließen musste, weil sie dort verwundet wurde. Um diese Einladung aussprechen zu können, bedarf es zuvorderst jener weiter oben beschriebenen Haltung, sich auf die Erfahrungswelt und den von den Betroffenen erlittenen Abgrund einzulassen, das eigene professionelle Wissen einzuklammern und sich von der Welt des Gegenübers »verandern« zu lassen – sowie

---

116 Ich danke Joël Clerget für diese Quellenangabe, die sich nicht im Originaltext Maldineys findet.

der Bereitschaft, auf die mögliche Verlorenheit und Verzweiflung im Offenen zu antworten.

Aufbauend auf Maldineys Ausführungen muss schließlich das weitverbreitete Verständnis von Therapie im Sinne des Behandelns und Kurierens von Symptomen und Krankheitsprozessen hinterfragt werden. Machleidt (1987) zufolge sollte Therapie nicht als »Reiz-Reaktions-Schema« begriffen werden, in dem kausal auf einen Patienten und seine Erkrankung eingewirkt werde. Für Machleidt verdeckt dies die Eigenständigkeit und Unverfügbarkeit des Gegenübers. Entsprechend sei der »heutige Therapiebegriff [...] von überwertigen positivistischen Theorien, Wirkungserwartungen und -phantasien derart überfrachtet, daß er nahezu unbrauchbar geworden ist« (ebd., S. 120). Der Autor plädiert daher dafür, den Begriff der Therapie durch jenen der *Begleitung* zu ersetzen. Dieser sei »offener für den Reichtum unterschiedlichster menschlicher Begegnungsmuster« (ebd., S. 122). Diesem Begriffsplädoyer kann sich mit Maldiney angeschlossen werden: Wie Machleidt betont auch Maldiney die Offenheit und Begegnungshaftigkeit menschlicher Interaktion. Machleidt spricht dabei von einer »Ethik der Begleitung« (ebd., S. 124) als »Ethik der Geduld und der Langmut« (ebd.), die er zugleich mit dem »Gefaßtsein auf das Unerwartete für mich und den anderen« (ebd.) verbindet. Dies lässt sich mit Maldiney ergänzen: Offenheit im Genesungsprozess heißt für alle Beteiligten und insbesondere für Professionelle, die Genesung nicht kausal erwirken zu können, sondern sich für überraschende Wendungen und das Ereignis der Genesung geduldig offen zu halten und ihm bzw. dem Gegenüber zu antworten. Dafür bedarf es aber auch einer bestimmten Haltung der Professionellen. Hierzu noch einmal Machleidt: »Begleitung ist als ›überlegte Kraft‹, als ›ungeduldige Geduld‹ keine Technik, sondern eine Haltung.« (ebd., S. 120)[117]

---

117 Allerdings erwähnt Maldiney in seinen therapietheoretischen Ausführungen nicht die Frage, inwieweit eine prinzipielle Offenheit oder auch Offenheitsbereitschaft im Gegenüber angenommen werden müsse, um in einen gemeinsamen Genesungsprozess der fortschreitenden Öffnung und Gestaltung eintreten zu können. Wie bereits weiter oben konstatiert, widerspricht eine

Die in diesem Genesungsprozess stattfindende Gestaltung des (Ab-)Grundes beschreibt Maldiney am Vorgang des Malens oder Tanzens, in denen das erlittene Ereignis empfangen und beantwortet werden könne (ebd.; Maldiney & Kuhn, 2017, S. 180 ff.). Dabei sei gegebenenfalls schon eine randständige Anwesenheit des Therapeuten ausreichend, um den Betroffenen Sicherheit in der Gestaltung zu geben.[118] Die rhythmische Bewegung im eigenen Körperempfinden oder auch im Empfinden gemalter oder plastischer Formen in der Kunst- und Tanztherapie spielt hierbei eine zentrale Rolle: Durch die Integration eines bedrohlichen Ereignisses in eine Zeichen- oder Tanzbewegung wird die Existenz nach Maldiney schrittweise von ihrer defensiven Starre befreit und findet ihre sympathetische Verbindung mit der Welt wieder.

So berichtet Maldiney (2009b, S. 8) von einer Patientin, die ihren Körper von einem inneren Abgrund bedroht sah, von einer Bestie, die sie von Innen verschlinge. In der Kunsttherapie fertigte sie Stickarbeiten ihrer Organe (Herz, Lunge, Leber etc.) an, die sie stets ohne Verbindung zueinander darstellte. Dies habe ihr geholfen, ihrem inneren Chaos eine vorläufige Form zu geben. Dennoch habe die Patientin unentwegt gefragt: »Existiere ich?« (ebd.) Die sich daran anschließende therapeutische Herausforderung ist nach Maldiney, eben auf diese Frage die richtige Antwort zu geben, eine Antwort, die vor allem das Ziel haben müsse, ein dauerhaftes Gespräch einzuleiten (ebd.; 2019, S. 47). Ein entscheidender Schritt hierzu wäre es offenbar, den von den Betroffenen erfahrenen Abgrund und die damit verbundene ontologische Verunsicherung überhaupt als Therapeutin wahrzunehmen,

---

solche Annahme Maldineys kategorisierendem Krankheitsverständnis, das in dieser Arbeit mehrfach problematisiert wurde. Dem wurde entgegengehalten, dass jene Offenheit, die im Genesungsprozess wieder hergestellt werden soll, im Keim schon in der Diagnosefindung vorliegt, da wir auch den Verlust von Offenheit des Gegenübers nur in seiner Offenheit für uns erfahren. Paradox ließe sich also formulieren: Offenheit ist Bedingung und Ziel des dialogischen Genesungsprozesses.

118 Maldiney (2009b, S. 8, 2017, S. 107 f.) verweist hier insbesondere auf die Studien Gisela Pankows zur Psychosenpsychotherapie (1981/1990).

also etwa den »abgründigen« Sinn der von der Patientin angefertigten Stickereien zu verstehen. Veranschaulichend berichtet Maldiney (ebd., S. 9) von einer

> »[…] mutistischen Patientin […], die, sobald sie ein Bild angefertigt hatte, dieses sogleich mit einer undurchlässigen Farbe überdeckte, unter der alles verschwand, versunken im Grund. Ich sagte zu ihr: ›Da ist etwas darunter.‹ Sie antwortete mir: ›Ja‹ und schwieg (Schweigen ist kein Mutismus). Und eine Woche lang begann sie wieder zu sprechen.«

Abgesehen von diesen Fallbeispielen veranschaulicht Maldiney jedoch nicht, wie eine dialogische und rhythmische Gestaltung des Ereignisses im Offenen zu verstehen ist. Es bietet sich hierzu an, Maldineys Ideen auf heutige sozialtherapeutische Ansätze wie den *Open Dialogue* und *Psychoseseminare* zu beziehen. Hierdurch können Maldineys Ideen weiter konkretisiert und zugleich ihr Potenzial für die Gegenwart verdeutlicht werden.

Trialogische Psychoseseminare und Offener Dialog

Bei den *trialogischen Psychoseseminaren* handelt es sich um einen 1989 von Dorothea Buck und Thomas Bock in Hamburg entwickelten Ansatz regelmäßig (z. B. einmal im Monat) stattfindender Diskussionsrunden rund um das Thema »Psychose« (etwa »Psychose und Religiosität«, »Psychose und Medikamente« oder »Psychose und Zwang« usw.). »Trialogisch« meint dabei, dass die Veranstaltungen unter gleichwertiger Einbeziehung von Psychoseerfahrenen, Angehörigen und Professionellen stattfinden. Zentral ist, dass die Beteiligten sich ungezwungen und respektvoll über ihre subjektiven Erfahrungen aussprechen und einander zuhören können. Ein bestimmtes medizinisch-therapeutisches Ziel wird nicht verfolgt (Bock & Priebe, 2005). Nach von Peter et al. (2015) schätzen vor allem psychoseerfahrene Personen im Seminar die

> »[…] Atmosphäre […] von ›gegenseitiger Akzeptanz und Toleranz‹. Ein Erfahrener drückt sich so aus: ›Eigentlich dreht sich für mich

> alles um Verständigung und die Fähigkeit des menschlicheren Umgehens – Augenhöhe, Ernstnehmen des Einzelnen in seinem Erleben‹« (ebd., S. 388).

In dieser offenen Atmosphäre scheint gerade für die Betroffenen, aber auch die Angehörigen und Professionellen die Aussprache eigener, ungewohnter und fremder Erfahrungen möglich zu sein – Erfahrungen, denen sich zu öffnen ihnen allein vielleicht schwerfallen würde. Analog hierzu beschreibt die psychoseerfahrene Birgit Hase das befreiende Erlebnis, durch die Teilnahme an einem offenen Gruppengespräch vom Alleinsein mit ihren exklusiven Erfahrungen befreit zu werden:

> »›Was mir geholfen hat – ich muss mich ja irgendwo wiederfinden. Was erzählen die [in der Gruppe, Anm. Schlimme & Brückner]? Das kenne ich doch! (…) Mir tut es gut, wenn ich das höre und dem fällt nicht die Kinnlade runter. Dass ich da so locker drüber reden kann. Ich war viele viele Jahre allein – das war schrecklich, hat mich bis in meine Träume verfolgt. (…) Man hat 'ne Horrorstory hinter sich – aber wem soll man das sagen? (…) Das ist sehr hart, das macht einen kaputt.‹« (Schlimme & Brückner, 2017, S. 55)

Eine entscheidende Rolle spielt also die Anwesenheit der Mitmenschen, die den Bericht der »Horrorstory« sowohl hören können wie auch darauf antwortet. Es handelt sich mit Maldiney gesprochen also um eine sowohl rezeptive wie responsive Ko-Präsenz, wie sie gerade für die offene therapeutische Haltung beschrieben wurde und wie sie sich die Besucher des Psychoseseminars offenbar gegenseitig zuteilwerden lassen. Dem muss hinzugefügt werden, dass auch das Sich-selbst-Offenbaren der Professionellen, die sich mit ihren eigenen Krisen und Fragen in die Begegnung einbringen, den Anderen ermöglicht, als rezeptives und responsives Gegenüber für die Professionellen in Erscheinung zu treten und damit Offenheit wiederzufinden. Von Peter et al. (2019, S. 45) sprechen diesbezüglich von einer »wechselseitig lernenden und suchenden Beziehung« zwischen allen Teilnehmenden. Durch diese rezeptiv-responsive Ko-Präsenz der Beteiligten kommt somit sowohl eine jeweilige Öffnung zur eigenen, unaussprechlichen Erfahrung bzw. dem eigenen (Ab-)Grund in Gang als auch eine Gestaltung der eigenen Identität in Bezug zum (Ab-) Grund durch den geteilten Erzählprozess.[119] In den trialogischen Psychoseseminaren finden sich also beide Aspekte des ausgehend von Maldiney entwickelten Genesungsbegriffs wieder: eine Öffnung zum eigenen Grund und eine dynamische Gestaltung in Bezug zu diesem Grund, wobei diese Aspekte wiederum nur in einem gemeinsamen Prozess der wechselseitigen, rezeptiv-responsiven Öffnung möglich sind. Dieser Prozess orientiert sich darüber hinaus ebenso wenig an vorgefertigten Therapieschemata wie an dem Anspruch, eine für alle gültige Erkenntnis über die Psychose zu gewinnen. Ziel ist also nicht wie in der klassischen Psychoedukation (vgl. Bäuml & Pitschel-Walz, 2007), Wissen und Erkenntnisse der Psychiatrie an die Betroffenen zu vermitteln, sondern, die Vielstimmigkeit der Perspektiven auf Verrücktheit und Genesung miteinander in Dialog zu bringen. Keine Erfahrung ist dabei »wahrer« als die andere. Jede Erfahrung wird aber wahrer, indem sie die Anwesenden teilen, wodurch sie ihre Offenheit miteinander gestalten.

Während von Peter et al. (ebd.) dabei ähnlich wie die oben genannten Recovery-Konzepte vor allem den narrativen und sprachlichen Aspekt der menschlichen Identität betonen, wäre jedoch zu fragen, ob in den genannten Gruppenprozessen auch die von Maldiney anvisierten vorreflexiven und leiblichen Aspekte der Öffnung und Gestaltung zum Tragen kommen. Dies deutet sich vor allem in einigen Forschungsergebnissen zum *Open Dialogue* an. Dieser in den 1980er-Jahren in Finnland entwickelte gruppen- und familien-

---

[119] Entsprechend erfahren laut von Peter et al. (2015, S. 388) besonders die Betroffenen den trialogischen Austausch mit der Gruppe als identitätsstiftend, wobei gerade der Prozess des Erzählens als heilsam erlebt werde. Nach von Peter et al. müsse im Trialog »die Präsenz einer zuhörenden und antwortenden Person berücksichtigt werden. So berichten die von uns befragten Erfahrenen, dass vor allem ›die anderen Blickwinkel‹ dazu geführt hätten, zu Erkenntnissen über sich selber zu kommen. Das heißt durch Differenz entsteht so etwas wie ein Selbst, ein dialogisches Konzept von Identität, dass sich insbesondere auf den Aspekt der Vielstimmigkeit gründet« (ebd., S. 390).

therapeutische Ansatz (Aaltonen et al., 2011; Seikkula et al., 2011) hat zum Ziel, durch niederschwellige, engmaschige gemeinsame Gespräche (sogenannte »Netzwerkgespräche«) mit Familienmitgliedern und nahestehenden Personen sowie Professionellen festgefahrene oder krisenbegünstigende Interaktionsstrukturen zu thematisieren und zu verändern. Ähnlich wie in den trialogischen Psychoseseminaren wird ein besonderer Akzent auf die wechselseitige narrative Verständigung und das In-Worte-Fassen eigener Erfahrungen, insbesondere des häufig unsäglichen Leids gelegt. Interessanterweise beschreibt die Studie von Bøe et al. (2015) dabei aber auch Veränderungen, die sich vor allem im vorsprachlichen Bereich bewegen: Im *Open Dialogue* komme es zu einer grundlegenden Öffnung der Beteiligten füreinander. Sie würden dabei die Erfahrung neuer Lebendigkeit und der Bewegung machen, wobei Bewegung von den Autorinnen und Autoren (ebd., S. 181 f.) sowohl als sich öffnende Hinwendung zu den Erlebnissen (*moving in*) als auch Fortbewegung hin zu einer neuen Perspektive und Erfahrung bestimmt wird (*moving on*). Maldineys Gedanke einer Öffnung der Existenz bzw. der Existenzen und ihrer Rerhythmisierung, d. h. einer sich (wieder-)gestaltenden Gestalt auf vorsprachlicher, leiblicher Ebene, findet sich aufbauend auf Bøe et al. (2015) somit im *Open Dialogue* wieder. Mehr noch: Man könnte den von Bøe et al. beschriebenen *Open-Dialogue*-Prozess als eine Rerhythmisierung nicht nur einer einzelnen Person und ihrer Verbindung zur Umwelt deuten, sondern der gesamten interaktionalen und zwischenleiblichen Gestalt einer Familie bzw. eines behandelten sozialen Netzwerks, das zuvor durch den Einbruch eines Ereignisses erstarrt war. Dabei scheint es außerdem zu dem zu kommen, was ich an anderer Stelle als *Gestaltkreis von Offenheit und Vertrauen* beschrieben habe: Je mehr die Beteiligten sich füreinander öffnen, desto mehr können sie einander vertrauen, und je mehr sie einander vertrauen, desto offener können sie sowohl füreinander als auch für das fremde Ereignis, das in ihre Existenz einbrach, werden (vgl. Thoma, 2018, S. 189, 260). Diese Überlegung bedarf jedoch der empirischen Überprüfung.

Aktuelle Untersuchungen zur dem *Open Dialogue* zugrunde liegenden therapeutischen Haltung lassen schließlich große Analogien zu Maldineys Offenheitskonzept erkennen. So besteht diese Haltung Galbusera und Kyselo (2018, S. 4) zufolge darin, »offen für den anderen in der leiblichen Begegnung zu sein«. Dies entspricht Maldineys These, dass es in der Psychosentherapie vor allem einer rezeptiven leiblichen Präsenz der Therapeutin bedürfe. Maldineys Gedanke, dass das Gegenüber in der Begegnung dabei nicht vorweggenommen oder objektiviert werden könne, spiegelt sich in einer im *Open Dialogue* am Werk befindlichen Einstellung wieder, die »die andere als andere anerkennt und sie bedingungslos akzeptiert und respektiert« (ebd.). Neben diesem rezeptiven Aspekt der Haltung betonen die Autorinnen auch die responsive Seite der therapeutischen Haltung: Professionelle sollten ihnen zufolge im *Open Dialogue* die Bedürfnisse und das Leid der Betroffenen nicht lediglich widerspiegeln, sondern auch eine aktive Rolle im therapeutischen Prozess einnehmen, indem sie authentisch hierauf antworten und »als ein anderes Subjekt hervortreten« (ebd., S. 5).

Zusammenfassend bieten Maldineys Überlegungen und die daraus entwickelte Theorie der Genesung und der therapeutischen Haltung zahlreiche Anknüpfungspunkte für aktuelle therapeutische Ansätze, von denen hier nur einige dargestellt werden konnten.[120] Des Weiteren bedarf es der empirischen Überprüfung der hier beschriebenen geteilten Öffnung und Gestaltung im Genesungsprozess sowie insgesamt der Auswirkung der damit verbundenen therapeutischen Haltung auf die Therapie. Im nächsten Schritt möchte ich nun nach dem institutionellen Rahmen fragen, der die beschriebenen Therapieformen und Begegnungen bedingt.

---

120 Neben den sozialpsychiatrischen, kunsttherapeutischen Ansätzen wäre in der weiterführenden Forschung nach Bezügen zur Gestalttherapie (vgl. Zabransky, 2014) sowie zur tiefenpsychologischen Psychosenpsychotherapie (Lempa et al., 2017) zu fragen, die in dieser Arbeit fragmentarisch angedeutet werden konnten.

6.6 DIE OFFENHEIT DES PSYCHIATRISCHEN RAUMS

Im Folgenden ist zunächst zu klären, inwieweit Maldiney sich auf eine Analyse der psychiatrischen Institution einlässt, um im Anschluss an eine Kritik Wege aufzuzeigen, um die psychiatrische Institution mit Maldiney zu denken.

Ein bekanntes Zitat Maldineys lautet:

> »Wie Husserl einst die Philosophie mit seiner Losung *Zur Sache selbst* wachrüttelte: Zur Sache selbst, zu dem, um das es wirklich in einer Angelegenheit geht…, so ging es Binswanger darum, die Psychiatrie mit einer Warnung wachzurütteln, die ihr ihr eigenstes Thema ins Gewissen rief: ›Der Mensch in der Psychiatrie‹. Man kann bei Leibe nicht sagen, dass sie vernommen wurde. Der Mensch ist mehr und mehr abwesend von der Psychiatrie. Aber nur wenige bemerken dies, weil der Mensch mehr und mehr abwesend vom Menschen ist!« (2001, S. 31, kursiv i. O.)

In diesem Zitat wird deutlich, dass Maldiney mit der Daseinsanalyse Binswangers, der er sich selbst verpflichtet sieht, einen besonderen Auftrag verbindet: Der Mensch solle ins Zentrum der Psychiatrie gerückt werden. Außerdem wird deutlich, dass Maldiney die Abwesenheit des Menschen in der Psychiatrie in Zusammenhang mit einem umfassenderen, philosophisch-anthropologischen Problem sieht: der Abwesenheit des Menschen von sich selbst. Dieses anthropologische Problem ist für Maldiney wie erläutert mit der Frage des Wahnsinns als eigenster menschlicher Möglichkeit verquickt (siehe 4.1). Der Mensch solle sich auf sich selbst besinnen und dies könne er, indem er sich auf die Möglichkeit des Wahnsinns besinne – eine Besinnung, die Maldiney wiederum von der Psychiatrie erwartet. Eine solche Besinnung beschränkt sich bei Maldiney ausdrücklich nicht auf theoretische Reflexion. Vielmehr stellt die konkrete Begegnung zwischen Psychiaterin und Patient (Maldiney, 2003a) den Ausgangspunkt für Maldineys Philosophie der Psychiatrie und des Wahnsinns dar (s. o., 3.7) und er ist überzeugt, die Psychiatrie durch diese Begegnung (und durch deren philosophische Ergründung) fundamental verändern zu können. So behauptet Maldiney schließlich: »[...] [W] enn die phänomenologische Einstellung in der Psychiatrie maßgebend gewesen wäre, wäre die Antipsychiatrie nicht entstanden.« (2018c, S. 33) Ziel der antipsychiatrischen Bewegung der 1960er- und vor allem der 1970er-Jahre, auf die sich Maldiney hier bezieht, war nicht nur eine theoretische Infragestellung des psychiatrischen Begriffsapparats, sondern eine Umwälzung der Psychiatrie als therapeutischer Institution und ihrer als repressiv angesehenen gesellschaftlichen Funktion.[121] Wenn Maldiney also behauptet, die phänomenologische Psychiatrie hätte die Antipsychiatrie unnötig machen können, folgt daraus, dass er der phänomenologischen Psychiatrie eine derartige Transformation der Psychiatrie *auch auf institutioneller Ebene* zutraute, sodass es schließlich keinen Anlass mehr für eine antipsychiatrische Kritik und Umwälzung gegeben hätte.

Diese Hypothese Maldineys ist jedoch aus heutiger Sicht widerlegt. Wie in der Kritik Wulffs am phänomenologischen Ansatz im vorigen Kapitel bereits deutlich wurde, neigt der phänomenologisch-psychiatrische Ansatz dazu, die subjektive Erfahrung zu entkontextualisieren. Dies gilt nicht nur für das jeweilige Krankheitsverständnis, sondern auch im Hinblick auf die jeweilige Begegnung mit den Betroffenen, deren institutioneller Kontext in der Regel nicht bedacht wird. Diese Missachtung des Kontexts, die ich an anderer Stelle als »Begegnungskonkretismus« bezeichnet habe (Thoma, 2018, S. 48), wurde besonders in Maldineys Austausch mit Kuhn deutlich.[122]

---

121 Zum Antipsychiatriebegriff s. o., S. 122.

122 Das Pathos der Arzt-Patient-Beziehung, das deren Bedingungen nicht reflektiert, unterzieht Foucault einer polemischen Kritik: »In diesem Zugang zum Individuum sehen unsere Zeitgenossen die Eröffnung eines ›einzigartigen Gesprächs‹ und die bündigste Formulierung eines ärztlichen Humanismus, der so alt ist wie das Mitleid der Menschen. Die kopflosen Phänomenologien des Verstehens mischen zu dieser schlecht gefügten Idee noch den Sand ihrer Begriffswüste; das schwächlich erotisierte Vokabular der ›Begegnung‹ und des ›Paares Arzt – Patient‹ verzehrt sich in dem Bestreben, so vielem Nicht-Denken auch noch die matten Mächte einer Eheträumerei an die Seite zu stellen.« (Foucault, 1963/1976, S. 12) Ziel von Foucaults Studie »Die Geburt der Klinik« (1963/1976) ist demgegenüber eine historische

So muss man kritisch fragen, ob die von Maldiney heraufbeschworene offene Begegnung und die Besinnung auf den Menschen in einer psychiatrischen Großanstalt wie jener Kuhns überhaupt möglich ist (s. o., 2.2, 2.4 & 2.5).[123]

Nichtsdestotrotz gibt es aber auch Hinweise darauf, dass sich Maldiney der therapeutischen Bedeutung des institutionellen Kontexts durchaus bewusst ist. So erklärt er beispielsweise über die Kunsttherapie, dass diese in erster Linie als Ort der Entspannung zu fungieren habe mit einer ganz eigenen Art von Raum und Zeit und dass diese sich nicht in die gewohnte Abfolge von Beschäftigung und Untätigkeit der Anstalt einfügen lasse (Maldiney, 2009b, S. 7). Man solle zu ihr nicht in Anstaltskleidung erscheinen und nicht von einer kunsttherapeutischen »Sitzung« sprechen – dies suggeriere, dass schon ein bestimmter Ablauf, eine bestimmte Position im Raum und ein bestimmtes, zu erreichendes Ziel festgelegt seien. Entscheidend sei es, Starre (*rigidité*) zu vermeiden – denn das Gesetz der Strenge (*rigueur*) dient für Maldiney schlechterdings sowohl dem Individuum wie der Institution zur Abwehr der Angst (ebd.).

In diesen Anmerkungen zeigt sich, dass Maldiney ansatzweise institutionelle Prozesse mit seiner Theorie in Verbindung bringt: Die Öffnung der Patienten gegenüber dem Grund, dessen künstlerische Gestaltung und die damit verbundene Angst sieht Maldiney im Zusammenhang mit einer Öffnung institutioneller Abläufe und institutioneller Angstabwehr. Dass Maldiney aber nicht nur die Öffnung

---

Rekonstruktion jenes institutionellen Rahmens, der die Begegnung zwischen Ärztin und Patient überhaupt erst ermöglicht und formt.

123 Interessanterweise lässt Maldineys Übersetzung von Binswangers Ausdruck »in der Psychiatrie« zu Beginn dieses Abschnitts mit »*dans la psychiatrie*« eine Bedeutungsdimension des deutschen Wortes »Psychiatrie« unter den Tisch fallen, meint »Psychiatrie« im Deutschen neben dem wissenschaftlichen und therapeutischen Bereich der Medizin doch immer auch ganz konkret die *psychiatrische Klinik* und *Institution*. Letztere wird im Französischen separat benannt (etwa mit »*hôpital psychiatrique*«). In dieser übersetzerischen Feinheit deutet sich m. E. bereits die Leerstelle einer Institutionstheorie in Maldineys Denken an.

einzelner institutioneller Vorgänge, sondern der Institution insgesamt im Blick hatte, wird aus praktischer Sicht durch seine Beteiligung an der Öffnung der Großanstalt Le Vinatier deutlich. Hier sorgte Maldiney dafür, dass Psychologie- und Philosophiestudierende an der psychiatrischen Behandlung beteiligt wurden. Es gibt also Hinweise darauf, dass Maldiney Offenheit nicht nur als individualtherapeutisches Ziel zwischen Patient und Therapeutin sieht, sondern auch als Aufgabe der psychiatrischen Institution, in der sich einzel- und gruppentherapeutische Settings situieren.[124] Im Folgenden möchte ich daher fragen, wie sich Maldineys Andeutungen über die psychiatrische Institution weiterdenken ließen. Als Ausgangspunkt sollen dazu klassische Thesen der psychiatriekritischen Bewegung der 1960er- und 1970er-Jahre dienen, insbesondere des Autorenkollektivs um Franco Basaglia (1968/1971; vgl. Schwarz, 2015a). Dies bietet sich zum einen an, weil damit die Nähe jener Bewegung zu Maldineys Denken aufgezeigt werden kann, die Maldiney als »Antipsychiatrie« bezeichnet und die er der phänomenologischen Psychiatrie gegenüberstellt (Maldiney, 1976/2007, S. 9).[125] Zum andern lässt sich die in dieser Bewegung geäußerte Kritik der Institution fruchtbar mit Maldineys institutionskritischen Andeutungen zusammendenken, die schließlich auch im Kontext aktueller Debatten um eine offene Psychiatrie von Relevanz sind.

In dem Text »Das Problem des Zwischenfalls« (1968/1971) verweisen Franca und Franco Basaglia auf die Auswirkungen, die daraus

---

124 Es ist wie gesagt anzunehmen, dass Maldineys Haltung hierzu von seinem Austausch mit Vertretern der *Psychothérapie institutionelle* geprägt wurde. Rey (2015) vertritt die These, dass Maldineys Denken großen Einfluss auf die *Psychothérapie institutionelle* gehabt habe. Allerdings findet sich in Reys Studie an keiner Stelle eine konkrete Begründung für diese These. In Reys Untersuchung stehen Maldineys phänomenologische Analysen unvermittelt neben therapeutischen Reflexionen über räumliches Milieu und soziale Genesung.

125 Das Denken zahlreicher sogenannter »Antipsychiater« ist im phänomenologisch-anthropologischen Ansatz verwurzelt (vgl. Franco Basaglia, 1981; Foucault, 1954/2001; Laing, 2010).

entstehen, dass in einer psychiatrischen Klinik die Verhaltensweisen von Menschen als unverständlich bezeichnet und auf biologische Grundkrankheiten zurückgeführt werden:

> »Der Charakter der Unverständlichkeit eines Aktes entbindet die Zeugen oder die Umwelt, gegen die sich der Akt richtet, jeder Verantwortung, denn sobald der Betreffende erst einmal als *krank* definiert ist, wird nichts weiter zu Rechenschaft herangezogen als der abnorme und unkontrollierbare Impuls, der in der Natur der Krankheit liegt.« (ebd., S. 332, kursiv i. O.)

Die Basaglias beschreiben damit das, was Goffman in »Asyle« (1961/1973, S. 15–26; 43–49) als »Looping« bezeichnet: Jede Kritik und jedes Aufbegehren der Insassen gegen die Behandlung werde von den Angestellten der Institution als erneute Bestätigung des Krankseins der Betroffenen gewertet. Goffman sieht dies als wesentliches Merkmal der »totalen Institution«: Alles, was ein Insasse dieser Institution tue, werde allein auf seine Rolle als Patient (und damit als Kranker) zurückgeführt. Es gebe damit keinerlei Handlungsspielraum oder auch die Möglichkeit der Betroffenen, eine andere Rolle einzunehmen. In ähnlicher Weise beschreibt Foucault (1967/2012, S. 322) entsprechende Orte als »Abweichungsheterotopien«, d. h. als Orte, »an denen man Menschen unterbringt, deren Verhalten vom Durchschnitt oder der geforderten Norm abweicht«. Diese psychiatrischen Orte bringt er in der bereits weiter oben (Abschnitt 4.1) erwähnten historisch-kritischen Rekonstruktion (1961/1973) mit einem »Monolog der Vernunft über den Wahnsinn« in Verbindung, in dem der Wahnsinn zum »Schweigen« gebracht werde (ebd., S. 8, vgl. ebd., S. 11). Ähnlich psychiatriekritische Äußerungen finden sich auch bei Maldiney.[126]

---

126 So erklärt Maldiney beispielsweise: »›Entfremdet‹ bedeutet ursprünglich: das, was einem Fremden angehört. Der letztendliche Sinn des Kranken stimmt nun mit diesem ursprünglichen Sinn überein: in den Händen anderer ist er Forschungs- und Behandlungsgegenstand. [...] Die klassische wissenschaftliche Psychiatrie betrachtet den Kranken als eine bloße Epithese der Krankheit.« (Maldiney, 2018c, S. 33) Dieser Vorgang scheint sich auch heu-

Es mag heute naheliegen, diese Kritik an der Psychiatrie als historisch und überwunden einzuordnen, haben sich doch die Psychiatrien (in Mitteleuropa) insgesamt von entlegenen, kasernenähnlichen Verwahranstalten in wohnortnahe und kleinere Behandlungszentren mit deutlich kürzeren Liegezeiten und einem breit gefächerten psycho- und soziotherapeutischen Angebot transformiert. Doch neben einem in den letzten Jahren wieder zu verzeichnenden Zuwachs an Großanstalten besonders im geriatrischen und forensischen Bereich[127] scheinen es vor allem die interaktionalen Schemata des »Loopings« und des »Monologs der Vernunft« zu sein, die sich auch im heutigen psychiatrischen Alltag immer wieder beobachten lassen. So berichten Psychiatrieerfahrene weiterhin, dass ihr in ihren Augen situationsangemessenes Verhalten von ihrem Umfeld sowohl in der Psychiatrie als auch außerhalb lediglich als Symptom und Bestätigung ihrer Krankheit aufgefasst werde (vgl. Nuißl, 2016; Raabe & Schernus, 2016). In diesen Looping-Prozessen scheint sich trotz allen psychiatrischen Fortschritts auf mikrosoziologischer Ebene auch heute noch das zu vollziehen, was wiederum Maldiney der Psychiatrie Mitte der 1970er-Jahre mit Verweis auf ein Foucault-Zitat vorwirft:

> »Von der Gesellschaft ausgeschlossen im Namen der Vernunft ist der Wahnsinnige unserer Zeit ein durch die Psychiatrie Entfremdeter. Die Psychiatrie bestätigt und kodifiziert seine Andersartigkeit.« (Foucault, 1972/1961, S. 11; Maldiney, 2018c, S. 33)

Demgegenüber fordert Maldiney dazu auf, sich im Verhalten des Gegenübers wiederzuerkennen und sich von ihm auf Grundlage eines gemeinsamen Menschseins berühren zu lassen. Es ist nun genau diese Bereitschaft und Haltung, die auch das psychiatriekritische Autorenkollektiv um Franco Basaglia fordert: Von diesem wird dazu aufgerufen, den überlieferten Krankheits- und Symptombegriff in der Psychiatrie »auszuklammern« und sich auf den Kranken als individu-

te regelmäßig zu wiederholen, wenn das Verhalten eines anderen Menschen auf ein Symptom, auf eine »Epithese« seiner Krankheit reduziert und damit auf Distanz gehalten wird.

127 Vgl. Wienberg (2014); Richter & Hoffmann (2016)

elles Gegenüber einzulassen (Basaglia, 1968/1971, S. 28), dabei »im Wahnsinnigen sich selbst zu erkennen« (Jervis, 1968/1971, S. 298) und schließlich das starre Machtgefüge der psychiatrischen Institution aufzulösen. Obwohl also Maldiney sein phänomenologisches Psychosenverständnis der Antipsychiatrie entgegenstellt, liegt es eigentlich nahe, seinen Ansatz mit einer antipsychiatrischen Institutionskritik zusammenzudenken. Hierzu bietet sich folgendes Schaubild an, das an den Entwurf des vorigen Kapitels angelehnt ist (s. o., S. 126):

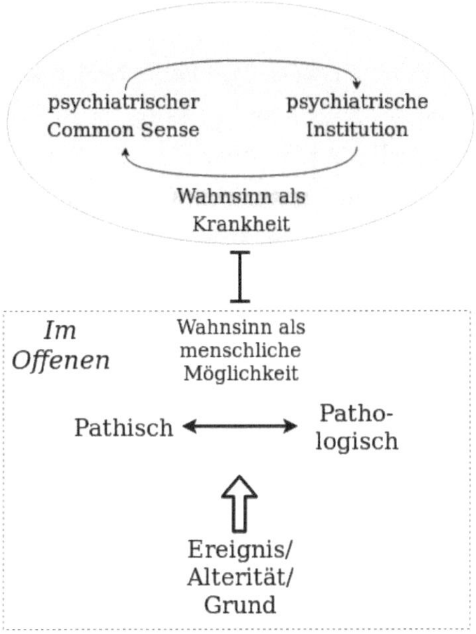

Der Inhalt des ovalen Kreises soll in stark vereinfachter Weise anzeigen, dass sich in der Psychiatrie ein Wechselverhältnis zwischen dem psychiatrischen Common Sense und der psychiatrischen Institution (im Sinne jeweiliger räumlicher Arrangements, finanzieller und personeller Ausstattung etc.) findet. Zur Erläuterung: Jede Institution hat ihren eigenen Common Sense und jeder Common Sense beeinflusst ein bestimmtes institutionelles Setting. Beispielsweise führt die Behandlung einer Person in der Klinik dazu, dass ihre Beschwerden durch den psychiatrischen Common Sense nicht als Reaktion auf ihre Lebenswelt (Häuslichkeit, Familie etc.), die ja im klinischen Setting prima facie nicht sichtbar ist, sondern als individuelle, möglicherweise biologisch verursachte Störung gesehen werden (vgl. Foucault, 1963/1976). Umgekehrt gibt der Common Sense der Psychiatrie beispielsweise das Wissen vor, dass psychische Erkrankungen durch ein neurochemisches Ungleichgewicht verursacht sind, das medikamentös behoben werden muss, was wiederum die institutionell organisierte Verabreichung von Medikamenten bis hin zur Beaufsichtigung ihrer Einnahme an der Kanzel nach sich zieht. Effekt dieses Wechselverhältnisses von psychiatrischem Common Sense und psychiatrischer Institution ist die Deutung der Verhaltensweise von Patientinnen als Symptom einer Krankheit im Sinne des goffmanschen Looping-Effekts: Patientenverhalten wird tendenziell als Symptom bzw. Bestätigung einer psychischen Krankheit und eine psychische Krankheit als Bestätigung für Patientenverhalten gewertet. Ein Beispiel für diesen Zusammenhang und dessen praktische Implikationen gibt Weinmann:

> »Wenn ein akut erregter, den Passanten, Polizisten und Rettungskräften und in der Folge auch dem Dienstarzt in der psychiatrischen Rettungsstelle gegenüber aggressiver und feindlich gesinnter Mensch der Klinik zugeführt wird, weil sein Verhalten nicht nur als sozial störend oder gar gesetzeswidrig, sondern auch unerklärlich und kaum einzuordnen erscheint, springt sofort ein tief eingraviertes Muster an, das nach psychotischen, manischen oder deliranten Symptomen sucht (Halluzinationen, wahnhaften Verkennungen, Denkstörungen, Störungen der Meinhaftigkeit, sogenannten Ich-Störungen etc.). Diese Symptome öffnen uns eine Schublade und geben eine Behandlungsoption in die Hand (das Antipsychotikum, das Benzodiazepin), um der Erwartung, dass wir die Situation professionell lösen, gerecht zu werden.« (Weinmann, 2019, S. 64 f.) [128]

Das von Weinmann beschriebene »tief eingravierte Muster« entspricht dem psychiatrischen Common Sense, der sich tagtäglich in der psychiatrischen Klinik schult und bestätigt. Ich möchte Maldineys Konzept der Offenheit diesen Prozessen entgegenstellen, wie im

---

[128] Ich danke Lukas Iwer für den Hinweis auf dieses Zitat.

Schaubild verdeutlicht. Im Offenen, so mein Vorschlag, erfahren Professionelle die Möglichkeit des Wahnsinns als ihre eigene bzw. als eine zwischen Betroffenen und Professionellen geteilte Möglichkeit im Angesicht des Grundes, der in jede Existenz einbrechen kann und auf den pathisch und pathologisch reagiert werden kann.

Doch wo ist dieses Offene? Gemeint ist nicht, dass sich das Offene zwingend außerhalb der psychiatrischen Institution findet, wie dies das Schaubild aus Vereinfachungsgründen nahelegt. Es geht vielmehr um eine Öffnung der Interaktion auch innerhalb der Institution und ihrer Alltagspraxis. Diese Öffnung wird wesentlich durch die Haltung der Professionellen bedingt, die in diesem Kapitel mehrfach thematisiert wurde, und die damit verbundene Alltagspraxis. Mit dieser offenen Haltung, die die Verrücktheit als eigene Möglichkeit anerkennt und nicht allein dem Gegenüber zuschreibt, geht einher, starre Rollenzuschreibungen wie etwa »die Patientin«, »der Schizophrene«, aber auch »die Ärztin« oder »der Pfleger« aufzugeben. Ziel sollte demnach die Ermöglichung von kreativen Spielräumen in der Rollenaneignung und -auslegung sein,[129] was letztlich in dem Versuch kulminiert, hinter die Rollenzuschreibungen zu blicken und sich auf einer zwischenmenschlichen Ebene zu begegnen, wo die reale Betroffenheit des einen die mögliche Betroffenheit des Anderen ist.

Maldiney gibt Beispiele für entsprechende Begegnungen, in denen institutionelle Rollenzuschreibungen aufgebrochen werden und es zu offenen Fragen und Verunsicherungen zwischen Menschen kommt. Dies kann sich bereits im subtilen Spiel der Blicke in einer Klinik äußern. So erwähnt Maldiney (2018c, S. 36) etwa einen Pfleger, »der durch den Blick eines Kranken ins Wanken gebracht wurde. Letzterer fixierte ihn genau so lange, als dieser selbst ihn nicht anschaute,

129 Zu denken wäre an den Umstand, dass jeder Mensch seine eigene Art hat, seine Psychose zu erfahren und eventuell auch auszuleben, oder daran, dass es unzählige Möglichkeiten gibt, die Rolle der Psychiaterin zu spielen, bis hin dazu, dass Übergänge zwischen Rollen möglich sind, etwa als »psychoseerfahrener Psychiater« oder als »psychiatrisch tätiger Psychoseerfahrener«.

und drehte sich weg, sobald der erste Blick auf ihn fiel.« Ein weiteres Beispiel liefert die bereits oben genannte Patientin, die fragte, ob sie existiere: Jene, an die sich diese plötzliche Frage gerichtet habe, seien verunsichert gewesen und hätten sich »selbst inmitten ihrer eigenen Existenz zu einer Prüfung ihrer selbst« aufgefordert gesehen (Maldiney, 2018c, S. 30).

Doch freilich hängt die hier thematisierte Öffnung der Interaktion nicht allein von der individuellen Haltung der Betroffenen ab, sondern maßgeblich von der institutionellen und strukturellen Rahmung der Interaktion. So erklärt Maldiney bezüglich der soeben genannten Patientin und ihrer Frage:

> »Die Frage wurde vor dem Hintergrund einer umfassenden Situation gestellt: Eine Institution, ihre inneren Bewegungen und die Psychologie- oder Philosophiestudenten, die regelmäßig in dieses Krankenhaus kamen. Die Kranke stellte diese Frage und wiederholte sie vor diesen etwas ratlosen Studenten. Das heißt, dass die Anwesenheit all dieser jungen Menschen, die von außen gekommen waren, es ihr möglich gemacht hatte, diese Frage zu formulieren, die sie zuvor noch nie im Innern der Institution gestellt hatte. Bis dahin wurde die Frage wohl mehr oder weniger durch das Gleichmaß der Anstaltszeit erstickt, ein Gleichmaß, das nun von anderen, die von außen gekommen waren, gebrochen wurde.« (Maldiney, 2019, S. 46)

Es darf vermutet werden, dass gerade die Studierenden besonders prädestiniert dafür waren, sich von dieser Frage verunsichern zu lassen, da sie noch weniger vom Common Sense der psychiatrischen Institution geprägt waren. Sie verfügten noch nicht über diesen Common Sense, der ihnen nahegelegt hätte, diese Frage als Krankheitssymptom zu deuten. Umgekehrt sind zwei Ursachen dafür zu vermuten, dass die Patientin ihre Frage in diesem Moment stellte: Zum einen ermöglichten die Öffnung der Klinik und der Umbruch des Anstaltsalltags es ihr, sich sowohl den anderen als auch ihrem eigenen Grund zu öffnen, zum anderen scheint sie in der Anwesenheit der von außen gekommenen Studierenden eine Ko-Präsenz gefunden zu haben, der sie ihre Frage zumuten zu können glaubte.

Ähnliche Phänomene lassen sich regelmäßig bei bestimmten außerplanmäßigen Anlässen einer Klinik wie etwa dem »Tag der offenen Tür« beobachten, sofern Patientinnen und Patienten hierbei eine gestalterische Rolle eingestanden wird. Im Aufbrechen des institutionellen Kontexts und durch die kreative Mitgestaltung der Betroffenen sowie ihre offensichtlichen Befähigung hierzu wird die Krankheitszuschreibung des psychiatrischen Common Sense oftmals widerlegt. Ein Beispiel hierfür lieferte im Sommer 2019 die Einweihungsfeier eines neuen Gebäudes an der Immanuel Klinik Rüdersdorf, an deren Gestaltung Patienten und externe Künstlerinnen gleichermaßen beteiligt waren (de Martin & Janke, 2020).

Die Thematik der Offenheit psychiatrischer Interaktion verweist somit letztlich immer auch auf die Öffnung der psychiatrischen Klinik, über die im psychiatriekritischen Kontext der 1960er- und 1970er-Jahre bereits intensiv reflektiert wurde. So führen Franca und Franco Basaglia (1968/1971, S. 334 f.) über die »offene Institution« aus, dass diese sich vom Ziel leiten lasse, »die Subjektivität des Kranken zu wahren, auch auf Kosten der allgemeinen Effizienz der Organisation«, und sich ihm dadurch als »offene Welt« darstelle, »die mehr als eine Alternative anbietet und das Leben des Patienten als lebensmöglich aufzeigt«. Die Basaglias betonen am offenen Charakter der psychiatrischen Institution vor allem die Möglichkeit und die Freiheit der Patientinnen, bei der Festlegung institutioneller Regeln und Abläufe mitzubestimmen. Hierdurch erhalte der Kranke das Gefühl, »noch zu existieren, und zwar in einer Institution, die sich vornimmt, die Voraussetzungen für sein Existieren beständig neu zu schaffen« (ebd., S. 335). Das Wort »Existieren« könnte hierbei durchaus im emphatischen, maldineyschen Sinne als »Außer-seiner-selbst-Stehen« bzw. als »Offen-stehen« gedeutet werden (s. o., 3.3), d. h. als eine Öffnung der Betroffenen durch eine sich öffnende Institution. Wenn die Basaglias in diesem Prozess schließlich die Formierung und Entfaltung einer »Lebensgemeinschaft« innerhalb der Institution sehen, ließe sich dies mit Maldineys Verständnis der dynamischen Gestaltung sozialer Beziehungen, wie es bereits weiter oben anhand des *Open Dialogue* angedeutet wurde, interpretieren. Die psychiatrische Institution wäre damit als eine sich *rhythmisch gestaltende, lebendige Struktur* zu denken, deren Fundament der *Dialog im Offenen* zwischen Betroffenen und Professionellen und schließlich auch Angehörigen angesichts des (Ab-)Grunds der menschlichen Existenz und der geteilten Möglichkeit der Verrücktheit ist (vgl. Pierron, 2016).

Abschließend ist aus historischer Sicht sicherlich zu bedenken, dass die in den 1960er- und 1970er-Jahren angeprangerten Machtverhältnisse und die Starre institutioneller Abläufe in der heutigen Psychiatrie aufgeweicht wurden und es beispielsweise an zahlreichen Kliniken Patientenvertretungen gibt, die an der Gestaltung der Klinik mitwirken. Dennoch werden auch heute Fragen institutioneller Regeln, bspw. der Stationsregeln, und der Mitbestimmung immer noch kontrovers diskutiert (vgl. Lang, 2013; Steinert et al., 2017). Die Aktualität der mittlerweile 50 Jahre zurückreichenden Psychiatriekritik verdeutlicht sich dabei besonders an der Frage der offenen Stationen. So manifestiert sich für die Basaglias der offene Charakter der Psychiatrie vor allem in der *offenen Stationstür* und damit in der Möglichkeit der Behandelten, die Klinik auf eigenen Wunsch hin wieder verlassen zu können: »Die Tür wird zum Symbol; der Kranke erkennt und begreift sich plötzlich als ›*ungefährlich für sich und die anderen*‹« (Basaglia & Basaglia, 1968/1971, S. 336, kursiv i. O.). Die Frage vom Nutzen und Risiko offener und geschlossener Stationen wird bis heute in der Psychiatrie beforscht und ist von teils polemischen Debatten begleitet. Lang et al. (2017) weisen in ihrer Übersichtsarbeit besonders auf die Aspekte der Atmosphäre und der Beziehung hin, die durch offene oder geschlossene Stationstüren erzeugt würden. Eine offene Station beeinflusse erheblich »die Stationsatmosphäre, die Art der Kontaktaufnahme, das Vertrauensverhältnis sowie die Attraktivität der Behandlung. Die Sicherheit der geschlossenen Tür wird sozusagen durch die Sicherheit der geglückten Beziehung ersetzt«, da sich das Behandlungsteam um die Beziehung zum Patienten mehr bemühen müsse (ebd., S. 73). Eine solche Beziehung wird, so ließe sich mit Maldiney hinzufügen, von der offenen Haltung der Professionellen und ihrer Bereitschaft getragen, sich immer wieder neu auf Betroffene einzulassen. Der offene Dialog und der »Gestaltkreis von Offenheit und Vertrauen« würde damit die geschlossene Tür ersetzen und zugleich die Dynamik einer Institution am Leben halten, die Beziehungen immer wieder neu verhandeln muss.

Heute wie vor 50 Jahren wird im Zusammenhang mit offenen psychiatrischen Institutionen schließlich auch die gesellschaftspolitische Bedeutung der offenen Stationstür diskutiert (vgl. Helmchen, 2019). Dies verweist auf sozialtheoretische Fragen, die ich nun im letzten Abschnitt dieser Untersuchung ausblickend und mit Bezug zu Maldiney behandeln möchte.

6.7 DIE OFFENHEIT DES SOZIALEN RAUMS

Das Autorenkollektiv um Franco Basaglia sah die Kritik und Öffnung der Psychiatrie stets vor dem Hintergrund einer Auseinandersetzung mit umfassenderen gesellschaftlichen Bedingungen. Bezogen auf die zuletzt genannte Thematik der Stationstür erklären die Basaglias:

> »So zeigt uns die *offene Tür* die Bedeutung einer Tür überhaupt an, erhellt uns den Begriff der Aussonderung, des Ausschlusses, den unsere Gesellschaft an den Kranken vollzieht.« (1968/1971, S. 336, kursiv i. O.)

Demgegenüber ließe sich einwenden, dass die Unterbringung einer Patientin auf einer geschlossenen Station heute in Deutschland im Vergleich zur Situation der italienischen Psychiatrie der 1960er-Jahre an zahlreiche Auflagen und richterliche Vorgaben geknüpft ist und letztlich eindeutiger Gründe wie etwa einer akuten von den Betroffenen ausgehenden Gefahr für sich selbst oder Andere bedarf. Dennoch finden sich auch heute Hinweise für den von den Basaglias genannten Ausschluss psychisch Erkrankter von der Gesellschaft. Neben dem bereits genannten Zuwachs an Großanstalten besonders im geriatrischen und forensischen Bereich[130] stellt unter anderem die Woh-

130 Vgl. Wienberg (2014); Richter & Hoffmann (2016)

nungsnot, von der vor allem Menschen mit schweren psychischen Krankheiten häufig betroffen sind, ein großes Problem für die soziale Teilhabe Betroffener dar (vgl. Wienberg, 2014). Zu denken ist zudem an die Untersuchung Schomerus' et al. (2012), derzufolge die Stigmatisierung von Menschen mit Schizophrenie in den letzten Jahrzehnten wieder zugenommen hat. Anknüpfend an Maldineys Theorie scheint sich der psychotische Verlust von Offenheit in einem Offenheitsverlust der Gesellschaft gegenüber Menschen mit Psychose widerzuspiegeln und hierdurch der bereits bestehende Zusammenbruch der pathischen Verbindung der Betroffenen mit der Welt noch zu verstärken.

Es stellt sich demnach weiterhin die Frage, wie die soziale Realität bzw. der soziale Raum, dem die Psychiatrie ihre Türen öffnet, beschaffen und wie sehr dieser Raum Menschen mit Psychoseerfahrung offensteht. Auch wenn es mir an dieser Stelle nicht möglich ist, diese Frage im Rahmen einer umfassenden Gesellschaftstheorie zu beantworten, wie dies die Basaglias mit Bezug zum Marxismus tun, möchte ich abschließend zumindest mit dem Offenheitskonzept eine mögliche Antwort skizzieren.

6.8 DAS OFFENE ZWISCHEN UNS

Die Frage der Offenheit psychiatrischer Institutionen verweist auf die Frage nach der Offenheit des sozialen Raums insgesamt. (Sozial-)Psychiatrische Genesungsarbeit greift wiederum aus dem psychiatrischen Raum selbst aus in den sozialen Raum, mit dem Ziel, zu dessen Öffnung beizutragen. Dies geschieht durch die Schaffung von »Nischen der Gastfreundschaft« und »offenen Regionen« wie etwa Trialog-Foren in öffentlichen Einrichtungen, psychosozialen Begegnungs- und Beratungsstätten, sozialarbeiterischer Anbindung von Betroffenen an bestehende soziale Angebote im Quartier – zum Beispiel Kirchengemeinde oder Sportverein – oder schließlich auch Anti-Stigma-Arbeit in öffentlichen Einrichtungen wie Schule oder Polizei (Thoma, 2018, S. 244–265). In solchen »offenen Regionen« soll eine Begegnung und Verständigung mit fremden und auf den ersten Blick unverständlichen Erfahrungen, wie sie in der Psychose auftreten, möglich werden. Offen können diese sozialen Räume jedoch nur sein, wenn sie selbst rezeptiv und responsiv gegenüber ihrem Grund werden, und das bedeutet: offen gegenüber der Alterität der in ihnen Anwesenden und schließlich gegenüber der Verrücktheit als eine alle betreffende Möglichkeit. Worin aber manifestiert sich dieses Offene, ja was ist dieses Offene überhaupt?

In meiner Darstellung von Maldineys Philosophie wurde Offenheit vorrangig als Eigenschaft des Subjekts verstanden – als dessen radikale Rezeptivität und Responsivität. Dieser Auffassung wurde im vorliegenden Kapitel die Offenheit der Welt gegenübergestellt, in der wir uns als (offene oder verschlossene) Subjekte konstituieren. Diese Eigenschaft der Welt ist schließlich das, was Maldiney in seinen Texten und mit Bezug auf Hölderlin mehrfach als »das Offene« bezeichnet. Dieses Offene, in dem wir uns wiederfinden, stellt die Grundlage unserer eigenen (rezeptiv-responsiven) Offenheit dar, indem es uns affiziert. So erklärt Maldiney: »Ich bin nicht das Da, vielmehr bin ich es, der in diesem Da in Anspruch genommen ist, das sich öffnet.« (Maldiney, 2007, S. 192) Gemeint ist ein offener Ort, ein »Da«, etwa die Weite eines Kirchengebäudes, durch die sich auch unser Blick weitet und unser Atem vertieft. Doch auch so wird Offenheit noch nicht als dynamisch begriffen: Offenheit ist letztlich weder Eigenschaft des (rezeptiv-responsiven) Subjekts noch der Welt (als dem Offenen), sie ist der *Prozess*, der sich zwischen beiden Instanzen entfaltet. Subjekte können nur offen sein, wenn ihnen Offenheit der Welt zuteil wird, und die Welt kann nur offen sein, wenn sie von offenen Subjekten geteilt wird – indem zum Beispiel eine Kirche auch allen Besuchern offensteht. Aus diesem Grund müssten eigentlich die Ausdrücke »Offenheit« und »das Offene«, die eher einen Zustand beschreiben, durch jene der »Öffnung« oder »Eröffnung« ersetzt werden, die auf ein Geschehen verweisen. Passend hierzu merkt Maldiney an, dass das »Offene stets nicht eigentlich ein Offenes, sondern eine Eröffnung« ist (ebd., S. 200). Dieser Prozess der Eröffnung ist nicht vorbestimmt. Wir können ihn nicht willentlich herbeiführen, da wir weder wissen, ob die Welt, in der wir existieren, sich uns öffnen wird, noch, ob es uns selbst gelingt, gegenüber dem, was uns in der Welt begegnet und was uns in ihr überrascht, offen zu sein und zu bleiben – oder ob wir stattdessen beim Anblick beispielsweise des Kirchengewölbes vom Schwindel ergriffen werden und die Kirche wieder verlassen müssen (vgl. Maldiney, 2012d).

In der vorliegenden Analyse wurde deutlich, dass Maldineys Thesen immer wieder an die Grenzen des Anschaulichen geraten, dass sie, vor allem im Bezug auf die Rede vom Offenen, zum Mystischen und Unverständlichen tendieren. Dass sich Maldiney kaum mit konkreten und überprüfbaren therapeutischen Interventionen befasste und seine Konzepte des Grundes und des Offenen sich einer Operationalisierung prinzipiell widersetzen, stellt wohl das größte Hindernis für die Anwendung seines Denkens auf die heutige Psychiatrie dar. Und doch ist die Verbindung von mystischem Denken mit psychiatrischer Forschung und Praxis sowohl historisch wie inhaltlich kein Widerspruch. Als klassisches historisches Beispiel ist der Einfluss naturphilosophischer und mystischer Konzepte – und zwar zuvorderst jene Schellings – auf die Medizin der Romantik zu nennen (vgl. Wiesing, 1995). Aber auch die westdeutsche Psychiatriereform im 20. Jahrhundert wurde in ihren Ursprüngen von anthropologisch-philosophischen Begriffen (wie etwa »Begegnung«, »Dasein« oder »Eigentlichkeit«) beeinflusst, die den Bereich des Messbaren übersteigen und die dennoch einen vor allem haltungsbildenden Einfluss auf viele Protagonisten der Reform ausübten (Thoma, 2019a). Als bislang kaum beachtetes, jedoch in diesem Zusammenhang besonders hervorzuhebendes Beispiel ist hier der Einfluss der psychiatrisch-theologischen Schrift »Die Schizophrenie des Einzelnen und der Allgemeinheit« des finnischen Psychiaters Martti Siirala (1961) auf Karl Peter Kisker zu nennen, der hiermit seine sozialpsychiatrischen Reformbemühungen an den Universitätskliniken in Heidelberg und Hannover begründete (Kisker, 1969a, 1970). Siirala (1961) nimmt in seinem Buch eine dezidiert religiös-mystische und ethische Haltung gegenüber der Schizophrenie ein, deren Not für ihn die Verpflichtung der christlichen Gemeinde bedeutet, sich der Betroffenen anzunehmen, sie an der Gemeinde teilhaben zu lassen und sich mit ihnen in einer gemeinsamen, existenziellen Verstrickung zu begreifen. Kiskers Rezeption von Siirala ist aber nicht nur aus historischer Sicht bedeutsam, sie lässt auch den inhaltlichen Zusammenhang zwischen mystischem Denken und psychiatrischem Handeln deutlich werden. Dieser Zusammenhang begründet sich in der Sache der Verrücktheit selbst, deren Not nicht verständlich ist, wenn man nicht auch den Einbruch des Unverständlichen in die eigene Erfahrung zulässt und damit eine offene, nicht-wissende und vertrauensbildende Haltung zu den Betroffenen einnimmt, wie sie in der vorliegenden Untersuchung mehrfach skizziert wurde. Damit übereinstimmend kommentiert Kisker zu Siirala:

> »Ein Versuch, wie ihn Siirala unternimmt, setzt so etwas voraus wie die Bereitschaft zum absoluten Anfang. Beide, Patient und Therapeut, wandern zu Beginn [...] in derselben Irre. Die Situation des Kranken ist darin diejenige einer hilflosen Frage, die nicht weiß, ob sie ernst genommen wird oder nicht. Sie ist so hilflos, wie sie noch nicht um Hilfe weiß. Sie fragt nach einer Möglichkeit des Vertrauens und kann, da dies noch nicht gegeben ist, nicht im Vertrauen gestellt werden. Der Therapeut auf der anderen Seite kann sein ursprüngliches Angegangensein durch den Patienten nicht mehr unterbringen in einem wissenschaftlichen Gehäuse, kann sich dort nicht absichern; er kann nicht etwa die Lebensgeschichte des Kranken zum Gegenstand einer Untersuchung, einer Objektivierung machen und sie als solche auslegen. Denn mit jeder solchen *Bewandtnis* würde er sich die wirkliche Begegnung mit dem Kranken [...] vom Leibe halten. [...] Dazu gehört ferner, daß er sich von der geläufigen äthiologischen Schematisierung, wie sie in der Medizin üblich ist, löst, und seine Frage an den Kranken: ›Was ist dir widerfahren?‹ nicht in der Schematik von Ursachen stellt [...]. [D]as, was der Schizophrene ist – das ist Siiralas dezidierte Meinung –, wurzelt nicht nur tief in unserem grundsätzlichen Irregehen, es ist vielmehr eine Weise des allgemeinen und auch unseres Irregehens selber.« (Kisker, 1969a, S. 53 f., kursiv i. O.)

Genau dies ist, so lässt sich hinzufügen auch Maldineys dezidierte Meinung, wobei sich Kiskers Kommentar insgesamt auch als ein Kommentar zu Maldineys Philosophie der Psychosen lesen ließe. Die Frage: »Was ist dir widerfahren?«, würde dann mit Maldiney auf jenes Ereignis verweisen, das in die Existenz eines Menschen einbrach und dessen Schizophrenie offenbar nötig machte.

Und doch ist bei Maldiney ein entscheidender Unterschied zu Siirala festzustellen: Maldiney verortet im Gegensatz zu Siirala und Kisker seine Begriffe der Begegnung, des Offenen und der Verrücktheit außerhalb des Sozialen und Politischen und sieht von einer Analyse der sozialen (und biologischen) Bedingungen des Menschseins, der Verrücktheit und der psychiatrischen Therapie weitestgehend ab. Dies ist letztlich der eigentliche Grund dafür, warum es so schwer ist, Maldineys Denken für die heutige Psychiatrie fruchtbar zu machen. Einen entscheidenden Beitrag zu diesem Absehen mag sicherlich die Erfahrung der Kriegsgefangenschaft während des Zweiten Weltkriegs geleistet haben. Der Wunsch nach einem Ausbruch aus dem Gefangenenlager, seinen Regeln und seinem umzingelnden Stacheldraht, die Hinwendung zur Natur, insbesondere die Faszination für die Berge abseits der Städte (siehe Kapitel 1): All das würde die sozialtheoretische Leerstelle in Maldineys Denken biographisch verständlich machen – und sie doch nicht rechtfertigen. Denn das Offene müsste gerade angesichts der Lagererfahrung Maldineys, aber auch der unzähligen Anstaltsschicksale psychiatrischer Patienten im letzten Jahrhundert *in* den zwischenmenschlichen Beziehungen und *in* den Strukturen der Institution dringend hergestellt werden – und nicht abseits hiervon. Das Offene bzw. die Öffnung müsste mitten unter uns gesucht werden – als der dialogische Prozess, den wir miteinander gestalten und der zugleich uns gestaltet. Doch worin, um diese Frage wieder aufzugreifen, manifestiert sich dieses Offene bezogen auf den gesellschaftlichen Umgang mit psychoseerfahrenen Menschen?

Die Antwort hierauf besteht im gesamtgesellschaftlichen Projekt der Inklusion, d. h. der Ermöglichung von Teilhabe am Leben einer Gesellschaft unabhängig von individuellen psychischen und körperlichen Bedingungen bzw. Beeinträchtigungen. Dieses Projekt hat seit der Unterzeichnung der UN-Behindertenrechtskonvention durch die Bundesregierung vor mehr als zehn Jahren zu diversen Gesetzesvorhaben, politischen Initiativen, aber auch Kontroversen geführt. Diese Konvention scheint aus heutiger Sicht noch weit von einer Umsetzung entfernt.[131] Ein Hauptproblem liegt diesbezüglich im Falle schwerer psychischer Erkrankungen vermutlich darin, dass die verwehrte Teilhabe am Sozialleben hier weitaus weniger sichtbar ist, als im Falle körperlicher Behinderungen, beispielsweise bei einer von einer Treppe behinderten Rollstuhlfahrerin. Die Forderung nach Inklusion bei schwerwiegenden psychischen Erkrankungen meint letzten Endes den Abbau einer ganz anderen Form von Barrieren, die sich nicht durch Aufzüge oder Brailleschrift, aber auch nicht durch finanzielle Unterstützung und Teilhabegesetze allein beseitigen lassen. Da diese Barrieren in den Strukturen der menschlichen Interaktion verborgen sind, in ihren unscheinbaren Vorgaben und Normen, an denen Betroffene auf verschiedene Weise scheitern, muss es letztlich darum gehen, die Art, wie wir miteinander umgehen, in derartiger Weise zu öffnen, dass auch verrückte Erfahrung an der Interaktion teilhaben kann.[132] So subtil die selbstverständlichen Regeln des sozialen Raums sind, so subtil würde sich vermutlich auch seine Öffnung und damit ein alltäglicher Dialog zwischen Verrücktheit und Normalität ausnehmen. Ganz konkret könnte sich diese Öffnung beispielsweise in der öffentlichen Einstellung zu Zwangsmaßnahmen gegenüber Menschen mit Psychose manifestieren, in der gemeinschaftlichen Gestaltung des Zusammenlebens mit ihnen in der Nachbarschaft (vgl. Bieler, 2021) oder in der Dialogbereitschaft gegenüber sogenannten »Schreiern« auf der Straße sowie schließlich in der Möglichkeit einer Bewerberin,

---

131 Siehe u. a. Schulz-Nieswandt (2016, S. 52 ff.); Heinrich Böll-Stiftung (2015); Becker et al. (2013). Zu einer entsprechenden Kritik am Bundesteilhabegesetz aus Sicht schwer psychisch erkrankter Menschen vgl. Kellmann (2017)

132 Krueger (2021) hat dies jüngst in erhellender Weise u. a. für die Ausgrenzungserfahrungen von Menschen mit Autismus beschrieben. Eine solche Analyse wäre auch für Menschen mit Psychose durchzuführen.

in einem Vorstellungsgespräch von ihrer Psychose zu berichten, ohne eine Benachteiligung befürchten zu müssen.

Zu einer solchen Öffnung könnte Maldineys Philosophie der Psychosen beitragen, indem sie uns eine Haltung zu uns selbst und zur Verrücktheit vermittelt, eine Haltung, wie ich sie in diesem Kapitel wiederholt skizziert habe und wie sie letztlich in unseren sozialen Alltag hineinwirken könnte. Diese Haltung ist offen gegenüber der Verrücktheit und sucht das Gespräch mit von ihr Betroffenen. Sie erkennt Verrücktheit als Möglichkeit des Anderen sowie als die eigene an und gesteht sich die prinzipielle Zerbrechlichkeit des Menschen im Angesicht unerwartbarer Ereignisse ein. Sie antwortet auf die Not des Anderen und ist doch demütig in ihrem Versuch, die Erfahrung des Anderen gänzlich zu verstehen oder zu erklären. In dieser Haltung liegt letztlich die gesellschaftspolitische Bedeutung von Maldineys Philosophie der Psychosen.

6.9 RESÜMEE

Ziel der vorliegenden Untersuchung war eine Darstellung von Maldineys Werk anhand zentraler Konzepte und ideengeschichtlicher Hintergründe. Die besondere Stellung von Maldiney in der Philosophie des 20. Jahrhunderts besteht darin, dass sich sein Denken im direkten Austausch mit der Psychiatrie und dem Wahnsinn entwickelte. Es drückt sich nicht in der bloßen Anwendung philosophischer Konzepte auf das Spezialgebiet der Psychiatrie aus, sondern darin, im Wahnsinn selbst eine besondere philosophische Wahrheit des Menschen zu erkennen, die die »reine Philosophie« in die Pflicht nimmt. Dabei schaltete sich Maldiney mit seiner philosophischen Theorie der Psychosen direkt in den psychiatrischen Fachdiskurs ein. Wiederum zog er hierfür zahlreiche andere Methoden und Disziplinen heran, etwa philosophische Ästhetik, Psychoanalyse oder Linguistik.

Neben der Zusammenfassung der Resultate von Maldineys Denken habe ich auf den existenziellen Bezug dieses Denkens zur eigenen biographischen Erfahrung Maldineys hingewiesen. Dieser Bezug macht die Betonung bestimmter Aspekte wie etwa den des Grenzgänger- und Außenseitertums des Menschen, aber auch die Vernachlässigung anderer wie etwa den der Rolle des menschlichen Gemeinschafts- und Gruppenbezugs in Maldineys Werk nachvollziehbar.

Das Ziel meiner Darstellung war es, Maldineys Konzepte mit sozialpsychiatrischen Ansätzen in Austausch zu bringen. Vor dem Hintergrund einer »phänomenologischen Sozialpsychiatrie« (Thoma, 2018) wurden hier vor allem das methodische Vorgehen Maldineys und die darin angelegte therapeutische Praxis von mir kritisiert. Das Beispiel von Kuhns in Teilen offenbar autoritärer und ethisch problematischer Behandlung seiner Patientinnen lässt sich rückblickend auch als Ausdruck eines im Austausch mit Maldiney anzutreffenden »methodischen Paternalismus« verstehen, der Menschen mit psychischer Erkrankung als Objekt einer durchschauenden philosophischen Erkenntnis begreift und der aus heutiger Sicht bewusst ad acta gelegt werden sollte. Zugleich wurde von mir auf das Potenzial von Maldineys Konzepten für die Gegenwart hingewiesen. Dieses Potenzial besteht zunächst in einem originellen und unkonventionellen Krankheitsverständnis, das die »anthropologische Wahrheit« psychischer Krankheit herausstellt, ohne sie zu verklären. Vor allem aber entfaltet sich dieses Potenzial dann, wenn Offenheit als Teil der Haltung Professioneller gegenüber Menschen mit Psychoseerleben aufgefasst wird. In dieser Perspektivverschiebung von den Betroffenen hin zur Erfahrung und Haltung Professioneller (und der Gesellschaft insgesamt) habe ich versucht, auch psychiatrische Institutionen und den »psychiatrischen Common Sense« mit Maldineys Theorie der Offenheit zusammenzudenken, und Offenheit ausblickend in einer sozialtheoretischen Dimension skizziert.

Nach dieser Zusammenschau und Kritik von Maldineys Werk steht die eigentliche Auseinandersetzung mit seinem Denken aus sozialpsychiatrischer Perspektive allerdings erst am Anfang. Denn worauf es nun ankommt, ist die empirische Überprüfung und Operationalisierung seiner Konzepte. Die phänomenologische Psychiatrie neigt zu Begriffskonstruktionen, die empirisch nur schwer zu fassen sind.

In ihrer Kritik am »rechnenden Denken« (Heidegger, 1929/2006) drückt sich immer auch ein gewisser Hochmut gegenüber den »Regionalontologien« empirischer Wissenschaft aus. Dies führt zur Gefahr, den möglichen Effekt und Sinn der eigenen Theorie in konkreten Kontexten wie etwa der psychiatrischen Therapie aus den Augen zu verlieren und mitunter – wie am Beispiel Kuhns deutlich wurde – deren möglichen Schaden zu missachten. Um dies zu verhindern, könnten mögliche Fragen im Anschluss an Maldineys Theorie an die empirische Forschung sein: Wie drückt sich Offenheit von Professionellen im diagnostischen und therapeutischen Rahmen aus und wie wird sie von den Betroffenen erlebt? Wie hängt diese Offenheit mit dem jeweiligen Behandlungssetting (stationär, teilstationär, ambulant) zusammen? Welche Effekte auf die Psychosenbehandlung könnte im Besonderen die Anwendung von Maldineys kunsttheoretischen und kunsttherapeutischen Hypothesen haben? Hier bieten sich auch Maldineys therapeutische Vorgehensweisen für eine empirische Erforschung an: Wie erwähnt setzte er sich für die Beteiligung »fachfremder« Philosophiestudierender an der psychiatrischen Behandlung ein und beschrieb den heilsamen Effekt ihrer Anwesenheit auf die psychiatrische Institution. Diese Beobachtung sollte einer systematischen Untersuchung unterzogen werden. Zu guter Letzt wäre aufbauend auf Maldineys Offenheitstheorie und in Abgrenzung zum eben erwähnten methodischen Paternalismus auch zu fragen, wie psychiatrische Einzelfallstudien aus heutiger Sicht aussehen könnten, etwa im Rahmen eines trialogischen und partizipativen Ansatzes.

Dies sind freilich nur einige der möglichen Anknüpfungspunkte an Maldineys Denken. Die weitere Forschung wird zeigen, inwieweit sein Werk den psychiatrischen und gesellschaftlichen Umgang mit Wahnsinn bereichern kann.

Nachwort

Klaus Nuißl

»Wer verstanden werden will, muss zuhören« ...

Diesen Satz hielt ich einmal für ein Zitat aus der Werbung für den Film »Babel« aus dem Jahr 2006 des mexikanischen Regisseurs Alejandro González Iñárritu. Diesen Film hatte ich kurz vor meiner intensivsten psychotischen Episode in Hamburg mehrmals tränenüberströmt im Kino gesehen. Später sagte mir jemand, der Satz wäre ursprünglich ein Zitat von einer Psychiatrie-Erfahrenen gewesen, an die ich mich leider nicht mehr genau erinnere. In jedem Fall passte der Satz zu meiner eigenen Genesungsgeschichte, denn ihr Kern war das Verständnis. Überall dort, wo sich Menschen bemüht haben, mich zu verstehen, und dies nicht nur auf reduktionistische, einseitige Weise taten, geschah Heilsames. Anstatt meine Erlebnisse also auf neurobiologische Prozesse zu reduzieren und sozusagen nur zu »pseudo-verstehen«, drückte sich dieses Bemühen meiner Mitmenschen um echtes Verstehen in einem bestimmten Menschen- und Weltbild aus. Es war für mich ein echtes und gefühltes Verstehen. Für ein solches Verstehen braucht es Offenheit. Dies ebenso für die »Krankheitseinsicht«, die von mir gefordert wurde – auch für sie benötigte es von der anderen Seite die Bereitschaft und Offenheit, mir zuzuhören und anzuerkennen, dass mein Erleben für mich einen Sinn und eine Bedeutung hat. Nur da, wo mir zugehört wurde, wo ein Klima der Offenheit herrschte und zum *Common Sense* gehörte, war auch ich bereit zuzuhören, Interesse zu entwickeln und mitzutun.

Den ersten Schritt, also zuzuhören, sollte natürlich jeder grundsätzlich selbst tun und dies nicht vom anderen einfordern. Ansonsten ist der Satz ins Gegenteil verkehrt. Und so richte ich das auch kritisch an mich selbst und uns Psychiatrie-Erfahrene. Auch wir alle sind eingeladen, gut zuzuhören, Rahmenbedingungen und Verantwortlichkeiten zu erkennen und so zu mehr gegenseitigem Verständnis beizutragen. Der Umstand, dass eben *die Psychiatrie* auch aus anthropologischen Ansätzen im Sinne von Maldiney bestehen kann, auch wenn diese leider nicht die vorherrschenden sind, gibt jedenfalls zu denken.

Ich komme der Einladung von Samuel Thoma gerne nach, an dieser Stelle ein paar Anmerkungen zu seinem Buch und der Philosophie Maldineys zu schreiben, da ich nach der Beschäftigung mit diesem philosophischen Ansatz einige sehr fesselnde Aspekte und Berührungspunkte entdeckt habe.

Meine Erfahrung mit der Psychiatrie war und ist sehr gemischt. Ich hatte sowohl das Glück, auf sehr offene und menschliche Behandelnde zu treffen, die sich für mich interessierten, zuhören konnten und mit ihrer empathischen Grundhaltung sehr zu meinem insgesamt überaus positiven Krankheits- und Genesungsverlauf beigetragen haben. Ich habe aber auch das Gegenteil von Offenheit erlebt: Einen psychiatrischen Common Sense, der sich und den Umgang mit mir auf diagnostische Kategorisierung, biologische Erklärungsmodelle und medikamentöse Behandlung beschränkte. Und auch einiges dazwischen. Ich kann aus eigener Erfahrung bestätigen, wie heilsam und wirksam die Möglichkeit eines »Andockens« an sich selbst öffnende, einfühlsame und engagierte Behandelnde in meinem Fall war.

So erlebte ich einen Pfleger bei meiner ersten Aufnahme, der sich Zeit für mich nahm, mich Mitpatient*innen vorstellte, meinem Zimmernachbarn ein paar Anweisungen gab, um mir das Einschlafen zu erleichtern. So wuchs mein Vertrauen und gerade dieser positive erste Eindruck trug sehr zu meiner immer wieder freiwilligen Behandlungsbereitschaft bei. Auch die erste behandelnde Ärztin nahm sich Zeit und trug durch ihr kluges und nicht medizinisch eingeengtes Verständnis meines Erlebens zu meiner ersten Genesung wesentlich bei.

Das zutiefst menschliche Bedürfnis, zu verstehen, was mit einem passiert, überhaupt, die Welt zu verstehen, hat meine Genesung und mein ganzes Leben begleitet. Eine Zeit lang hatte ich den Weg als naturwissenschaftlich geprägter Forscher an einem neurowissenschaftlichen Institut eingeschlagen und stolperte irgendwann über den absurden Ansatz, mein eigenes Erleben als neurobiologisches Hirnstoffwechselmodell denken zu wollen. Ein Ansatz, der wahrlich in die Irre führt. Erst als ich mir der Absurdität bewusst wurde, bemerkte ich, dass ich in einer Sackgasse steckte.

Von einem Ereignis aus meiner ersten Krise würde ich gerne ein Bild für sich sprechen lassen. Maldiney spricht vom künstlerischen Ausdruck als Möglichkeit, die verlorengegangene Verbindung zur Welt wiederherzustellen. Diesen Ausdruck hatte damals ein Künstler für mich übernommen.

1999 war ich mit einem damaligen Schulfreund auf der Biennale in Venedig. In einem der Pavillons zeigte ein Künstler eine Videoinstallation, die mich von Beginn an fesselte:

> In einen sanft vor sich dahin plätschernden Bach wurde ein roter Gymnastikball geworfen, mit einem Durchmesser von mehr als einem Meter. Der Ball schwamm dahin, blieb dann aber kurz darauf am Rundbogen einer Steinbrücke hängen. Dessen Durchmesser war nur wenige Zentimeter kleiner als der des Balles, sodass dieser nicht ungehindert unter der Brücke hindurch schwimmen konnte. Nun staute sich das anfließende Wasser hinter dem Ball einige Zeit, der Ball wurde immer mehr in die Öffnung unter der Brücke gepresst, schließlich förmlich angesaugt und nach ein paar Momenten, ich weiß nicht mehr wie lange es dauerte, mit einem Ruck unter der Brücke durchgepresst. Auf der anderen Seite ging es erst aufgeregt weiter, das Wasser beruhigte sich aber schnell und der Ball schwamm gemächlich weiter.

Diese Installation faszinierte mich derart, dass ich sie mehrmals hintereinander anschaute. Erst auf der geschlossenen Station, Wochen später, fiel es mir wieder ein, als ich gefragt wurde, was ich denn erlebt hatte. Mir wurde bewusst, dass der rote schwimmende Ball in dem Bach und sein Hindernis besser ausdrückten, was mit mir geschehen war, als ich es mit Worten konnte. Ich versuchte die Installation daraufhin sehr emotional einer engagierten Pflegerin zu beschreiben, wurde aber, wenn ich es recht erinnere, nicht ganz verstanden, was aber vermutlich an meiner emotionalen Erregung lag.

Zu dem Zeitpunkt, als ich die Videoinstallation sah, hatte mein psychotisches Erleben bereits seit kurzem eingesetzt. Dieses Erleben war geprägt von symbolischem Denken, tiefen Einheitsgefühlen, Wahnwahrnehmungen, Wetter-Beziehungen und einem Aussteigen aus der geteilten Realität. Dies war mir aber, als ich die Bedeutung des Bildes erfuhr, nicht bewusst. Ich war unbewusst fasziniert.

Interessanterweise muss man diese Faszination, die ich vor der Kunstinstallation erlebte, mit Maldineys Theorie auch nicht als psychotisch deuten. Vielleicht hätte Maldiney gerade in diesem Moment von einer besonderen sinnlichen Offenheit gesprochen, in der ich eine Wahrheit meines Lebens und meiner aktuellen Situation erfuhr. Diese Offenheit war eben nicht »pathologisch«, sondern »pathisch«, da ich vielleicht gerade hier bewusst erfühlte, was mit mir geschah und um was es in meinem Leben ging.

Einige Tage später am Strand, zurückgekehrt aus Venedig, machte ich mich innerlich so weit, ich öffnete mich mehr oder weniger bewusst einem Erleben einer neuen Welt, sodass meine ganzen Alltagsprobleme, alles, was mich belastete, nicht mehr spürbar waren. Natürlich klingt das nach Flucht, nach Rückzug. Aber innerlich war es Aufbruch und Öffnung. Der Verlust des Common Sense war subjektiv erlebt zunächst das Aufgehen einer anderen Tür, das Öffnen für ein größeres Ganzes, größer, als ich es fassen konnte. Rückblickend sehe ich natürlich sehr wohl, dass ich für die Welt, wie sie sich versteht, nicht mehr offen war, dass ich also vielleicht auch einen Verlust von Offenheit erlitt, mit dem Maldiney dann die Psychose kennzeichnet. Aber für eine ganz andere Welt, meine eigene erlebte, war ich restlos offen. So sehr, dass ich mich selbst gar nicht mehr wahrnehmen konnte und schnell überfordert war. Ich finde es spannend, dass die Innen- und die Außenperspektive so entgegengesetzt zu sein scheinen und doch jede für sich als so passend empfunden wird. Von außen betrachtet, verschloss ich mich der Welt, von innen erlebt, öffnete ich mich einer anderen Welt. Sind Gewinn und Verlust von Offenheit damit vielleicht zwei Seiten einer Medaille? Auch dieses innere Erleben jedenfalls, diese unterschiedlichen Perspektiven sind vielleicht Teil der Wahrheit und erklären vermutlich, warum Menschen sich ihre psychotischen Erfahrungen nicht in Form von Krankheitsdiagnosennehmen und abstempeln lassen. Zwar verschloss ich mich der Welt, aber die Faszination der anderen Welt, die sich auftat, war erst einmal bedeutend größer als ein erlebtes Verlustgefühl. Ein echtes Verständnis und eine Offenheit von außen, eine »Selbstoffenheit der Welt«, müsste diese andere Perspektive wiederum versuchen mitzudenken, um zu einem tieferen Verständnis meines Erlebens zu kommen.

Maldineys Ansatz, »im Wahnsinn selbst eine besondere philosophische Wahrheit des Menschen zu erkennen« (s. o., S. 198) klingt in meinen Ohren nach der Aufforderung Dorothea Bucks, das Erleben der Psychose auch als *Fähigkeit* zu verstehen. Er birgt die Wertschätzung des Psychose-Erlebens. Dieses soll nicht einfach bekämpft und zum Abklingen gebracht werden, sondern will als zutiefst menschlich und nicht nur wahn-sinnig, sondern hintergründig sinnvoll begriffen werden.

Diese Fähigkeit, von der Dorothea sprach, heißt für mich auch, am eigenen Leib zu erleben, dass auch alles ganz anders sein kann. Auch die Philosophie kann das Wirkliche in Frage stellen, wenn sie konsequent betrieben wird. Sie sucht nach der letzten Begründung, nach dem Grund, auf dem wir stehen.

Es war immer erst hinterher zutiefst verunsichernd, zu erleben, dass ich den gesellschaftlichen Common Sense in psychotischen Episoden nicht mehr teilte, dass die Welt nur noch für mich so Sinn machte, wie ich sie wahrnahm, und dass hingegen andere mich so schwer verstehen konnten und mein Erleben ihnen so fremd blieb. Aber diese Verunsicherung hatte auch eine heilende Funktion. Thomas Bock spricht von der Verunsicherung der Psychologie- und Medizin-Student*innen durch den Trialog, die gerade noch rechtzeitig einsetzt, um zu verhindern, dass diese in zu starren Grenzen der eigenen fachlichen Gewissheit gefangen sind, und die damit zugleich noch eine echte menschliche Begegnung ermöglicht. Eben diese Verunsicherung durch meine Psychose säte in mir eine gesunde Skepsis gegenüber zu offenkundigen und glatten Wahrheiten.

Es geht mir aber nicht darum, den Wahnsinn zum eigentlichen Sinn zu verklären. Zu viel von dem, was ich in sogenannten psychotischen Episoden erlebte, bleibt mir auch nach Jahren unverständlich und fremd und bereitet mir auch im Nachhinein noch viel Scham. Und dennoch prägte die Auseinandersetzung mit diesen anderen Welten, die sich da auftun, mit diesem anderen »In-der-Welt-Sein« meine Entwicklung sehr nachhaltig und beeinflusste sie in meinen Augen in eine positive Richtung. So wurde in mir die tiefe Neugier auf einen Grund der Wirklichkeit, eine Suche nach dem wahren Grund angestoßen, den ich für mich dann zuletzt in einer persönlichen Glaubensüberzeugung beantwortet fand.

Auch meine eigene bewusste Entscheidung, mich mein Leben lang der Gruppe der Psychiatrie-Erfahrenen zugehörig zu fühlen, beeinflusste mein Leben ähnlich positiv. Einer zu stark ausgeprägten Ruhm- und Ehrsucht nach Erfolg begegne ich seither möglichst demütig. Dies ist für mich heilsam. Einer Gruppe anzugehören, die ihre Anerkennung in unserer Gesellschaft immer wieder einfordern muss, ist da ein gutes Gegenmittel – wobei ich diese fehlende Anerkennung der Psychiatrie-Erfahrenen natürlich nicht gutheiße und bemüht bin, dies im Kleinen, da wo ich kann, zu verändern.

Eine Haltung, wie sie in der Philosophie Maldineys anklingt, die von Wertschätzung, Interesse, Offenheit und dem Ringen um empathisches Verstehen geprägt ist, ist in meinen Augen eindeutig der Weg, der zu mehr Genesung, aber auch zu mehr Miteinander und Frieden in der Gesellschaft beitragen würde. Ich hatte das Glück, auf meinem Weg Menschen zu treffen, die mir auf diese Weise menschlich nahbar begegneten. Die Regel ist dies jedoch nicht. Wie sehr bräuchten die Psychiatrie und wir alle genau diese offene zugewandte Haltung von Menschen, die um Verständnis bemüht sind und selbst wiederum verstanden werden, weil sie zuhören können.

Klaus Nuißl

Klaus Nuißl, Diplom-Psychologe, ist am Bezirksklinikum Regensburg und beim Bezirk Oberpfalz als EX-IN Genesungsbegleiter tätig und Ausbilder für EX-IN Kurse. Er ist Vorstandsmitglied bei »Irren ist menschlich« e.V., einem Verein für Psychiatrie Erfahrene in Regensburg.

Literaturverzeichnis

Aaltonen, J., Seikkula, J., & Lehtinen, K. (2011). The comprehensive open-dialogue approach in Western Lapland: I. The incidence of non-affective psychosis and prodromal states. *Psychosis*, *3*(3), 179–191.

Amering, M., & Schmolke, M. (2012). *Recovery: Das Ende der Unheilbarkeit* (5. Aufl.). Psychiatrie Verlag.

Aristoteles. (an.). *De anima – Über die Seele* (G. Krapinger, Übers.; Ausgabe von 2012). Reclam.

Association Internationale Henri Maldiney. (2014). *Les dits du matin calme. Henri Maldiney, dernières rencontres.* Association Internationale Henri Maldiney.

Association Internationale Henri Maldiney. (2020). *Biographie | henri maldiney.* Association Internationale Henri Maldiney. http://henri-maldiney.org/biographie

Barberi, A. (2011). »Der Wahnsinn ist eine soziale Konstruktion.« Zur Aktualität der Antipsychiatrie. *Internationale Zeitschrift für Sozialpsychologie und Gruppendynamik in Wirtschaft und Gesellschaft*, *36*(2), 3–18.

Basaglia, F. (Hrsg.). (1971). *Die negierte Institution oder Die Gemeinschaft der Ausgeschlossenen. Ein Experiment der psychiatrischen Klinik in Görz.* Suhrkamp. (Original 1968)

Basaglia, F. (1981). *Dalla psychiatria fenomenologia all'esperienza di Gorizia* (F. Ongaro Basaglia, Hrsg.). Einaudi.

Basaglia, F., & Basaglia, F. (1971). Das Problem des Zwischenfalls. In F. Basaglia (Hrsg.), *Die negierte Institution oder Die Gemeinschaft der Ausgeschlossenen. Ein Experiment der psychiatrischen Klinik in Görz* (S. 331–337). Suhrkamp. (Original 1968)

Basso, E. (2015). Histoire, philosophie et pratique de la psychiatrie: L'impact de l'œuvre de Foucault en Italie et Allemagne. In P. Hintermeyer (Hrsg.), *Foucault Post Mortem en Europe* (S. 69–80). Presses Universitaires de Strasbourg.

Basso, E. (2016). Foucault entre psychanalyse et psychiatrie «Reprendre la folie au niveau de son langage». *Archives de Philosophie*, *79*(1), 27–54.

Baudrillard, J. (1987). *L'autre par lui-même.* Galilée.

Baumann, P., & Ferrero, F. (2020). An oficial inquiry of the clinical research activities (1946-1980) of Roland Kuhn (1912-2005) – Corrected Report of the Official Commission. *International Network for the History of Neuropsychopharmacology.* https://inhn.org/controversies/pierre-baumann-and-francois-ferrero-an-official-inqury-of-the-clinical-research-activities-1946-1972-of-roland-kuhn-1912-2005/pierre-baumann-and-francois-ferrero-corrected-report-of-the-official-commission.html

Bäuml, J., & Pitschel-Walz, G. (2007). *Psychoedukation: Bei schizophrenen Erkrankungen. Konsensuspapier der Arbeitsgruppe »Psychoedukation bei schizophrenen Erkrankungen«* (2., erw. u. aktualis.). Schattauer.

Beards, S., Gayer-Anderson, C., Borges, S., Dewey, M. E., Fisher, H. L., & Morgan, C. (2013). Life Events and Psychosis: A Review and Meta-analysis. *Schizophrenia Bulletin*, *39*(4), 740–747.

Becker, U., Wacker, E., & Banafsche, M. (Hrsg.). (2013). *Inklusion und Sozialraum. Behindertenrecht und Behindertenpolitik in der Kommune.* Nomos.

Benoîst, J. (2014). Avant-propos. In H. Maldiney, *Existence: Crise et création* (S. 9–15). Encre marine.

Benveniste, E. (1966). *Problèmes de linguistique générale* (Bd. 1). Gallimard.

Berger, P. L., & Luckmann, T. (2003). *Die gesellschaftliche Konstruktion der Wirklichkeit: Eine Theorie der Wissenssoziologie* (H. Plessner & M. Plessner, Übers.; 19. Aufl.). Fischer. (Original 1966)

Bieler, P. (2021). Wohnungs- und Obdachlosigkeit als Herausforderung (und Chance!?) der Eingliederungshilfe. *Sozialpsychiatrische Informationen*, *61*(2/21).

Billmeier, T. (2010). *Zusammenfassung Kolloquiumssitzung vom 16.1.2010* [Kolloquium der Gesellschaft für Philosophie und Wissenschaften der Psyche zu Julia Kristevas »Schwarze Sonne«].

Binswanger, L. (1994a). *Ausgewählte Werke in vier Bänden* (Bd. 4). Asanger.

Binswanger, L. (1994a). Der Fall Ellen West. In A. Holzhey-Kunz (Hrsg.), *Ausgewählte Werke in vier Bänden* (Bd. 4, S. 73–209). Asanger. (Original 1957)

Binswanger, L. (1994b). Der Fall Suzanne Urban. In A. Holzhey-Kunz (Hrsg.), *Ausgewählte Werke in vier Bänden* (Bd. 4, S. 210–332). Asanger. (Original 1957)

Binswanger, L. (1994). Drei Formen missglückten Daseins. In M. Herzog (Hrsg.), *Ausgewählte Werke in vier Bänden* (Bd. 1, S. 233–418). Asanger. (Original 1956)

Binswanger, L. (1994). Grundformen und Erkenntnis menschlichen Daseins. In M. Herzog & H.-J. Braun (Hrsg.), *Ausgewählte Werke in vier Bänden* (Bd. 2). Asanger. (Original 1942)

Binswanger, L. (1994b). Mein Weg zu Freud. In M. Herzog & H.-J. Braun (Hrsg.), *Ausgewählte Werke in vier Bänden* (Bd. 3, S. 17–33). Asanger.

Binswanger, L. (1994c). Melancholie und Manie. In A. Holzhey-Kunz (Hrsg.), *Ausgewählte Werke in vier Bänden* (Bd. 4, S. 351–428). Asanger.

Binswanger, L. (1994). Traum und Existenz. In M. Herzog & H.-J. Braun (Hrsg.), *Ausgewählte Werke in vier Bänden* (Bd. 3, S. 95–119). Asanger. (Original 1930)

Binswanger, L. (1994d). Über Ideenflucht. In M. Herzog & H.-J. Braun (Hrsg.), *Ausgewählte Werke in vier Bänden* (Bd. 1, S. 1–232). Asanger.

Blankenburg, W. (1958). Daseinsanalytische Studie über einen Fall paranoider Schizophrenie. Ein Beitrag zur Interpretation schizophrener Endzustände. *Schweizer Archiv für Neurologie und Psychiatrie*, *81*, 9–105.

Blankenburg, W. (1980). Anthropologisch orientierte Psychiatrie. In U.-H. Peters (Hrsg.), *Psychologie des 20. Jahrhunderts* (Bd. 10, S. 182–197). Kindler.

Blankenburg, W. (1981). Nomothetische und idiographische Methodik in der Psychiatrie. *Schweizer Archiv für Neurologie und Psychiatrie*, *128*, 13–20.

Blankenburg, W. (1984). Unausgeschöpftes in der Psychopathologie von Karl Jaspers. *Nervenarzt*, *55*, 447–460.

Blankenburg, W. (1985). Autonomie und Heteronomie-Konzepte in ihrer bedeutung für die psychiatrische Praxis. In W. Janzarik (Hrsg.), *Psychopathologie und Praxis* (S. 29–46). Enke.

Blankenburg, W. (1991). Phänomenologische Orientierung in der Psychopathologie. In M. Herzog & C. F. Graumann (Hrsg.), *Sinn und Erfahrung* (S. 263–287). Asanger.

Blankenburg, W. (2007). Die Verselbständigung eines Themas zum Wahn. In M. Heinze (Hrsg.), *Psychopathologie des Unscheinbaren: Ausgewählte Aufsätze von Wolfgang Blankenburg* (S. 25–68). Parodos Verlag. (Original 1965)

Blankenburg, W. (2007a). *Psychopathologie des Unscheinbaren: Ausgewählte Aufsätze von Wolfgang Blankenburg* (M. Heinze, Hrsg.). Parodos Verlag.

Blankenburg, W. (2007b). Wie weit reicht die dialektische Betrachtungsweise in der Psychiatrie? In M. Heinze (Hrsg.), *Psychopathologie des Unscheinbaren: Ausgewählte Aufsätze von Wolfgang Blankenburg* (S. 149–182). Parodos Verlag.

Blankenburg, W. (2012). *Der Verlust der natürlichen Selbstverständlichkeit: Ein Beitrag zur Psychopathologie symptomarmer Schizophrenien* (2. Aufl.). Parodos. (Original 1971)

Blankenburg, W. (2017). *Psychopathologie des Könnens: Ausgewählte Aufsätze Band II* (M. Heinze & J. Schwarz, Hrsg.). Parodos.

Bock, T., & Heinz, A. (2016). *Psychosen: Ringen um Selbstverständlichkeit* (1. Aufl.). Psychiatrie Verlag.

Bock, T., & Priebe, S. (2005). Psychosis seminars: An unconventional approach. *Psychiatric Services*, *56*(11), 1441–1443.

Bøe, T. D., Kristoffersen, K., Lidbom, P. A., Lindvig, G. R., Seikkula, J., Ulland, D., & Zachariassen, K. (2015). ›Through speaking, he finds himself … a bit‹: Dialogues Open for Moving and Living through Inviting Attentiveness, Expressive Vitality and New Meaning. *Australian and New Zealand Journal of Family Therapy*, *36*(1), 167–187. https://doi.org/10.1002/anzf.1092

Bopp, J. (1982). *Antipsychiatrie. Theorien, Therapien, Politik*. Syndicat.

Boss, M. (1975). *Grundriss der Medizin und der Psychologie* (2. Aufl.). Huber. (Original 1971)

Bourdieu, P. (1987). *Die feinen Unterschiede. Kritik der gesellschaftlichen Urteilskraft* (A. Russer & B. Schwibs, Übers.; 24. Aufl.). Suhrkamp.

Bourdieu, P. (1993). *Sozialer Sinn: Kritik der theoretischen Vernunft*. Suhrkamp.

Bourdieu, P. (2001). *Meditationen: Zur Kritik der scholastischen Vernunft* (2. Aufl.). Suhrkamp.

Bourque, F., Van der Ven, E., & Malla, A. (2011). A meta-analysis of the risk for psychotic disorders among first-and second-generation immigrants. *Psychological medicine*, *41*(05), 897–910.

Bowie, A. (2016). Friedrich Wilhelm Joseph von Schelling. In E. N. Zalta (Hrsg.), *The Stanford Encyclopedia of Philosophy* (Fall 2016). Metaphysics Research Lab, Stanford University. https://plato.stanford.edu/archives/fall2016/entries/schelling/

Breyer, T., Fuchs, T., & Mundt, C. (Hrsg.). (2013). *Karl Jaspers' Philosophy and Psychopathology*. Springer.

Brücher, K. (2010). *Psychiatrische Erkenntnis. Eine Grundlegung*. Parodos.

Brückner, B., Iwer, L., & Thoma, S. (2017). Die Existenz, Abwesenheit und Macht des Wahnsinns. Eine kritische Übersicht zu Michel Foucaults Arbeiten zur Geschichte und Philosophie der Psychiatrie. *NTM Zeitschrift für Geschichte der Wissenschaften, Technik und Medizin*.

Brückner, B., & Schlimme, J. (2014). Kommentar zu Erich Wulffs »Natürliche Selbstverständlichkeit oder Gemeinsinn?« In J. Schlimme & S. Grätzel (Hrsg.), *Klassiker der Medizinischen Anthropologie* (S. 193–198). Alber.

Buck, D. (2012). Akribie und Akribi-e. Psychose als Selbstheilungsversuch. In *Ermutigungen. Ausgewählte Schriften* (S. 103–111). Paranus.

Buytendijk, F. J. J. (1958). Zur Phänomenologie der Begegnung. In *Das Menschliche—Wege zu seinem Verständnis* (S. 60–100). Koehler.

Cabestan, P. (2021). De la folie comme possibilité et comme événement. Michel Foucault—Henri Maldiney. In Y. Courtel (Hrsg.), *Comprendre la psychose avec Henri Maldiney* (S. 47–67). Editions Jérôme Millon.

Chamond, J. (2005). *Les directions de sens: Phénoménologie et psychopathologie de l'espace vécu*. Le Cercle Hérméneutique.

Charazac, P.-M. (2019). Henri Maldiney à l'hôpital du Vinatier. *L'ouvert, 11*, 64–72.

Charcosset, J.-P. (1973). Présent. In *Présent à Henri Maldiney* (S. 9–34). L'âge d'homme.

Chauche, C. (2016). Grammaire de la présence: L'apport de Gustave Guillaume à la réflexion d'Henri Maldiney. In O. Frérot & C. Younès (Hrsg.), *A l'épreuve d'exister avec Henri Maldiney* (S. 99–116). Hermann.

Conrad, K. (1940). Erbbiologischer Teil. In K. Conrad, J. L. Entres, A. Kehrer, F. Meggendorfer, & K. Pohlisch (Hrsg.), *Die erbliche Fallsucht. Der Erbveitstanz (Huntingtonsche Chorea). Der schwere Alkoholismus. Handbuch der Erbkrankheiten.* (Bd. 3).

Conrad, K. (2013). *Die beginnende Schizophrenie: Versuch einer Gestaltanalyse des Wahnsinns.* Psychiatrie Verlag. (Original 1958)

Cotard, J., Camuset, M., & Seglas, J. (1997). *Du délire des négations aux idées d'énormité.* L'Harmattan. (Original 1882)

Courtel, Y. (Hrsg.). (2021). *Comprendre la psychose avec Henri Maldiney.* Jérôme Millon.

Das-Munshi, J., Bécares, L., Boydell, J. E., Dewey, M. E., Morgan, C., Stansfeld, S. A., & Prince, M. J. (2012). Ethnic density as a buffer for psychotic experiences: Findings from a national survey (EMPIRIC). *The British Journal of Psychiatry*, 282–290.

Davidson, L. (2003). *Living Outside Mental Illness: Qualitative Studies of Recovery in Schizophrenia.* NYU Press.

Davoody, N., Koch, S., Krakau, I., & Hägglund, M. (2014). Collaborative interaction points in post-discharge stroke care. *International Journal of Integrated Care, 14.* https://www.ncbi.nlm.nih.gov/pmc/articles/PMC4238053/

de Certeau, M. (1990). *L'invention du quotidien: Arts de faire* (Bd. 1). Gallimard.

de Martin, M., & Janke, J. (2020). *Unkown spaces—Just intonation. Eine musikalische Intervention in der psychiatrischen Abteilung der Immanuel Klinik Rüdersdorf bei Berlin.* http://unknownspaces.org/ruedersdorf/ruedersdorf.html

de Saussure, F. (1967). *Grundfragen der allgemeinen Sprachwissenschaft.* De Gruyter. (Original 1916)

Deleuze, G., & Guattari, F. (1977). *Anti-Ödipus* (B. Schwibs, Übers.; 4.). Suhrkamp.

Descartes, R. (1971). Discours de la méthode pour bien conduire sa raison et chercher la vérité dans les sciences (1637). In Ch. Adam & P. Tannery (Hrsg.), *Œuvres de Descartes: Bd. VI.* Vrin. (Original 1637)

Descartes, R. (1979). *Méditations métaphysiques—Objections et réponses—Suivies de quatres lettres* (Ersterscheinung in Latein 1641). Garnier-Flammarion.

Dörner, K. (1975). *Bürger und Irre*. Fischer. (Original 1969)

Dörner, K. (2002). *Tödliches Mitleid: Zur sozialen Frage der Unerträglichkeit des Lebens* (4. Auflage). Paranus.

Dörner, K. (2003). *Der gute Arzt: Lehrbuch der ärztlichen Grundhaltung* (2. Auflage). Schattauer.

Double, D. B. (2006). Historical Perspectives on Anti-psychiatry. In D. B. Double (Hrsg.), *Critical Psychiatry. The Limits of Madness* (S. 19–39). Palgrave Macmillan.

Duden. (2019). *Haltung—Rechtschreibung, Bedeutung, Definition, Herkunft*. https://www.duden.de/rechtschreibung/Haltung

Ehrenberg, A. (2004). *Das erschöpfte Selbst: Depression und Gesellschaft in der Gegenwart* (M. Lenzen & M. Klaus, Übers.). Campus.

Elgeti, H. (2010). Wofür steht die Sozialpsychiatrie. *Sozialpsychiatrische Informationen, 40*(3), 31–35.

Falret, J. P. (1854). *Leçons cliniques de medicine mental, faites à l'hospice de la Salpêtrière. Rignoux*. Ballière.

Fichte, J. G. (1997). *Grundlage der gesamten Wissenschaftslehre*. Meiner. (Original 1795)

Foucault, M. (1961). *Folie et déraison: Histoire de la folie à l'âge classique* (Gallimard, édition de 1999). Plon. (Original 1972)

Foucault, M. (1973). *Wahnsinn und Gesellschaft: Eine Geschichte des Wahns im Zeitalter der Vernunft* (20. Auflage 2013). Suhrkamp. (Original 1961)

Foucault, M. (1976). *Die Geburt der Klinik: Eine Archäologie des ärztlichen Blicks* (W. Seitter, Übers.; 2. Aufl.). Ullstein. (Original 1963)

Foucault, M. (2001). Einführung zu Traum und Existenz von L. Binswanger. In H.-D. Gondek (Übers.), *Schriften in vier Bänden* (Bd. 1, S. 107–174). Suhrkamp. (Original 1954)

Foucault, M. (2012). Von anderen Räumen. In J. Dünne & S. Günzel (Hrsg.), *Raumtheorie. Grundlagentexte aus Philosophie und Kulturwissenschaften Von anderen Räumen*. Suhrkamp. (Original 1967)

Freud, S. (1975). Entwurf einer Psychologie. In *Aus den Anfängen der Psychoanalyse (1887-1902)* (S. 297–384). Fischer. (Original 1895)

Freud, S. (1975). *Jenseits des Lustprinzips: Bd. XIII*. Fischer. (Original 1920)

Freud, S. (1975). Trauer und Melancholie. In *Werke aus den Jahren 1913-1917: Bd. III*. Fischer. (Original 1917)

Freud, S. (1982). Triebe und Triebschicksale. In *Psychologie des Unbewussten: Bd. III* (S. 75–102). Fischer. (Original 1915)

Freud, S. (1997). *Das Unbehagen in der Kultur: Bd. IX.* Fischer. (Original 1930)

Fuchs, T. (2000). *Leib, Raum, Person: Entwurf einer phänomenologischen Anthropologie.* Klett-Cotta.

Fuchs, T. (2002). The tacit dimension. *Philosophy, Psychiatry & Psychology, 8*(4), 323–326.

Fuchs, T. (2009). Psychopathologie der subjektiven und intersubjektiven Zeitlichkeit. *Journal für Philosophie und Psychiatrie, 1/2009.* http://www.jfpp.org/jfpp-1-2009-02.html

Fuchs, T. (2014). Wolfgang Blankenburg: Der Verlust der natürlichen Selbstverständlichkeit. In S. Micali & T. Fuchs (Hrsg.), *Wolfgang Blankenburg—Psychiatrie und Phänomenologie* (Bd. 2, S. 78–95). Alber.

Fuchs, T., Micali, S., & Iwer, L. (Hrsg.). (2018). *Das überforderte Subjekt.* Suhrkamp.

Fulford, K. W. M., & Stanghellini, G. (2008). The Third Revolution: Philosophy Into Practice in Twenty-First Century Psychiatry. *Dialogues in Philosophy, Mental and Neuro Sciences, 1*(1), 5–14.

Fulford, K. W. M., Stanghellini, G., & Broome, M. (2004). What can philosophy do for psychiatry? *World Psychiatry, 3*(3), 130–135.

Galbusera, L., & Kyselo, M. (2018). The difference that makes the difference: A conceptual analysis of the open dialogue approach. *Psychosis, 10*(1), 47–54.

Galbusera, L., & Thoma, S. (2021). *Dialogische Psychiatrie zwischen Nähe und Distanz: Entwicklung eines Fragebogens zur therapeutischen Haltung gegenüber Patienten mit Psychose (Forschungsprojekt der Medizinischen Hochschule Brandenburg).*

Gethmann-Siefert, A., & Pöggeler, O. (Hrsg.). (1987). *Heidegger und die praktische Philosophie.* Suhrkamp.

Glatzel, J. (1978). *Allgemeine Psychopathologie.* Enke.

Glatzel, J. (1981). *Spezielle Psychopathologie.* Enke.

Goddard, J.-C. (2008). Henri Maldiney et Gilles Deleuze. La station rythmique de l'oeuvre d'art. *Revista Filosófica de Coimbra, 33,* 109–124.

Goffman, E. (1972). *Encounters—Two studies in the sociology of interaction.* Penguin University Press. (Original 1961)

Goffman, E. (1973). *Asyle: Über die soziale Situation psychiatrischer Patienten und anderer Insassen.* Suhrkamp. (Original 1961)

Gondek, H.-D., & Tengelyi, L. (2011). *Neue Phänomenologie in Frankreich.* Suhrkamp Verlag.

Gosztonyi, A. (1974). *Der Mensch und sein Schicksal. Grundzüge von Leopold Szondis Tiefenpsychologie.* Origo.

Grohmann, T. (2018). Einleitung. In T. Grohmann (Hrsg.), & T. Grohmann & S. Thoma (Übers.), *Drei Beiträge zum Wahnsinn* (S. 7–28). Turia + Kant.

Guillaume, G. (1964). *Langage et Science du langage.* Nizet.

Häfner, H., & Wieser, S. (1953). Faktorenanalytische Studien zur Formalgenese bestimmter Formen von Schizophrenie. *Archiv Psychiatrischer Nervenkrankheiten, 190,* 394.

Hägglund, M., DesRoches, C., Petersen, C., & Scandurra, I. (2019). Patients' access to health records. *BMJ, 367.*

Han, B.-C. (2010). *Müdigkeitsgesellschaft.* Matthes & Seitz.

Healy, D. (2006). Obituary: Roland Kuhn (1912–2005). *History of Psychiatry, 17*(2), 253–255.

Hegel, G. W. F. (1986). *Enzyklopädie der philosophischen Wissenschaften im Grundrisse (1830), Dritter Teil: Die Philosophie des Geistes.* Suhrkamp. (Original 1830)

Hegel, G. W. F. (1986). *Phänomenologie des Geistes* (Bd. 3). Suhrkamp. (Original 1806–1807)

Heidegger, M. (1997). *Vom Wesen der Wahrheit.* Klostermann. (Original 1954)

Heidegger, M. (2000). *Über den Humanismus.* Klostermann. (Original 1949)

Heidegger, M. (2006). *Sein und Zeit* (19. Aufl.). Niemeyer. (Original 1927)

Heidegger, M. (2006). *Was ist Metaphysik?* Klostermann. (Original 1929)

Heidegger, M. (2006). *Zollikoner Seminare* (3. Aufl.). Klostermann.

Heidegger, M. (2007). Zeit und Sein. In F.-W. von Herrman (Hrsg.), *Zur Sache des Denkens* (Bd. 14, S. 3–30). Klostermann. (Original 1962)

Heinrich Böll-Stiftung. (2015). *Inklusion. Wege in die Teilhabegesellschaft.* Campus.

Heinz, A. (2014). *Der Begriff der psychischen Krankheit.* Suhrkamp.

Heinze, M. (2008). Foucault. In C. Kammler, R. Paar, & U. Schneider (Hrsg.), *Foucault Handbuch. Leben—Werk—Wirkung* (S. 417–426). Metzler.

Heinze, M. (2014). Die dialektische Betrachtungsweise in der Psychiatrie. In S. Micali & T. Fuchs (Hrsg.), *Wolfgang Blankenburg—Psychiatrie und Phänomenologie* (S. 31–52). Alber.

Heinze, M., & Kupke, C. (2006). Philosophie in der Psychiatrie. *Der Nervenarzt, 77*(3), 346–349.

Heinze, M., & Thoma, S. (2018). Soziale Freiheit und Depressivität. In T. Fuchs, S. Micali, & L. Iwer (Hrsg.), *Das überforderte Subjekt* (S. 344–367). Suhrkamp.

Helmchen, H. (2019). Zum Einfluss von Zeitgeist und Menschenrechten auf psychiatrisches Handeln. *Der Nervenarzt, 90*(7), 724–732.

Helting, H. (2003). Die Bedeutung von Medard Boss für die Entstehung der psychotherapeutischen Daseinsanalyse. In M. Riedel, H. Seubert, & H. Padrutt (Hrsg.), *Zwischen Philosophie, Medizin und Psychologie. Heidegger im Dialog mit Medard Boss* (S. 23–53). Böhlau.

Henry, M. (2003). Phénoménologie non-intentionalle: Une tâche de la phénoménologie à vernir. In *De la phénoménologie* (Bd. 1, S. 106–121). PUF.
Henry, M. (2011). *L'essence de la manifestation*. PUF. (Original 1963)
Herzog, M. (1994). Einleitung des Herausgebers. In M. Herzog & H.-J. Braun (Hrsg.), *Ausgewählte Werke in vier Bänden* (Bd. 3). Asanger.
Hölderlin, F. (1946). Der Gang aufs Land. An Landauer. In F. Beissner, A. Beck, & U. Oelmann (Hrsg.), *Sämtliche Werke. Große Stuttgarter Ausgabe* (Bd. 2). Kohlhammer. (Original 1826)
Hölderlin, F. (1952). Antigonae. In F. Beissner, A. Beck, & U. Oelmann (Hrsg.), *Sämtliche Werke. Große Stuttgarter Ausgabe* (Bd. 5). Kohlhammer. (Original 1826)
Hollander, A.-C., Dal, H., Lewis, G., Magnusson, C., Kirkbride, J. B., & Dalman, C. (2016). Refugee migration and risk of schizophrenia and other non-affective psychoses: Cohort study of 1.3 million people in Sweden. *bmj*, *352*, i1030.
Holzhey-Kunz, A. (2001). *Leiden am Dasein* (2. Aufl.). Passagen.
Hönigswald, R. (1926). *Vom Problem des Rhythmus: Eine Analytische Betrachtung über den Begriff der Psychologie*. Springer.
Honneth, A. (2003). *Kampf um Anerkennung.: Zur moralischen Grammatik sozialer Konflikte*. Suhrkamp.
Honneth, A. (2017). *Die Idee des Sozialismus: Versuch einer Aktualisierung*. Suhrkamp.
Huber, G. (2005). *Psychiatrie: Lehrbuch für Studium und Weiterbildung* (7. Aufl.). Schattauer.
Husserl, E. (1976). *Ideen zu einer reinen Phänomenologie und phänomenologischen Philosophie (Erstes Buch): Hua Bd. III/1* (K. Schuhmann, Hrsg.). Nijhoff. (Original 1913)
Husserl, E. (2008). *Die Lebenswelt. Auslegungen der vorgegebenen Welt und ihrer Konstitution. Texte aus dem Nachlass (1916-1937): Hua Bd. XXXIX* (R. Sowa, Hrsg.). Springer.
Iwer, L. (2014). *Der psychiatrische Blick bei Foucault* [Masterarbeit]. Universität Heidelberg.
Iwer, L. (2016). *Rezension vom 25.01.2016 zu: Andreas Heinz: Der Begriff der psychischen Krankheit*. socialnet Rezensionen. http://www.socialnet.de/rezensionen/19590.php
Jäger, M., Frasch, K., & Becker, T. (2012). Auflösung des Schizophreniebegriffs—Dimensionale Modelle oder Aufteilung in Subtypen. *Der Nervenarzt*, *83*(3), 345–353.
Jameson, F. (1984). Postmodernism or the Logical Culture of Late Capitalism. *New Left Review*, *146*, 53–92.

Janzarik, W. (1959). *Dynamische Grundkonstellationen in endogenen Psychosen: Ein Beitrag Zur Differentialtypologie Der Wahnphänomene.* Springer.

Jaspers, K. (1946). *Allgemeine Psychopathologie.* Springer. (Original 1913)

Jervis, G. (1971). Krise der Psychiatrie und Widersprüche der Institution. In F. Basaglia (Hrsg.), *Die negierte Institution oder Die Gemeinschaft der Ausgeschlossenen. Ein Experiment der psychiatrischen Klinik in Görz* (S. 290–316). Suhrkamp. (Original 1968)

Kant, I. (1977). Anthropologie in pragmatischer Hinsicht. In W. Weischedel (Hrsg.), *Schriften zur Anthropologie, Geschichtsphilosophie, Politik und Pädagogik 2* (Bd. XII). Suhrkamp. (Original 1798)

Kellmann, M. (2017). Teilhabenichtse. Von der Wiederkehr der »armen Irren« und wie das Bundesteilhabegesetz (BTHG) die Zweiklassengesellschaft unter psychisch kranken Menschen festigt. *Sozialpsychiatrische Informationen, 47*(4), 42–44.

Keupp, H. (2003, November 25). *Sozialpsychiatrie im Gegenwind* [Festvortrag]. 25jähriges Jubiläum der Sozialpsychiatrischen Dienste München Laim und München Schwabing des Caritasverbandes München. http://www.ipp-muenchen.de/texte/caritas.pdf

Kierkegaard, S. (1984). *Der Begriff Angst.* Meiner.

Kirsch, I., Deacon, B. J., Huedo-Medina, T. B., Scoboria, A., Moore, T. J., & Johnson, B. T. (2008). Initial Severity and Antidepressant Benefits: A Meta-Analysis of Data Submitted to the Food and Drug Administration. *PLoS Med, 5*(2), e45.

Kisker, K. P. (1960). *Der Erlebniswandel des Schizophrenen: Ein psychopathologischer Beitrag zur Psychonomie schizophrener Grundsituationen.* Springer.

Kisker, K. P. (1969a). Der Verrückte und das Verrückte in der Gesellschaft. In E. Anders & C. Kulenkampff (Hrsg.), *Die Verantwortung der Gesellschaft für ihre psychisch Kranken Bericht über die Hauptausschusstagung am 5. Und 6.Mai 1966 in Kiel* (S. 41–60). Radius.

Kisker, K. P. (1969b). Phänomenologie der Intersubjektivität. In C. F. Graumann (Hrsg.), *Sozialpsychologie.: Bd. Band 7* (S. 81–107). Hogrefe.

Kisker, K. P. (1970). *Dialogik der Verrücktheit. Ein Versuch an den Grenzen der Anthropologie.* Springer.

Kisker, K. P. (1979a). Antipsychiatrie. In K. P. Kisker, J. E. Meyer, C. Müller, & E. Strömgren (Hrsg.), *Psychiatrie der Gegenwart. Forschung und Praxis (Band 1: Grundlagen und Methoden der Psychiatrie)* (1. Aufl., Bd. 1, S. 811–825). Springer.

Kisker, K. P. (1979b). Die Heidelberger Psychopathologie in der Kritik. In W. Janzarik (Hrsg.), *Psychopathologie als Grundlagenwissenschaft* (S. 122–136). Thieme.

Klapheck, K., Nordmeyer, S., Cronjäger, H., Naber, D., & Bock, T. (2012). Subjective experience and meaning of psychoses: The German Subjective Sense in Psychosis Questionnaire (SUSE). *Psychological Medicine*, *42*(1), 61–71.

Klee, P. (1964). *Das bildnerische Denken—Schriften zur Form- und Gestaltungslehre* (J. Spiller, Hrsg.). Schwabe.

Kowalczyk, C. (2014, Oktober 21). *»Ich will ein Geständnis«—Medikamentenversuche an Kindern in der Schweiz.* http://www.deutschlandfunk.de/psychopharmaka-ich-will-ein-gestaendnis.1247.de.html?dram:article_id=296524

Kraepelin, E. (1913). *Psychiatrie: Bd. Klinische Psychiatrie, 2. Teil.* Barth.

Kraus, A. (1977). *Sozialverhalten und Psychose Manisch- Depressiver. Eine Existenz- und rollenanalytische Untersuchung.* Enke.

Kraus, A. (2014). Karl Jaspers on Primary Delusonal Experiences of Schizophrenics: His Concept of Delusion Compared to that of the DSM. In T. Breyer, T. Fuchs, & C. Mundt (Hrsg.), *Karl Jaspers' Philosophy and Psychopathology* (S. 109–124). Springer.

Kraus, A. (2016). Melancholia from the Perspective of the Self. In G. Stanghellini & M. Aragona (Hrsg.), *An Experiential Approach to Psychopathology. What is it like to Suffer from Mental Disorders?* (S. 189–219). Springer International.

Kristensen, S. (2017). *Les rythmes de Maldiney et de Deleuze. Moments d'un dialogue philosophique.* Henri Maldiney, une pensée en dialogue, 27.01.2017, Genf.

Kristeva, J. (1974). *La Révolution du langage poétique. L'avant-garde à la fin du XIXe siècle: Lautréamont et Mallarmé.* Seuil.

Kristeva, J. (1980). Das Subjekt im Prozeß: Die poetische Sprache. In J.-M. Benoist (Hrsg.), *Identität. Ein interdisziplinäres Seminar unter Leitung von Claude Lévi-Strauss* (S. 187–221). Klett-Cotta.

Kristeva, J. (1987). *Soleil noir: Dépression et mélancolie.* Gallimard.

Kristeva, J. (2007). *Schwarze Sonne. Depression und Melancholie.* Brandes & Apsel.

Krueger, J. (2021) Agency and atmospheres of inclusion and exclusion. In D. Trigg (Hrsg.), Atmospheres and Shared Emotions (S. 1–22). Routledge.

Krummenacher, J. (2020). *Medikamentenversuche an Menschen in Münsterlingen.* Neue Zürcher Zeitung. https://www.nzz.ch/schweiz/daddy-long-leg-und-seine-versuchskaninchen-ld.1509834

Kuhn, R. (1940). Der Rorschachsche Formdeutversuch in der Psychiatrie. *Monatsschrift für Psychiatrie und Neurologie*, *103*, 1–72.

Kuhn, R. (1946). Daseinsanalyse eines Falles von Schizophrenie. *Monatsschrift für Psychiatrie und Neurologie*, *112*(5–6), 234–256.

Kuhn, R. (1963a). Daseinsanalyse und Psychiatrie. In H.-W. Gruhle, W. Mayer-Gross, M. Müller, & R. Jung (Hrsg.), *Psychiatrie der Gegenwart* (Bd. 1, S. 853–902). Springer.

Kuhn, R. (1963b). Über kindliche Depressionen und ihre Behandlung. *Schweizerische Medizinische Wochenschrift, 86–90*(93), 1–15.

Kuhn, R. (1970). *The Imipramine Story* (B. Blackwell & F.-J. Ayd, Hrsg.; S. 205–217). Lippincott.

Kuhn, R. (1989). Zum Problem der Chronogenese—Das Unbewußte und die Geschichtlichkeit menschlichen Daseins. In W. Blankenburg, K. Heinrich, U. H. Peters, & B. Neundorfer (Hrsg.), *Biographie und Krankheit* (S. 58–64). Thieme.

Kuhn, R. (2014a). *Münsterlinger Kolloquien* (Bd. 4). Königshausen & Neumann.

Kuhn, R. (2014b). Jakob Wyrsch: Die Person des Schizophrenen. In *Münsterlinger Kolloquien: Band 3* (S. 147–225). Königshausen u. Neumann.

Kuhn, R. (2017). Briefe von Kuhn. In L. Rutishauser & R. Christe (Hrsg.), *Rencontre – Begegnung: Au péril d'exister, Briefwechsel / Correspondance, Français / Deutsch, 1953 – 2004*. Königshausen u. Neumann.

Kulenkampff, C. (1953). Über Wahnwahrnehmungen—Ihre Interpretation als Störung der »Wohnordnung«. *Nervenarzt, 24*(8), 326–331.

Kulenkampff, C. (1962). Gedanken zur Bedeutung soziologischer Faktoren in der Genese endogener Psychosen. *Nervenarzt, 33*, 6–13.

Kupke, C. (2009). *Der Begriff Zeit in der Psychopathologie*. Parados.

Kurbacher, F. A. (2017). *Zwischen Personen. Eine Philosophie der Haltung*. Königshausen und Neumann.

Kusters, W. (2014). *Filosofie van de waanzin* (Bd. 1). Lemniscaat.

Kusters, W. (2016). Philosophy and Madness. Radical Turns in the Natural Attitude to Life. *Philosophy, Psychiatry, & Psychology, 23*(2), 129–146.

Kusters, W. (2020). *A philosophy of madness. The experience of psychotic thinking* (N. Forest-Flier, Übers.). MIT Press.

Kyselo, M. (2016). The minimal self needs a social update. *Philosophical Psychology, 29*(7), 1057–1065.

Lacan, J. (1990). *Freuds technische Schriften (1953-1954)*. Quadriga.

Lacan, J., & Maldiney, H. (2008). Diskussion. In J. Lacan, *Meine Lehre* (S. 61–66). Turia + Kant. (Original 1967)

Laing, R. (2010). *The Divided Self: An Existential Study in Sanity and Madness* (A. S. David, Hrsg.). Penguin Classics.

Laing, R. D. (1967). *The Politics of Experience*. Ballantine Books.

Landazuri, F. (2009). *Penser la psychiatrie avec Maldiney* [Unveröffentlichtes Vortragsmanuskript]. Henri Maldiney. A l'épreuve de l'ouvert, Faculté catholique de Paris.

Landazuri, F. (2012). L'apport d'Henri Maldiney à la compréhension des psychoses. In J.-P. Charcosset (Hrsg.), *Henri Maldiney: Penser plus avant... : Actes du colloque de Lyon (13 et 14 novembre 2010) précédés de trois textes d'Henri Maldiney* (S. 205–216). Editions de la Transparence.

Lang, U. (2013). *Therapeutische Skills zur Veränderung der Rahmenbedingungen* (S. 17–73). https://doi.org/10.1007/978-3-642-32030-9_2

Lang, U., Borgwardt, S., Walter, M., & Huber, C. (2017). Einführung einer »Offenen Tür Politik« – Was bedeutet diese konkret und wie wirkt sie sich auf Zwangsmaßnahmen aus? *Recht & Psychiatrie, 35*, 72–79.

Larsson, S., Andreassen, O. A., Aas, M., Røssberg, J. I., Mork, E., Steen, N. E., Barrett, E. A., Lagerberg, T. V., Peleikis, D., Agartz, I., & others. (2013). High prevalence of childhood trauma in patients with schizophrenia spectrum and affective disorder. *Comprehensive Psychiatry, 54*(2), 123–127.

Leferink, K. (1997). Sympathie mit der Schizophrenie. In M. Zaumseil & K. Leferink (Hrsg.), *Schizophrenie der Moderne – Modernisierung der Schizophrenie* (S. 27–81). Psychatrie Verlag.

Lempa, G., Haebler, D. von, & Montag, C. (2017). *Psychodynamische Psychotherapie der Schizophrenien: Ein Manual* (2. Aufl.). Psychosozial-Verlag.

Lévinas, E. (1990). *Totalité et infini: Essai sur l'extériorité.* Le Livre de Poche. (Original 1961)

Lévi-Strauss, C. (1968). *Das wilde Denken* (H. Naumann, Übers.). Suhrkamp.

Lévy, B.-H. (2001). *Sartre – Der Philosoph des 20 Jahrhunderts.* Carl Hanser.

Luft, S. (2011). *Subjectivity and lifeworld in transcendental phenomenology.* Northwestern University Press.

Machleidt, W. (1987). Therapie: Die Kunst des Begleitens. In H. Haselbeck, W. Machleidt, H. Stoffels, & D. Trostdorf (Hrsg.), *Psychiatrie in Hannover. Strukturwandel und therapeutische Praxis in einem gemeindenahen Versorgungssystem* (S. 119–126). Enke.

Maldiney, H. (1945). La Dernière Porte. In *Cahiers publiés par des prisonniers et déportés.* Boivin.

Maldiney, H. (1947). L'Homme Nietzschéen. In *Les Grands Appels de l'Homme Contemporain.* Edition du Temps Présent.

Maldiney, H. (1949). Introduction à Tal-Coat. *Les Temps Modernes, 50.*

Maldiney, H. (1953, März 26). *Les conditions de l'Abstraction dans l'Art contemporain* [Vortrag].

Maldiney, H. (1988). Chair et verbe dans la philosophie de M. Merleau-Ponty. In J. Colette (Hrsg.), *Maurice Merleau-Ponty: Le psychique et le corporel.* Aubier.

Maldiney, H. (2001). *L'homme dans la psychiatrie. 2001/1*, 31–46. https://doi.org/Revue de psychothérapie psychanalytique de groupe 36

Maldiney, H. (2003a). Rencontre et psychose. *Cahiers de psychologie clinique*, *21*(2), 9–21.
Maldiney, H. (2003b). *Art et existence*. Klincksieck.
Maldiney, H. (2004). La rencontre comme moment psychiatrique. In R. Kuhn, *Psychiatrie mit Zukunft*. Schwabe.
Maldiney, H. (2006). *Verstehen* (B. Waldenfels, Hrsg.; Ersterscheinung des Originaltexts 1961). Turia + Kant. (Original 1961)
Maldiney, H. (2007a). Événement et psychose. In *Penser l'homme et la folie* (3. Aufl., S. 183–214). Editions Jérôme Millon. (Original 1991)
Maldiney, H. (2007). Psychose et présence. In *Penser l'homme et la folie* (3e édition, S. 7–62). Editions Jérôme Millon. (Original 1976)
Maldiney, H. (2007b). Pulsion et présence. In *Penser l'homme et la folie* (3e édition, S. 107–135). Editions Jérôme Millon. (Original 1991)
Maldiney, H. (2007). *Henri Maldiney: Philosophie, art et existence* (C. Younès, Hrsg.). Cerf.
Maldiney, H. (2009a). Daseinsanalyse: Phénoménologie de l'existant? In P. Fédida & M. Wolf-Fédida (Hrsg.), *Phénoménologie, psychiatrie, psychanalyse* (S. 15–32). Le Cercle Hérméneutique.
Maldiney, H. (2009b). *Sens de l'art-thérapie*. http://www.adaje.org/docs/pdf/sens-de-l-art-therapie.pdf
Maldiney, H. (2012a). L'esthétique des rythmes. In *Regard parole espace* (Ersterscheinung des Artikels 1967), S. 201–230). Cerf.
Maldiney, H. (2012). *Aîtres de la langue et demeures de la pensée* (2. Aufl.). Cerf. (Original 1975)
Maldiney, H. (2012). Comprendre. In C. Chaput, P. Grosos, & M. Villela-Petit (Hrsg.), *Regard parole espace* (2. Aufl., S. 61–129). Cerf. (Original 1961)
Maldiney, H. (2012b). La méconnaissance du sentir et de la première parole, ou le faux départ de la phénoménologie de Hegel. In C. Chaput, P. Grosos, M. Villela-Petit, & J.-L. Chrétien (Hrsg.), *Regard parole espace* (Ersterscheinung des Artikels 1973), S. 323–399). Cerf.
Maldiney, H. (2012). Le dévoilement de la dimension esthétique dans la phénoménologie d'Erwin Strauss. In C. Chaput, P. Grosos, M. Villela-Petit, & J.-L. Chrétien (Hrsg.), *Regard parole espace* (2 (Ersterscheinung des Artikels 1973), S. 175–200). Cerf. (Original 1966)
Maldiney, H. (2012c). Ludwig Binswanger. In C. Chaput, P. Grosos, & M. Villela-Petit (Hrsg.), *Regard parole espace* (2. Aufl., S. 271–274). Cerf.
Maldiney, H. (2012d). *Regard parole espace* (C. Chaput, P. Grosos, M. Villela-Petit, & J.-L. Chrétien, Hrsg.). Cerf.
Maldiney, H. (2012e). Notes sur le rythme. In J.-P. Charcosset (Hrsg.), *Henri Maldiney: Penser plus avant... : Actes du colloque de Lyon (13 et 14 novembre 2010) précédés de trois textes d'Henri Maldiney* (S. 17–22). Editions de la Transparence.

Maldiney, H. (2013a). *In Media Vita. Suivi de: La dernière porte*. Editions du Cerf.
Maldiney, H. (2013). La dernière porte. In *In Media Vita. Suivi de: La dernière porte* (S. 53–65). Editions du Cerf. (Original 1945)
Maldiney, H. (2013b). La prise. *L'ouvert*, *6*, 48–74.
Maldiney, H. (2014). Existence: Crise et création. In *Maldiney, une singulière présence: Henri Maldiney, existence, crise et création* (S. 217–257). Encre marine.
Maldiney, H. (2017). Lettres de Maldiney. In L. Rutishauser & R. Christe (Hrsg.), *Rencontre – Begegnung: Au péril d'exister, Briefwechsel / Correspondance, Français / Deutsch, 1953 – 2004*. Königshausen u. Neumann.
Maldiney, H. (2018a). *Drei Beiträge zum Wahnsinn* (T. Grohmann, Hrsg.; S. Thoma & T. Grohmann, Übers.). Turia & Kant.
Maldiney, H. (2018b). Ereignis und Psychose. In T. Grohmann (Hrsg.), & S. Thoma (Übers.), *Drei Beiträge zum Wahnsinn* (S. 196–244). Turia & Kant.
Maldiney, H. (2018c). Psychose und Präsenz. In T. Grohmann (Hrsg. & Übers.), *Drei Beiträge zum Wahnsinn* (S. 29–123). Turia & Kant.
Maldiney, H. (2018d). Von der Transpassibilität. In T. Grohmann (Hrsg. & Übers.), *Drei Beiträge zum Wahnsinn* (S. 124–195). Turia & Kant.
Maldiney, H. (2019). Art, Folie, Thérapie. Essais de conceptualisation. *L'ouvert*, *11*, 15–63.
Maldiney, H., & Kuhn, R. (2017). *Rencontre – Begegnung: Au péril d'exister, Briefwechsel / Correspondance, Français / Deutsch, 1953 – 2004* (L. Rutishauser & R. Christe, Hrsg.). Königshausen u. Neumann.
Marazia, C., & Thoma, S. (2015). On the use and abuse of philosophy for psychiatry and on the use of history. *scienza e philosophia*, *14*, 74–83.
McDougall, J. (1989). *Plädoyer für eine gewisse Anormalität* (K. Laermann, Übers.; 2. Aufl.). Suhrkamp Verlag.
Mehl, S., & Lincoln, T. (2014). *Therapie-Tools Psychosen*. Beltz.
Meier, M., König, M., & Tornay, M. (2019). *Testfall Münsterlingen: Klinische Versuche in der Psychiatrie, 1940–1980*. Chronos.
Mentzos, S. (2002). Psychoanalyse der Psychosen. *Psychotherapie im Dialog*, *3*(3), 223–229.
Mentzos, S. (2005). *Neurotische Konfliktverarbeitung*. Fischer.
Merleau-Ponty, M. (1974). *Phänomenologie der Wahrnehmung* (Ersterscheinung des Originals 1945). De Gruyter. (Original 1945)
Minkowski, E. (1995). *Le temps vécu: Etudes phénoménologiques et psychopathologiques*. PUF. (Original 1933)
Minkowski, E. (1997). *La schizophrénie*. Petite Bilbiothèque Payot. (Original 1927)

Muggli, A., Dimitrakoudis, G., Grete, W., Hardmeier, T., Ruckstuhl, G., Sigrist, U., Stahel, A., Stoll, W., & Wild, A. (2020). Einseitige Berichterstattung. *Schweizerische Ärztezeitung*, *101*(09), 308–310.

Müller-Suur, H. (1944). Über Beziehungen und Unterschiede zwischen Zwang und Wahn. *Zeitschrift für die gesamte Neurologie und Psychiatrie*, *177*(1), 238–281.

Narr, W.-D. (1991). Psychiatrie und Sozialpolitik. Zu Rechtfertigung, Zielen und Hebeln der Sozialpsychiatrie. In *Hand-werks-buch Psychiatrie*. Psychiatrie Verlag.

Nuißl, K. (2016). Zum Nutzen und Risiko von Diagnosen in der Psychiatrie. *Sozialpsychiatrische Informationen*, *46*(2), 29–32.

Pankow, G. (1990). *Schizophrenie und Dasein. Beiträge zur analytischen Psychotherapie der Psychosen*. Frommann Holzboog. (Original 1981)

Parnas, J., & Henriksen, M. G. (2016). Mysticism and schizophrenia: A phenomenological exploration of the structure of consciousness in the schizophrenia spectrum disorders. *Consciousness and cognition*, *43*, 75–88.

Pfefferer-Wolf, J. (1999). *Der sozialpsychiatrische Habitus: Umrisse einer Theorie der sozialen Psychiatrie*. Campu.

Pierron, J.-P. (2016). Maldiney, penseur d'institutions ouvertes? In O. Frérot & C. Younès (Hrsg.), *A l'épreuve d'exister avec Henri Maldiney* (S. 357–376). Hermann.

Plessner, H. (1950). *Über das Welt-Umweltverhältnis des Menschen* (K. H. Bauer & L. Curtius, Hrsg.; S. 116–120). Springer.

Prinzhorn, H. (1983). *Bildnerei der Geisteskranken* (3. Aufl.). Springer. (Original 1922)

Raabe, H., & Schernus, R. (2016). Ich werde nie wieder eine grüne Wiese sehen. Gespräch über Diagnosen und weit darüber hinaus. *Sozialpsychiatrische Informationen*, *46*(2), 32–35.

Rey, J.-F. (2015). *Constellations—Henri Maldiney et la psychothérapie institutionelle*. Institutions - Collection La Boîte à outils.

Rhythmus. (2015). In W. Klein & al. (Hrsg.), *Digitales Wörterbuch der deutschen Sprache*. http://www.dwds.de/?qu=Rhythmus

Richter, D., & Hoffmann, H. (2016). Die Deinstitutionalisierung der psychiatrischen Versorgung ist nicht gelungen. *Sozialpsychiatrische Informationen*, *46*(2/2016), 11–13.

Rinofner-Kreidl, S., & Wiltsche, H. A. (2008). *Karl Jaspers' Allgemeine Psychopathologie zwischen Wissenschaft, Philosophie und Praxis*. Königshausen & Neumann.

Rizzo, R. (2016). *Die Dialektik von Leib und Sprache bei Hegel. Entwurf für eine alternative phänomenologische Interpretation* [Vortragsmanuskript, Doktoranden-Kolloquium, 16.02.2016].

Rizzo, R. (2021). *La vie comme concept et comme expérience de soi. Essai sur la genèse sensorielle de la conscience. Hegel – Plessner – Straus*. Doktorarbeit, Département de Philosophie. Université de Liège.

Rolf, T. (1999). *Normalität. Ein philosophischer Grundbegriff des 20. Jahrhunderts*. Fink.

Rölli, M. (Hrsg.). (2004). *Ereignis auf Französisch: Von Bergson bis Deleuze*. Fink.

Romano, C. (2010a). *L'aventure temporelle*. PUF.

Romano, C. (2010b). L'événement et sa phénoménalité. In *L'aventure temporelle* (S. 13–42). PUF.

Romano, C. (2012). *L'événement et le temps*. PUF.

Rosa, H. (2014). *Beschleunigung und Entfremdung: Entwurf einer kritischen Theorie spätmoderner Zeitlichkeit* (R. Celikates, Übers.; 3 (englischsprachige Ersterscheinung 2010)). Suhrkamp.

Rümke, H. C. (1967). *Eine blühende Psychiatrie in Gefahr: Ausgewählte Vorträge und Aufsätze* (W. R. von Baeyer, Hrsg.). Springer.

Sambale, M. (2014). *Gestaltpsychologie in der Nervenheilkunde—Eine ideengeschichtliche Untersuchung anhand der Schriften Klaus Conrads*. Medizinische Fakultät Friedrich-Schiller-Universität Jena.

Sartre, J.-P. (1949). La République du silence. In *Situations III* (S. 11–14). Gallimard. (Original 1944)

Sartre, J.-P. (1986). Der Mensch und die Dinge, Baudelaire. In *Gesammelte Werke, Schriften zur Literatur* (Bd. 1). Rowohlt. (Original 1947)

Sass, L. (2007). »Schizophrenic person« or »Person with schizophrenia«? On illness and the self. *Theory & Psychology*, *17*(3), 395–420.

Sass, L. A. (1992). *Madness and modernism: Insanity in the light of modern art, literature, and thought*. BasicBooks.

Sass, L. A. (2001). Self and World in Schizophrenia: Three Classic Approaches. *Philosophy, Psychiatry, & Psychology*, *8*(4), 251–270.

Sass, L., Borda, J. P., Madeira, L., Pienkos, E., & Nelson, B. (2018). Varieties of self disorder: A bio-pheno-social model of schizophrenia. *Schizophrenia bulletin*, *44*(4), 720–727.

Sass, L., & Parnas, J. (2003). Schizophrenia, Consciousness, and the Self. *Schizophrenia Bulletin*, *29*(3), 427–444.

Sass, L., Pienkos, E., Skodlar, B., Stanghellini, G., Fuchs, T., Parnas, J., & Jones, N. (2017). EAWE: Examination of Anomalous World Experience. *Psychopathology*, *50*(1), 10–54.

Sauge, A. (2020). Pour la défense de l'honneur professionel de Roland Kuhn. *L'ouvert*, *13*, 56–69.

Scheler, M. (1991). *Die Stellung des Menschen im Kosmos* (12. Aufl.). Bouvier. (Original 1928)

Schelling, F. W. J. (1907). *Philosophische Untersuchungen über das Wesen der Freiheit und damit zusammenhängende Gegenstände* (Bd. 3). Cotta. (Original 1860)

Schelling, F. W. J. (1965). *Über die Natur der Philosophie als Wissenschaft: Bd. I/9*. (Original 1821)

Schiller, F. (2000). *Über die ästhetische Erziehung des Menschen: In einer Reihe von Briefen* (K. L. Berghahn, Hrsg.). Reclam. (Original 1795)

Schlimme, J. E., & Brückner, B. (2015). Entaktualisierung und Orthostrophe. *Der Nervenarzt, 86*(7), 872–883.

Schlimme, J. E., & Brückner, B. (2017). *Die abklingende Psychose. Verständigung finden, Genesung begleiten.* Psychatrie Verlag.

Schmid, C. (2020). Zum oszillierenden Charakter von Genesungsbegleitung Erfahrungsexpertise von Genesungsbegleiter*innen in (teil-)stationärer psychiatrischer Versorgung. *Sozialpsychiatrische Informationen, 50*(4), 28–32.

Schmidt-Degenhard, M. (2013). Versteinertes Dasein – Von der Schwarzgalligkeit zur depressiven Episode. In K. Brücher & M. Poltrum (Hrsg.), *Psychiatrische Diagnostik. Zur Kritik der diagnostischen Vernunft* (S. 125–145). Parodos.

Schneider, K. (1976). *Klinische Psychopathologie.* Thieme. (Original 1950)

Schödlbauer, M. (2016). *Wahnbegegnungen: Zugänge zur Paranoia* (1. Aufl.). Psychiatrie Verlag.

Schomerus, G., Schwahn, C., Holzinger, A., Corrigan, P. W., Grabe, H. J., Carta, M. G., & Angermeyer, M. C. (2012). Evolution of public attitudes about mental illness: A systematic review and meta-analysis. *Acta Psychiatrica Scandinavica, 125*(6), 440–452.

Schulz-Nieswandt, F. (2016). *Hybride Heterotopien: Metamorphosen der »Behindertenhilfe«.* Nomos.

Schütz, A., & Luckmann, T. (1979). *Strukturen der Lebenswelt* (Bd. 1). Suhrkamp.

Schütz, A., & Luckmann, T. (1984). *Strukturen der Lebenswelt* (Bd. 2). Suhrkamp.

Schwarz, J. (2015a). Basaglia, Franco. *Biographisches Archiv der Psychiatrie.* biapsy.de/index.php/de/9-biographien-a-z/104-basaglia-franco

Schwarz, J. (2015b). *West, Ellen.* Biographisches Archiv der Psychiatrie. http://biapsy.de/index.php/de/9-biographien-a-z/211-west-ellen

Segal, H. (1990). Bemerkungen zur Symbolbildung. In E. Bott Spillius (Hrsg.), & E. Vorspohl (Übers.), *Melanie Klein heute. Entwicklungen in Theorie und Praxis: Bd. I-Beiträge zur Theorie* (S. 202–224). Verlag Internationale Psychoanalyse.

Seidel, R. (2016). Beschreiben, erklären, begreifen—Über den Krankheitsbegriff der Psychiatrie und ein Buch dazu. *Sozialpsychiatrische Informationen, 46*(4), 19–23.

Seikkula, J., Alakare, B., & Aaltonen, J. (2011). The Comprehensive Open-Dialogue Approach in Western Lapland: II. Long-term stability of acute psychosis outcomes in advanced community care. *Psychosis*, *3*(3), 192–204.

Sholokhova, S. (2016). De la possibilisation à la transpassibilité. Penser les enjeux thérapeutiques de la Daseinsanalyse avec Maldiney et Levinas. In F. Bastiani & T. Grohmann (Hrsg.), *Penser l'humain avec Maldiney. Approches de la transpassibilité* (S. 111–128). Mimesis.

Sholokhova, S. (2018). Tracing the Phenomenological Psychopathological Analysis Back to Its Source in the Subjective Experience of a Psychiatrist. *Horizon. Studies in Phenomenology*, 7(2).

Siirala, M. (1961). *Die Schizophrenie des Einzelnen und der Allgemeinheit.* Vandenhoeck & Ruprecht.

Škodlar, B., & Ciglenečki, J. (2017). Multiple Orientations within the Worldviews in Psychosis and Mysticism: Relevance for Psychotherapy. *discipline filosofiche*, *01*, 189–200.

Skodlar, B., & Parnas, J. (2010). Self-disorder and subjective dimensions of suicidality in schizophrenia. *Comprehensive Psychiatry*, *51*(4), 363–366.

Skodlar, B., Tomori, M., & Parnas, J. (2008). Subjective experience and suicidal ideation in schizophrenia. *Comprehensive Psychiatry*, *49*(5), 482–488.

Sloterdijk, P. (2016). Raum und Psyche. In B. Haslinger (Hrsg.), *Raum und Psyche: Ein transdisziplinärer Dialog zu Freiräumen in der Psychiatrie* (S. 27–41). Psychosozial-Verlag.

Sophokles. (1966). *Aias* (W. Willige, Übers.). Heimeran.

Sophokles. (1990). *Aias* (R. Rauthe, Übers.). Reclam.

SPK. (1972). *Aus der Krankheit eine Waffe machen. Eine Agitationsschrift des Sozialistischen Patientenkollektivs an der Universität Heidelberg.*Trikont.

Stäheli, U. (2011). Nachahmungsströme—Das Soziale jenseits von Reziprozität bei Gabriel Tarde. In B. Brückner & C. Kupke (Hrsg.), *Das Verschwinden des Sozialen* (S. 33–42). Parados.

Stanghellini, G. (2004). *Disembodied Spirits and Deanimated Bodies: The Psychopathology of Common Sense.* Oxford University Press.

Steinert, T., Kappenschneider, J., Flammer, E., Roth, A., Müller, T., Kanis-Seyfried, U., Bensley, L., Nelson, N., Kaufman, J., & Mistral, W. (2017). Subjektives Erleben von Stationsregeln auf Stationen zur Behandlung von Alkoholabhängigkeit. *Psychiatrische Praxis*, *44*(04), 206–212.

Straus, E. (1930). *Geschehnis und Erlebnis zugleich eine historiologische Deutung des psychischen Traumas und der Renten-Neurose.* Springer.

Straus, E. (1956). *Vom Sinn der Sinne: Ein Beitrag zur Grundlegung der Psychologie*). Springer. (Original 1935)

Straus, E. (1960). Die Formen des Räumlichen. Ihre Bedeutung für die Motorik und die Wahrnehmung. In *Psychologie der menschlichen Welt: Gesammelte Schriften* (S. 141–178). Springer.
Summa, M. (2012). Is This Self-Evident? The phenomenological Method and the Psychopathology of Common Sense. *Rivista internationale di filosofia e psicologia, 2*(3 (2012)), 191–207.
Szondi, L. (1956). *Ich-Analyse. Die Grundlage zur Vereinigung der Tiefenpsychologie. Zweiter, in sich abgeschlossener Band der Triebpathologie* (Stuttgart : Huber,). Bern, Stuttgart.
Szondi, L. (1968). *Freiheit und Zwang im Schicksal des Einzelnen.* Huber.
Tarde, G. (1890). *Les lois de l'imitation.* Alcan.
Tatossian, A. (2002). *La phénoménologie des psychoses* (3. Aufl.). Le Cercle Hérméneutique. (Original 1979)
Tellenbach, H. (1961). *Melancholie: Problemgeschichte Endogenität Typologie Pathogenese Klinik* (4. Auflage 1983). Springer.
Tellenbach, H. (1968). *Geschmack und Atmosphäre.* Müller.
Theunissen, M. (1977). *Der Andere: Studien zur Sozialontologie der Gegenwart.* de Gruyter.
Thoma, S. (2012). Phänomenologisch-anthropologische Sozialpsychiatrie – Wegmarken für eine theoretische Wiederbelebung. *Psychiatrische Praxis, 39*(08), 407–409.
Thoma, S. (2014a). Une psychopathologie à l'impossible—Eine Psychopathologie hin zum Unmöglichen. Würdigung Henri Maldineys zum 100. Geburtstag. *Sozialpsychiatrische Informationen, 43*(1).
Thoma, S. (2014b). Zu Anspruch und Wirklichkeit eines nicht-defizitären Krankheitsverständnisses im Werk Wolfgang Blankenburgs. In S. Micali & T. Fuchs (Hrsg.), *Wolfgang Blankenburg—Psychiatrie und Phänomenologie* (S. 149–174). Alber.
Thoma, S. (2015). Phänomenologisch-psychiatrische Einzelfallstudien—Kritische Betrachtung und Vorschläge für eine Neuauflage. *Swiss Archives of Neurology and Psychiatry, 166*, 192–202.
Thoma, S. (2016a). »Finger weg von meiner Paranoia…«—Rezension Michael Schödlbauer: »Wahnbegegnungen«. *Sozialpsychiatrische Informationen, 46*(2), 64–67.
Thoma, S. (2016b). Rezension der »Münsterlinger Kolloquien« von Roland Kuhn und Anmerkungen zur aktuellen Debatte um seine Forschung. *Sozialpsychiatrische Informationen, 46*(1/2016), 60–62.
Thoma, S. (2017). »21st century schizoid man« – Von der erhabenen Schizophrenie zur schizophrenen Erhabenheit der Postmoderne? (Rezension Angela Woods: The sublime object of psychiatry – schizophrenia in clinical and cultural theory). *Sozialpsychiatrische Informationen, 47*(1/2017), 59–60.

Thoma, S. (2018). *Common Sense und Verrücktheit im sozialen Raum. Entwurf einer phänomenologischen Sozialpsychiatrie*. Psychatrie Verlag.
Thoma, S. (2019a). »Der Mensch ist dazu gemacht, das Menschliche zu ergründen.« – Zur konzeptuellen Bedeutung der phänomenologisch-anthropologischen Psychiatrie im Vorfeld der westdeutschen Psychiatriereform. *Medizinhistorisches Journal*, *54*, 209–240.
Thoma, S. (2019b). Into the Open: On Henri Maldiney's Philosophy of Psychosis. *Philosophy, Psychiatry, & Psychology*, *26*(4), 281–293.
Thoma, S. (2020). Zur Korrespondenz zwischen Roland Kuhn und Henri Maldiney. *Sozialpsychiatrische Informationen*, *50*(2/2020), 64–67.
Thoma, S., Schwänzl, I., & Galbusera, L. (2021). Reopening Selves: Phenomenological Considerations on Psychiatric Spaces and the Therapeutic Stance. *Psychopathology*, 1–12.
Tornay, M. (2020). *Träumende Schwestern: Eine Randgeschichte der Psychoanalyse*. Turia + Kant.
Tortelli, A., Errazuriz, A., Croudace, T., Morgan, C., Murray, R. M., Jones, P. B., Szoke, A., & Kirkbride, J. B. (2015). Schizophrenia and other psychotic disorders in Caribbean-born migrants and their descendants in England: Systematic review and meta-analysis of incidence rates, 1950–2013. *Social Psychiatry and Psychiatric Epidemiology*, *50*(7), 1039–1055.
Valéry, P. (1990). *Hefte* (Bd. 4). Fischer.
Van Duppen, Z. (2017). The intersubjective dimension of schizophrenia. *Philosophy, Psychiatry, & Psychology*, *24*(4), 399–418.
Van Eynde, L. (2000). Finitude et évidence dans la phénoménologie clinique de Wolfgang Blankenburg. In P. Forget (Hrsg.), *Trois pensées du Comprendre: Bernhard Groethuysen, Wolfgang Blankenburg, Jacques Garelli* (S. 68–106). Editions du Cercle Hémeneutique.
Vauth, R., Hohagen, F., & Lotz-Rambaldi, W. (2012). Schizophrenie als Leitkrankheit der Psychiatrie. *Psychiatrische Praxis*, *39*(04), 153–156.
von Baeyer, W. (1985). Der Begriff der Begegnung in der Psychiatrie. In *Wähnen und Wahn. Ausgewählte Aufsätze* (S. 127–140). Enke. (Original 1955)
von Baeyer, W. (1985). Situation, Jetztsein, Psychose. Bemerkungen zum Problem der komplementären Situagenie endogener Psychosen. In *Wähnen und Wahn. Ausgewählte Aufsätze* (S. 161–176). Enke. (Original 1966)
von Peter, S. (2017). Partizipative und kollaborative Forschungsansätze in der Psychiatrie. *Psychiatrische Praxis*, *44*(08), 431–433.
von Peter, S., & Schulz, G. (2018). ›I-as-We‹–Powerful boundaries within the field of mental health coproduction. *International journal of mental health nursing*, *27*(4), 1292–1300.

von Peter, S., Schwedler, H.-J., Amering, M., & Munk, I. (2015). »Diese Offenheit muss weitergehen« — Wie erleben Psychiatrieerfahrene, Angehörige und Professionelle den Trialog? *Psychiatrische Praxis*, *42*(07), 384–391.

von Peter, S., Wilfer, A., & Gervink, A. (2019). *Recoveryorientierte Gruppenarbeit für Menschen mit Psychoseerfahrungen: Ein Non-Manual*. Psychatrie Verlag.

von Weizsäcker, V. (1950). *Der Gestaltkreis: Theorie der Einheit von Wahrnehmen und Bewegen* (4. Aufl.). Thieme. (Original 1940)

Waldenfels, B. (1998). *Grenzen der Normalisierung*. Suhrkam.

Waldenfels, B. (2006a). *Grundmotive einer Phänomenologie des Fremden*. Suhrkamp.

Waldenfels, B. (2006b). Einleitung. In *Henri Maldiney: Verstehen* (S. 7–14). Turia + Kant.

Waldenfels, B. (2013). *Sinnesschwellen* (3. Aufl.). Suhrkamp. (Original 1999)

Waldenfels, B. (2016). *In den Netzen der Lebenswelt* (4. Aufl.). Suhrkamp. (Original 1985)

Wehr, G. (2008). *Christliche Mystiker: Von Paulus und Johannes bis Simone Weil und Dag Hamarskjöld*. Pustet.

Weinmann, S. (2019). *Die Vermessung der Psychiatrie: Täuschung und Selbsttäuschung eines Fachgebiets*. Psychiatrie Verlag.

Welsch, W. (1999). *Aisthesis. Grundzüge und Perspektiven der Aristotelischen Sinneslehre*. Klett-Cotta.

Weltärztebund. (1964). *Declaration of Helsinki*. https://www.wma.net/wp-content/uploads/2018/07/DoH-Jun1964.pdf

Wienberg, G. (2014). 40 Jahre Psychiatriereform in Deutschland – Auf dem Weg in die Drei-Klassen-Psychiatrie?! *Sozialpsychiatrische Informationen*, *44*(1/2014), 4–9.

Wiesing, U. (1995). *Kunst oder Wissenschaft: Konzeptionen der Medizin in der deutschen Romantik*. frommann-holzboog.

Windelband, W. (1904). *Geschichte und Naturwissenschaft*. Heitz.

Winnicott, D. W. (2006). *Vom Spiel zur Kreativität* (M. Ermann, Übers.). Klett-Cotta. (Original 1971)

Woods, A. (2011). *The Sublime Object of Psychiatry: Schizophrenia in Clinical and Cultural Theory*. Oxford University Press.

Wulff, E. (1972a). Einleitung. In *Psychiatrie und Klassengesellschaft: Zur Begriffs- und Sozialkritik der Psychiatrie und Medizin* (S. 1–13). Athenäum / Fischer.

Wulff, E. (1972b). *Psychiatrie und Klassengesellschaft: Zur Begriffs- und Sozialkritik der Psychiatrie und Medizin*. Athenäum / Fischer.

Wulff, E. (2007). Blankenburgs daseinsanalytische Studien. *Sozialpsychiatrische Informationen*, *37*(4), 11–14.

Younès, C., & Frérot, O. (2016). *À l'épreuve d'exister avec Henri Maldiney: Philosophie, art, psychiatrie*. Hermann.

Zabransky, D. (2014). Zur «Dialog-Arbeit« in der Gestalttheoretischen Psychotherapie. *Phänomenal-Zeitschrift für Gestalttheoretische Psychotherapie*, *6*(1), 10–16.

Zahavi, D. (1999). Michel Henry and the Phenomenology of the Invisible. *Continental Philosophy Review*, *32*(3), 223–240.

Zahavi, D. (2009). *Husserls Phänomenologie*. UTB.

zu Knyphausen, G. (2010). *Melancholie*. PIAS.

Zutt, J. (1963). Über Daseinsordnungen. In J. Zutt & E. Straus (Hrsg.), *Die Wahnwelten (Endogene Psychosen)* (S. 169–192). Akademische Verlagsgesellschaft.

Index